Retentores Intrarradiculares

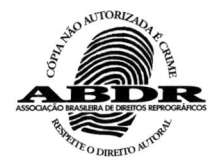

| P436r | Pereira, Jefferson Ricardo.
Retentores intrarradiculares / Jefferson Ricardo Pereira. – São Paulo : Artes Médicas, 2011.
252 p. : il. color. ; 25 cm.

ISBN 978-85-367-0154-7

1. Odontologia. 2. Prótese dental. II. Título.

CDU 616.314-77 |

Catalogação na publicação: Ana Paula M. Magnus – CRB 10/2052

JEFFERSON RICARDO PEREIRA

E COLABORADORES

Retentores Intrarradiculares

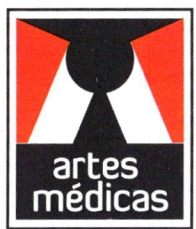

2011

© Editora Artes Médicas Ltda., 2011

Diretor editorial: Milton Hecht
Gerente editorial – Biociências: Letícia Bispo de Lima
Editora sênior: Cynthia Costa
Projeto gráfico e editoração: TIPOS design editorial
Capa: Paola Manica
Ilustração da capa: Daniel Barcelos de Melo
Preparação de originais: Erika Nakahata
Leitura final: Carina de Lima Carvalho

A Editora Artes Médicas pertence ao Grupo A. Todos os direitos reservados.
Nenhuma parte desta obra poderá ser publicada sem a autorização expressa da editora.

Editora Artes Médicas Ltda.
Rua Dr. Cesário Mota Jr., 63 – Vila Buarque
CEP 01221-020 – São Paulo – SP
Fone: (11) 3221-9033 – Fax: (11) 3223-6635
www.grupoa.com.br

É proibida a duplicação ou reprodução deste volume, no todo ou em parte, sob quaisquer formas ou por quaisquer meios (eletrônico, mecânico, gravação, fotocópia, distribuição na Web e outros), sem permissão expressa da Editora.

Unidade São Paulo
Av. Embaixador Macedo Soares, 10.735 – Pavilhão 5 – Cond. Espace Center
Vila Anastácio – 05095-035 – São Paulo – SP
Fone: (11) 3665-1100 – Fax: (11) 3667-1333

SAC 0800 703-3444

IMPRESSO NO BRASIL
PRINTED IN BRAZIL

Autores

Jefferson Ricardo Pereira
Pós-Doutor pela University College of London, Reino Unido. Mestre e Doutor em Reabilitação Oral pela Faculdade de Odontologia de Bauru da Universidade de São Paulo (FOB-USP), SP. Especialista em Prótese Dentária pelo Conselho Federal de Odontologia (CFO). Coordenador do Curso de Especialização em Prótese Dentária da Universidade Cruzeiro do Sul de Caxias do Sul, RS. Coordenador dos Cursos de Atualização em Prótese Fixa, Implantodontia Cirúrgica e Prótese Sobre Implante da Universidade do Sul de Santa Catarina (Unisul), SC. Professor de Implantodontia, Prótese Fixa, Removível e Total da Unisul. Professor dos Cursos de Especialização em Prótese Dentária do Instituto Especializado em Odontologia de Bauru (IEO-Bauru) e de Implantodontia da Universidade Estadual de Maringá (UEM), PR.

Accácio Lins do Valle
Doutor em Reabilitação Oral pela FOB-USP. Professor Titular do Departamento de Prótese da FOB-USP.

Alvaro Della Bona
Doutor em Ciência e Engenharia dos Materiais pela Universidade da Flórida, Estados Unidos. Mestre em Ciências Médicas, Odontologia Restauradora, pela Universidade de Sheffield, Inglaterra. Especialista em Biomateriais pela Universidade de Otago, Nova Zelândia. Especialista em Odontologia Restauradora pelo Centro de Ciências da Saúde de San Antonio da Universidade do Texas, Estados Unidos. Professor Titular da Faculdade de Odontologia da Universidade de Passo Fundo (UPF), RS. Presidente da Academia de Materiais Dentários. Coordenador do Programa de Pós-Graduação em Odontologia da UPF.

Ana Maria Antonelli da Veiga
Especialista em Prótese Dentária pela Associação Brasileira de Odontologia (ABO-RS). Capitã-Dentista da Força Aérea Brasileira do Hospital de Aeronáutica dos Afonsos do Rio de Janeiro.

Eduardo A. Ayub
Doutor em Reabilitação Oral pela FOB-USP. Mestre em Implantodontia pela Universidade do Sagrado Coração de Bauru (USC). Especialista em Prótese Dental pela Sociedade de Promoção Social do Fissurado Lábio-Palatal da Faculdade de Odontologia de Bauru da Universidade de São Paulo (Profis-USP). Especialista em Implantodontia pela Profis-USP. Coordenador do Curso de Especialização em Implantodontia da ABO-MS.

Estevam A. Bonfante
Pós-Doutorando, Mestre e Doutor em Reabilitação Oral pela FOB-USP. Especialista em Prótese Dentária pelo CFO. Pesquisador visitante durante doutorado na New York University of College of Dentistry, Estados Unidos. Professor do Programa de Pós-Graduação em Odontologia da Universidade Unigranrio, Departamento de Ciências Orais.

Henrique Hollweg
Mestre e Doutor em Reabilitação Oral pela FOB-USP. Coordenador do Curso de Especialização em Prótese Dentária da Sociedade Brasileira para o Ensino e Pesquisa da Universidade Cruzeiro do Sul. Professor Associado da Universidade Federal de Santa Maria (UFSM), RS.

Hugo Alberto Vidotti
Mestre em Reabilitação Oral pela FOB-USP. Especialista em Prótese Dentária pela Profis-USP.

Janaina Salomon Ghizoni
Mestre e Doutoranda em Patologia Bucal pela FOB-USP. Especialista em Periodontia pela FOB-USP. Especialista em Implantodontia pelo Instituto de Ensino Odontológico de Bauru (IEO/Funec). Estagiária na University of London – King's College, Reino Unido. Professora do Curso de Especialização em Prótese Dentária da Universidade Cruzeiro do Sul de Caxias do Sul, RS. Professora da Faculdade de Odontologia da Unisul. Professora dos Cursos de Atualização em Prótese Fixa, Implantodontia Cirúrgica e Prótese Sobre Implante da Unisul.

Jefferson Tomio Sanada
Mestre e Doutor em Reabilitação Oral pela FOB-USP. Especialista em Prótese Dentária pelo CFO. Professor de Prótese do Centro de Estudos Superiores de Maceió (Cesmac), AL. Assessor do Curso de Odontologia do Cesmac.

Jonas Alves de Oliveira
Mestre em Reabilitação Oral pela FOB-USP. Especialista em Prótese Dentária e Gerontologia pela Universidade do Estado do Amazonas (UEA). Professor de Prótese Dentária da UEA. Professor de Prótese Dentária do Centro Universitário do Norte (Uninorte), AM. Coordenador do Curso de Especialização em Prótese Dentária da UEA. Coordenador do Curso de Especialização em Prótese Dentária das Faculdades Unidas do Norte de Minas (Funorte).

Juliano Scolaro
Mestre e Doutor em Reabilitação Oral pela FOB-USP. Professor Titular de Prótese Dentária da Universidade Paulista (Unip), *campi* Goiânia e Brasília. Coordenador dos Cursos de Atualização e Especialização em Prótese Dentária da Unip (Goiânia e Brasília).

Karen Ayub
Mestranda do Curso de Reabilitação Oral da FOB-USP. Graduada em Odontologia pela Faculdade de Odontologia de Araçatuba (FOA-Unesp). Aluna do Curso de Especialização em Prótese Dentária da Profis-USP. Aluna do Curso de Especialização em Implantodontia da ABO-MS.

Lucas Villaça Zogheib
Doutor em Odontologia Restauradora/Prótese Dentária pela Faculdade de Odontologia de São José dos Campos (FOSJC-Unesp). Mestre em Reabilitação Oral pela FOB-USP. Cirurgião-Dentista pela USC. Professor de Prótese Dentária e Clínica Integrada da Faculdade de Odontologia da UPF.

Murilo Pereira de Melo
Mestre em Reabilitação Oral pela FOB-USP. Especialista em Prótese Dentária pela Universidade Federal de Pelotas (UFPEL), RS. Coordenador do Curso de Especialização em Prótese Dentária da UEM. Coordenador dos Cursos de Atualização em Prótese Fixa e Prótese Sobre Implante do Instituto de Pós-Graduação em Odontologia (IPGO), Maringá, PR. Professor de Prótese Dentária da Faculdade de Odontologia da UEM.

Osvaldo Bazzan Kaizer
Doutor em Reabilitação Oral pela FOB-USP. Professor Adjunto de Prótese Dentária do Departamento de Odontologia Restauradora da UFSM.

Thiago A. Pegoraro
Doutor em Reabilitação Oral pela FOB-USP. Professor Titular de Prótese Dentária do Cesmac.

Agradecimentos

Dedico este livro, com muito carinho, às pessoas que me mostraram que, como diz Muhammad Ali, impossível não é um fato, mas sim uma opinião.

À minha esposa, por seu amor, companheirismo e dedicação.

À minha filha Giovanna, meu sonho realizado.

Aos meus pais e irmã, por me ensinarem que só o caráter, o respeito e o amor nos tornam homens de verdade.

Aos meus sogros e cunhado, por seu carinho e apoio de sempre.

Aos colaboradores deste livro, essenciais para a sua concretização.

Impossível

"É apenas uma grande palavra usada por gente fraca que prefere viver no mundo como está, em vez de usar o poder que tem para mudá-lo. Impossível não é um fato. É uma opinião. Impossível não é uma declaração, é um desafio. Impossível é hipotético. Impossível é temporário."

Muhammad Ali

Apresentação

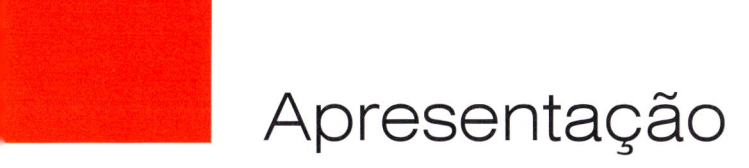

Escrever um livro exige do autor experiência, disciplina e vontade de compartilhar seu conhecimento com profissionais interessados em adquirir novos conceitos em determinada área ou subárea.

O autor deste livro, nosso ex-aluno nos cursos de graduação e de pós-graduação em Reabilitação Oral na Faculdade de Odontologia de Bauru, da Universidade de São Paulo, vem se destacando em suas atividades na clínica privada, docência e pesquisa. Ele nos presenteia com um livro que aborda um assunto extremamente interessante e complexo em prótese.

O livro tem oito capítulos e apresenta várias técnicas para tratar passo a passo dentes tratados endodonticamente, de modo que alunos e profissionais tenham condições de decidir com precisão sobre a melhor técnica e sistema que devem ser aplicados de acordo com o planejamento estabelecido.

É um livro muito bem escrito, com revisão da literatura atual, didático e com grande número de casos clínicos, proporcionando mais segurança ao aluno e ao profissional na realização dos procedimentos de confecção de núcleos intrarradiculares.

A porcentagem de fracassos de próteses unitárias e fixas relacionada a núcleos unirradiculares é considerável e decorre, em grande parte, de procedimentos inadequados na seleção de um determinado sistema ou técnica empregados – fundidos ou pré-fabricados, metálicos ou não, confeccionados direta ou indiretamente. Os resultados são, na maioria das vezes, catastróficos, ou seja, com fratura da raiz em níveis que impedem seu aproveitamento para a confecção de nova prótese.

O assunto núcleos intrarradiculares apresenta muitas controvérsias em função de uma série de fatores, entre os quais se pode destacar a falta de padronização nas metodologias empregadas nas pesquisas, fazendo com que os resultados sejam interpretados de acordo com a conveniência do profissional e/ou dos fabricantes dos inúmeros sistemas disponíveis no mercado. O livro que o professor Jefferson nos apresenta vem, de forma clara e direta, preencher uma lacuna existente nessa área, trazendo muitos benefícios para alunos e profissionais.

Luiz Fernando Pegoraro
Professor Titular do Departamento de Prótese,
Faculdade de Odontologia de Bauru, Universidade de São Paulo.

Sumário

1 Restauração de dentes tratados endodonticamente   **17**

Jefferson Ricardo Pereira | Osvaldo Bazzan Kaizer | Ana Maria Antonelli da Veiga | Janaina Salomon Ghizoni

Referências   21

2 Características dos tratamentos com retentores intrarradiculares   **23**

Jefferson Ricardo Pereira | Eduardo A. Ayub | Accácio Lins do Valle | Hugo Alberto Vidotti | Murilo Pereira de Melo | Estevam A. Bonfante | Thiago A. Pegoraro | Karen Ayub

Alterações no dente após o tratamento endodôntico   23
Análise dos tecidos de suporte   24
Preparo do conduto   25
    Comprimento do pino   25
    Diâmetro do pino   26
    Configuração do canal e adaptabilidade do pino   28
Estrutura coronal remanescente – efeito férula   30
Configuração do pino   32
    Retenção do pino: ativos ou passivos?   32
    Forma do pino: cônicos, paralelos ou paralelos com extremidade cônica?   33
    Superfície do pino: lisos ou serrilhados?   34
Material do pino e relevância clínica   35
Material do núcleo de preenchimento   36
Momento de colocação do pino e tipo de cimento obturador   37
Conclusão   37
Referências   38

3 Núcleos metálicos fundidos — 43

Jefferson Ricardo Pereira | Murilo Pereira de Melo | Henrique Hollweg | Eduardo A. Ayub | Estevam A. Bonfante | Osvaldo Bazzan Kaizer | Ana Maria Antonelli da Veiga | Accácio Lins do Valle | Hugo Alberto Vidotti | Karen Ayub

Introdução	43
Confecção de núcleos metálicos fundidos I	44
Comprimento	44
Conicidade	45
Diâmetro	45
Configuração da superfície	47
Com qual liga deve-se fazer a fundição?	47
Confecção dos núcleos metálicos fundidos II	48
Utilizando a técnica direta em dentes unirradiculares	49
Utilizando a técnica direta em dentes multirradiculares	74
Utilizando a técnica indireta em dentes unirradiculares	80
Utilizando a técnica indireta em dentes uni e birradiculares	86
Núcleos bipartidos	91
Núcleos metálicos fundidos com recobrimento de porcelana na porção coronária	107
Referências	113

4 Pinos pré-fabricados metálicos — 115

Jefferson Ricardo Pereira | Eduardo A. Ayub | Karen Ayub | Jonas Alves de Oliveira | Jefferson Tomio Sanada | Janaina Salomon Ghizoni | Lucas Villaça Zogheib

Introdução	115
Composição do pino	116
Configuração do pino	118
Ativos ou passivos?	119
Técnica de confecção	120
Preparo prévio	120
Cimentação do pino	124
Confecção do núcleo de preenchimento e finalização do tratamento	128
Referências	130
Leituras recomendadas	131

5 Pinos pré-fabricados não metálicos — 133

Jefferson Ricardo Pereira | Eduardo A. Ayub | Accácio Lins do Valle | Estevam A. Bonfante | Alvaro Della Bona | Karen Ayub | Juliano Scolaro | Jefferson Tomio Sanada | Thiago A. Pegoraro | Jonas Alves de Oliveira | Lucas Villaça Zogheib

Introdução	133
Tipos de pinos pré-fabricados estéticos	134
De acordo com o material	134
De acordo com a configuração	137
De acordo com o tratamento de superfície	137
De acordo com a instalação	137
O passo a passo para a confecção de um núcleo intrarradicular utilizando pinos pré-fabricados não metálicos	138
Referências	155

6 Restaurações com pinos intrarradiculares em canais amplamente destruídos — 159

Jefferson Ricardo Pereira | Osvaldo Bazzan Kaizer | Henrique Hollweg | Ana Maria Antonelli da Veiga | Estevam A. Bonfante | Eduardo A. Ayub | Karen Ayub | Accácio Lins do Valle

Introdução	159
Pino de fibra de vidro com pinos acessórios	161
Passo a passo	162
Pino pré-fabricado anatômico	172
Passo a passo	172
Pinos biológicos	183
Pinos pré-fabricados associados ao preenchimento do conduto com resina composta	187
Passo a passo	187
Referências	192

7 Cimentação de pinos intrarradiculares — 195

Thiago A. Pegoraro | Jefferson Ricardo Pereira | Jefferson Tomio Sanada | Eduardo A. Ayub | Murilo Pereira de Melo

Cimentação definitiva	196
Cimento de fosfato de zinco	196
Cimento de ionômero de vidro convencional	197

Cimento de ionômero de vidro modificado por resina	198
Cimentos resinosos adesivos	199
Mecanismos de incompatibilidade	201
Protocolo de polimerização de cimentos resinosos	202
Implicações clínicas dos problemas de incompatibilidade de sistemas adesivos simplificados e cimentos resinosos adesivos de polimerização química e/ou dual	203
Cimentos resinosos autoadesivos	203
Protocolos de cimentação para diferentes situações clínicas	204
Cimentação de núcleos intrarradiculares metálicos	204
Cimentação de pinos intrarradiculares estéticos com cimento resinoso adesivo	208
Conclusões	215
Referências	216

8 Fracassos com pinos intrarradiculares 219

Eduardo A. Ayub | Karen Ayub | Jefferson Ricardo Pereira

Fratura radicular vertical	219
Fratura do pino	229
Problemas endodônticos	234
Descimentação de pinos	238
Trepanação	242
Cárie	246
Referências	250

1

Restauração de dentes tratados endodonticamente

Jefferson Ricardo Pereira
Osvaldo Bazzan Kaizer
Ana Maria Antonelli da Veiga
Janaina Salomon Ghizoni

Os princípios fundamentais da odontologia são a manutenção e o restabelecimento da saúde bucal, tendo como destaque a prevenção, a qual procura manter as condições naturais de saúde do ambiente bucal, protegendo-o de qualquer patologia. No entanto, quando alterações estão presentes, deve-se procurar restaurar as condições de normalidade, buscando um diagnóstico correto e a inter-relação entre as várias disciplinas da odontologia, de modo que se obtenha sucesso no tratamento.

A odontologia restauradora objetiva restabelecer a forma, a função e a estética desse sistema. Para tanto, é de imensa importância o conhecimento de diversos assuntos – tais como a doença cárie e sua relação com as estruturas adjacentes, o domínio de técnicas restauradoras e o conhecimento de inúmeros materiais disponíveis, abrangendo suas características, propriedades e comportamento clínico –, para que suas indicações sejam corretas e precisas.

A terapia endodôntica tem preservado dentes que, de outra forma, estariam irremediavelmente perdidos. Todavia, essa terapia atua somente na porção radicular desses dentes, restando o problema da restauração coronária para restabelecê-los como elementos permanentes e funcionais do sistema estomatognático. A perda da estrutura coronal em dentes destruídos requer a utilização do canal radicular para suportar a restauração ou coroa.

De modo geral, os dentes tratados endodonticamente são considerados mais suscetíveis à fratura.[1-5] Diversos fatores são inerentes ao próprio tratamento endodôntico, pois há a perda da integridade das estruturas, associada ao preparo do acesso, que leva à maior deflexão das cúspides durante a função e ao aumento da possibilidade de fratura[4,6] e de microinfiltração nas margens da restauração.[6] Para o acesso à câmara pulpar e aos canais radiculares, o teto da câmara pulpar deve ser completamente removido, ocasionando a perda de grande quantidade de estrutura dentária. Como consequência, há uma grande redução da resistência à fratura dentária,[7] o que pode comprometer a longevidade do dente.[1]

O recurso da reconstrução da parte coronária de um dente despolpado teve início por volta de 1746, com Pierre Fauchard, que utilizava um pino de madeira no interior do conduto com a função de reter a coroa, na tentativa de devolver a estética ao paciente.

Durante muito tempo, o método restaurador de eleição para um dente despolpado baseou-se nos núcleos metálicos fundidos, que demonstraram altas taxas de sucesso ao longo dos anos. Sua principal vantagem era a considerável documentação científica, a qual comprova sua efetividade, boa adaptação à configuração dos canais e resistência.

Com o desenvolvimento de novas técnicas e materiais, começaram a surgir alternativas para o tratamento de dentes tratados endodonticamente – por exemplo, os pinos intrarradiculares pré-fabricados e materiais de preenchimento, tais como as resinas compostas. A proposta e a justificativa de uso desses sistemas constituem desde a redução de custo que alguns deles proporcionam até a principal vantagem de eliminação da etapa laboratorial de fundição exigida pelos núcleos metálicos fundidos.[8-14]

A indicação ou não de um pino intrarradicular é uma decisão complexa e difícil, que envolve muitos fatores e varia de acordo com cada caso clínico. Isso porque se baseia em diversos parâmetros, os quais incluem a posição do dente na arcada, a oclusão do paciente, a função do dente no planejamento da restauração, a quantidade de estrutura dental remanescente (quanto maior a quantidade de estrutura dental remanescente, menor o risco de fratura do dente)[8,11,14] e a configuração do canal radicular.[12,15]

A longevidade de dentes tratados endodonticamente tem registrado amplo aumento devido aos grandes avanços da terapia endodôntica e dos procedimentos restauradores. Um grande número de dentes tratados endodonticamente é restaurado, e a sua função é restabelecida com a utilização desses pinos intrarradiculares. A seleção do tipo de pino é importante, pois influencia o sucesso do tratamento.

Diante de um dente despolpado, o paciente pode não perceber a evolução de possíveis cáries, já que não há mais o alarme da dor como ocorre com um dente polpado, permitindo, dessa forma, sua eventual progressão até que o dente esteja condenado. Realizar o tratamento endodôntico como rotina em todos os casos nos quais será utilizada uma prótese parcial fixa, além de ser um sobretratamento[8] e remover desnecessariamente a vitalidade dentária, expõe o paciente aos riscos inerentes ao tratamento endodôntico, tais como: remoção excessiva de dentina radicular,[7] redução da resistência do dente, perfurações do conduto radicular, fratura de instrumentos, perda da propriocepção e, ainda, se for preciso, retratamento endodôntico, sendo necessário remover o pino, o que impõe riscos adicionais de perfuração ou de fratura radicular.[1]

Os dentes tratados endodonticamente devem ser reconstruídos assim que possível, para prevenir a contaminação do canal recém-tratado,[1] o que pode ocorrer no caso de infiltração ou perda da restauração provisória, deixando o canal exposto ao meio bucal. A quantidade de estrutura dentária remanescente é mais relevante para a resistência à fratura de dentes endodonticamente tratados do que o material que será utilizado para a reconstrução deles. Dessa forma, é de fundamental importância preservar a maior quantidade possível de remanescente dental para prover resistência à fratura, tanto do dente quanto do material restaurador.[8,14]

Para determinarmos se o dente tratado endodonticamente requer colocação de um pino intracanal, temos de fazer as seguintes considerações quanto à quantidade de estrutura dental remanescente:

1 Pouca destruição da porção coronária (somente abertura coronária): muitos autores consideram que, nessa situação, não há necessidade de uso de um pino intrarradicular. No entanto, a utilização, seja de um pino de fibra de vidro, seja de um de metal, reforçaria a estrutura coronal, dificultando a fratura desse remanescente durante os movimentos funcionais e parafuncionais realizados pelo paciente.

2 Pouca ou moderada destruição da porção coronária (menos de 50% e/ou mais de 2 mm de altura de remanescente coronário): nessas situações, atualmente os pinos pré-fabricados metálicos de aço inoxidável, titânio ou especialmente aqueles de fibras de vidro ou fibras de carbono têm sido amplamente usados, por oferecerem vantagens como: a) tempo clínico reduzido; b) resistência à corrosão e à fadiga; c) propriedades mecânicas semelhantes às do dente; d) facilidade de remoção do pino do canal; e) estética; f) baixo custo; e g) preparo mais conservador.[8,14]

3 Grande perda da porção coronária (mais de 50% e/ou menos de 2 mm de altura de remanescente coronário): deve-se dar preferência a núcleo metálico fundido de ouro ou a ligas nobres, por oferecerem maior resistência à corrosão e baixa rigidez (comparativamente aos pinos de liga não nobre).[3] Os núcleos metálicos fundidos apresentam vantagens no caso de existirem múltiplos dentes necessitando de reconstrução, pois, após a moldagem simultânea de todos os condutos, os núcleos podem ser confeccionados individualmente no laboratório, assim como nos casos em que há grande diferença na angulação da raiz com a coroa protética, pois nessa situação permitem a obtenção de um melhor alinhamento com o dente adjacente e de um eixo de inserção mais favorável (no caso de próteses múltiplas).[1]

4 Grande perda da porção coronária (mais de 50%) e raízes com alargamento excessivo: o alargamento excessivo do conduto deve-se a cáries extensas, uso prévio de núcleos com largo diâmetro, iatrogenias durante abertura da câmara coronária, sobreinstrumentação endodôntica, rizogênese incompleta, reabsorção interna,[16] anomalias de desenvolvimento e causas idiopáticas – nesta última situação, a restauração com núcleos convencionais pode tornar-se dificultada ou até inviável,[17-19] uma vez que há maior risco de fratura em relação a um dente vital ou a um dente com tratamento endodôntico sem a perda exagerada de estrutura dentária.[19] Núcleos pré-fabricados de fibras associados a resinas de preenchimento têm sido os mais usados atualmente para aumentar a resistência à fratura dessas raízes enfraquecidas. No entanto, até o momento, ainda não há um consenso em relação ao material mais favorável e à técnica de restauração para dentes com canal amplamente alargado. Núcleos metálicos fundidos agiriam como uma cunha no interior de raízes fragilizadas, precipitando sua fratura **(Figs. 1.1 e 1.2)**, enquanto o uso de pinos pré-fabricados por si só, na maior parte das vezes, gera uma adaptação imprecisa desses pinos aos condutos alargados, ficando os pinos envolvidos por quantidades excessivas de cimento.[17-19] Para raízes nessas condições, e na tentativa de buscar reforçá-las internamente de alguma forma, evitando sua perda precoce, tem-se proposto a confecção de pinos dentários, a partir de dentes naturais obtidos em bancos de dentes,[20-25] denominados de pinos biológicos; outras técnicas propostas recentemente consistem em associar os pinos de fibra a pinos acessórios, além da técnica de "reembasamento" dos pinos de fibra com resina composta, que se convencionou chamar de pinos anatômicos.

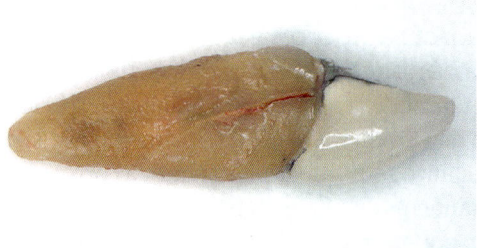

◄ Figura **1.1**
Dente fraturado restaurado com núcleo metálico fundido.

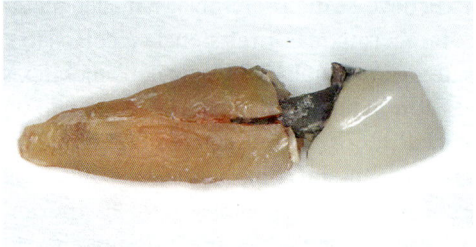

◄ Figura **1.2**
Dente fraturado possivelmente pelo efeito cunha gerado pelo núcleo metálico fundido.

Dessa forma, este livro tem como objetivo descrever os parâmetros que influenciam a seleção do pino e demonstrar algumas sequências passo a passo da técnica de confecção dos diversos tipos de pinos intrarradiculares.

Referências

1. Schwartz RS, Robbins JW. Post placement and restoration of endodontically treated teeth: a literature review. J Endod. 2004 May;30(5):289-301.

2. Conti SM, Russo EMA, Carvalho RCR. Avaliação in vitro da resistência à compressão de dentes com coroa íntegra e de raízes com remanescente coronário, endodonticamente tratados e restaurados com a utilização de pinos de fibra de carbono. RPG Rev Pós Grad. 2006;13(2):45-51.

3. Martínez-Insua A, da Silva L, Rilo B, Santana U. Comparison of the fracture resistances of pulpless teeth restored with a cast post and core or carbon-fiber post with a composite core. J Prosthet Dent. 1998 Nov;80(5):527-32.

4. Varvara G, Perinetti G, Di Iorio D, Murmura G, Caputi S. In vitro evaluation of fracture resistance and failure mode of internally restored endodontically treated maxillary incisors with differing heights of residual dentin. J Prosthet Dent. 2007 Nov;98(5):365-72.

5. Hussain SK, McDonald A, Moles DR. In vitro study investigating the mass of tooth structure removed following endodontic and restorative procedures. J Prosthet Dent. 2007 Oct;98(4):260-9.

6. Heydecke G, Butz F, Strub JR. Fracture strength and survival rate of endodontically treated maxillary incisors with approximal cavities after restoration with different post and core systems: an in-vitro study. J Dent. 2001 Aug;29(6):427-33.

7. Zanutto JR, Monacci AC, Moura KCF, Nonaka T, Vinha D. Reconstrução biológica da coroa dental. RGO. 1999;47(2):92-4.

8. Pereira JR, de Ornelas F, Conti PC, . Effect of a crown ferrule on the resistance of endodontically treated teeth restored with prefabricated posts. J Prosthet Dent. 2006 Jan;95(1):50-4.

9. Pereira JR, Neto T de M, Porto V de C, Pegoraro LF, do Valle AL. Influence of the remaining coronal structure on the resistance of teeth with intraradicular retainer. Braz Dent J. 2005;16(3):197-201.

10. Pereira JR, Valle AL, Shiratori FK, Ghizoni JS, Melo MP. Influence of intraradicular post and crown ferrule on the fracture strength of endodontically treated teeth. Braz Dent J. 2009;20(4):297-302.

11. de Oliveira JA, Pereira JR, Lins do Valle A, Zogheib LV. Fracture resistance of endodontically treated teeth with different heights of crown ferrule restored with prefabricated carbon fiber post and composite resin core by intermittent loading. Oral Surg Oral Med Oral Pathol Oral Radiol Endod. 2008 Nov;106(5):e52-7.

12. Zogheib LV, Pereira JR, do Valle AL, de Oliveira JA, Pegoraro LF. Fracture resistance of weakened roots restored with composite resin and glass fiber post. Braz Dent J. 2008;19(4):329-33.

13. do Valle AL, Pereira JR, Shiratori FK, Pegoraro LF, Bonfante G. Comparison of the fracture resistance of endodontically treated teeth restored with prefabricated post and composite resin core with different post lengths. J Appl Oral Sci. 2007 Feb;15(1):29-32.

14. Melo MP, Valle AL, Pereira JR, Bonachela WC, Pegoraro LF, Bonfante G. Evaluation of fracture resistence of endodontically treated teeth restored with prefabricated posts and composites with varying quantities or remaining coronal tooth structure. J Appl Oral Sci. 2005 Jun;13(2):141-6.

15. Kivanç BH, Alaçam T, Ulusoy OI, Genç O, Görgül G. Fracture resistance of thin-walled roots restored with different post systems. Int Endod J. 2009 Nov;42(11):997-1003.

16. Glazer B. Restoration of endodontically treated teeth with carbon fibre posts — A prospective study. J Can Dent Assoc. 2000 Dec;66(11):613-8.

17. Reeh ES, Messer HH, Douglas WH. Reduction in tooth stiffness as a result of endodontic and restorative procedures. J Endod. 1989 Nov;15(11):512-6.

18. Akkayan B, Gülmez T. Resistance to fracture of endodontically treated teeth restored with different post systems. J Prosthet Dent. 2002 Apr;87(4):431-7.

19. Ferreira DF, Silva FAP, Mesquita MF. Restaurações adesivas confeccionadas com cerômeros associados a resinas reforçadas por fibras. PCL. 2004;6(30):135-46.

20. Batista A, Lopes CG. A utilização de pino dentinário para reforço corono-radicular em dentes com rizogênese incompleta tratados endodonticamente. Rev Bras Prót Clín Lab. 1999;1(3):199-21.

21. Bonilla MEG. Avaliação da resistência à fratura transversal de raízes amplamente destruídas reconstruídas com núcleos [dissertação]. Bauru: Faculdade de Odontologia de Bauru, Universidade de São Paulo; 2001.

22. Cândido MS, Pozzobon RT, Porto Neto ST. Recuperação estética através de colagem heterógena corono-radicular, faceta e recontorno. J Bras Odont Clín. 1999;3(15):29-33.

23. Centola ALB. Soluções alternativas para restauração da estética: apresentação de casos clínicos. Âmbito Odont.1996;6(3):1924.

24. Imparato JCP. Restaurações biológicas em dentes decíduos. Colagem de fragmentos de dentes naturais. In: Correa MSNP. Odontopediatria na primeira infância. São Paulo: Santos; 1998. p. 463-72.

25. Ramires-Romito AC, Wanderley MT, Oliveira MD, Imparato JC, Corrêa MS. Biologic restoration of primary anterior teeth. Quintessence Int. 2000 Jun;31(6):405-11.

2

Características dos tratamentos com retentores intrarradiculares

Jefferson Ricardo Pereira
Eduardo A. Ayub
Accácio Lins do Valle
Hugo Alberto Vidotti
Murilo Pereira de Melo
Estevam A. Bonfante
Thiago A. Pegoraro
Karen Ayub

Alterações no dente após o tratamento endodôntico

Para a realização de um tratamento endodôntico, é necessário o cumprimento de várias etapas, tais como a debridação e a instrumentação dos condutos radiculares. Com a eliminação da substância orgânica, o dente fica desprovido de vascularização e de parte de seu conteúdo de umidade; assim, a dentina se desidrata, o que prejudica sua elasticidade normal. A redução da integridade estrutural do dente e a perda da circulação sanguínea da polpa não podem ser compensadas pela circulação sanguínea colateral da membrana periodontal ou do tecido ósseo subjacente.[1] Associadas à ausência da circulação interna, existem as mudanças biomecânicas, atribuídas à perda de tecidos dentários causada pelas lesões de cárie, fratura e acesso endodôntico.[2,3] Tais circunstâncias fazem com que esses dentes apresentem uma condição obviamente enfraquecida, sendo mais propensos às fraturas de cúspide ou de toda a coroa clínica.[4]

As alterações no dente podem-se iniciar no momento do tratamento endodôntico, já que, durante a condensação vertical da guta-percha, a região apical e as paredes laterais recebem grande estresse. Esse estresse é maior em dentes anteriores, em comparação com dentes cujo conduto é mais alargado.[5] Assim, o excesso de força aplicado na condensação vertical é capaz de produzir trincas, que se tornam fraturas completas após a cimentação de um pino.

Por esses motivos, é de grande importância preservar a maior quantidade possível de dentina sadia, uma vez que esta se relaciona diretamente com a longevidade do tratamento restaurador.

No caso de dentes polpados, deve-se realizar o tratamento endodôntico associado ao uso de pino somente quando, após o preparo da estrutura coronária remanescente, chegar-se à conclusão de que não existe estrutura dentária suficiente para resistir às forcas mastigatórias, com o risco de ocorrerem fraturas no material de preenchimento.[6]

Análise dos tecidos de suporte

O conhecimento completo da anatomia radicular e sua avaliação radiográfica são de suma importância para diagnosticar o estado periodontal dos tecidos de sustentação circundantes, e, assim, auxiliar o clínico durante o tratamento.

É indispensável para a colocação de um pino avaliar a quantidade e a qualidade do tecido de suporte. A quantidade de tecido de suporte, isto é, quanto de raiz está inserido no periodonto, é que determina qual o comprimento do pino a ser colocado no canal. E a qualidade do tecido de suporte, ou seja, o bom selamento apical e a ausência de sensibilidade à percussão, de exsudato, fístulas, sensibilidade apical e de inflamação ativa, é que define se o dente está apto a receber um pino **(Fig. 2.1)** ou necessita de retratamento endodôntico.

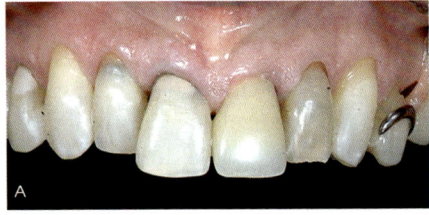
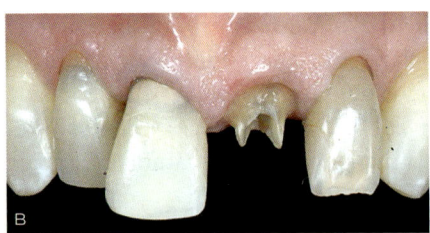
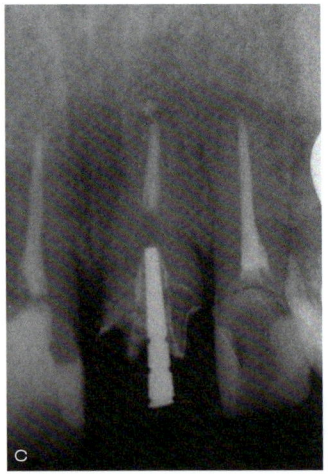

▲ Figura **2.1**
A Avaliação intraoral do elemento 11, necessitando substituição da coroa provisória com pino por pino intracanal e coroa.
B Após a remoção da coroa provisória, observa-se o remanescente coronário.
C Radiografia inicial, em que se observa a prótese a ser substituída, evidenciando o selamento apical e a necessidade da remoção de material obturador para confecção do núcleo.

Preparo do conduto

A análise da largura e do comprimento radiculares é de grande importância, pois o preparo indevido do espaço do pino pelo uso de brocas de diâmetro largo pode provocar perfuração lateral ou apical da raiz.

Comprimento do pino

O comprimento do pino intrarradicular, como regra geral, deve atingir dois terços do comprimento total do remanescente dental. Entretanto, o meio mais seguro – principalmente naqueles dentes que tenham sofrido perda óssea – é ter o pino no comprimento equivalente à metade do suporte ósseo da raiz envolvida **(Fig. 2.2)**.[6]

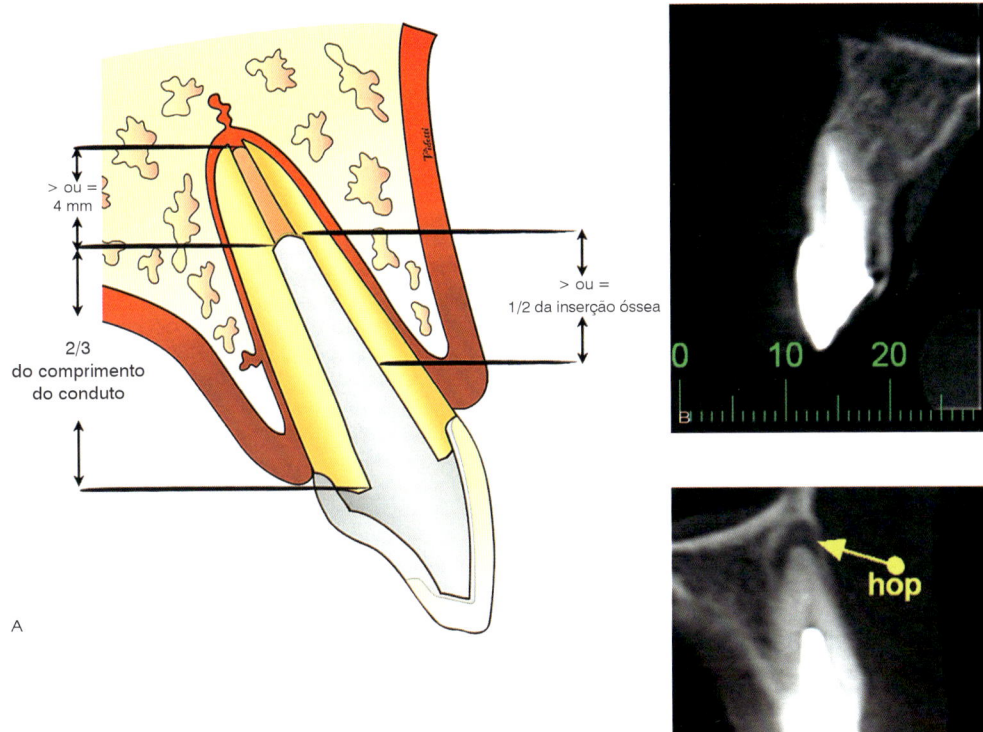

▲ Figura **2.2**
A Comprimento ideal do pino.
B Imagem tomográfica evidenciando o selamento apical associado à boa proporção do pino.
C Imagem tomográfica evidenciando a presença de uma imagem hipodensa e pino curto.

Essa regra baseia-se em duas outras: na primeira, quanto maior o comprimento do pino, melhores são a retenção e a distribuição de estresses, além de maior resistência a fraturas; já a segunda estabelece a necessidade de pelo menos 3 a 5 mm de guta-percha para manter o selamento apical **(Figs. 2.3 e 2.4)**.[7,8]

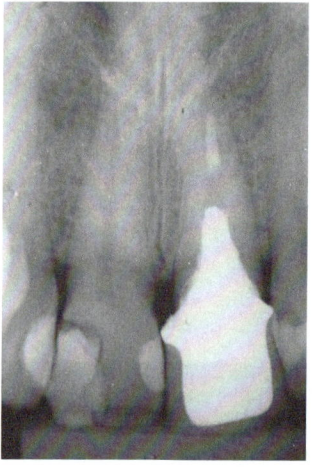 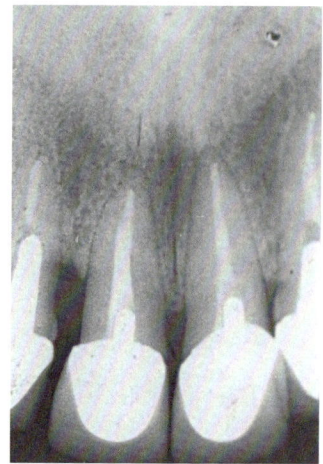

◄ Figura **2.3**
Radiografias mostrando comprimentos inapropriados dos pinos, ou seja, pinos curtos. Os núcleos metálicos fundidos encontram-se com sua extremidade apical acima da crista óssea alveolar e seu comprimento, aquém do recomendável, favorecendo a fratura catastrófica da raiz.

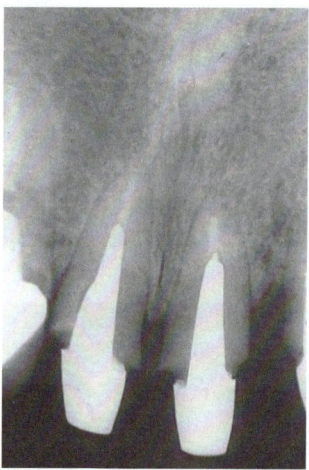

◄ Figura **2.4**
Imagem radiográfica mostra o pino com o correto comprimento, ou seja, sua extremidade apical encontra-se na linha correspondente à metade da crista óssea alveolar, bem como o seu comprimento correspondendo a dois terços do comprimento da raiz.

Diâmetro do pino

A preservação da estrutura dentária, que reduz as chances de perfuração e protege o dente de fraturas, é o critério mais importante a ser observado na seleção da largura do pino. O diâmetro do preparo deve ser quase equivalente ao diâmetro do conduto radicular.

Retentores intrarradiculares ◄ **27**

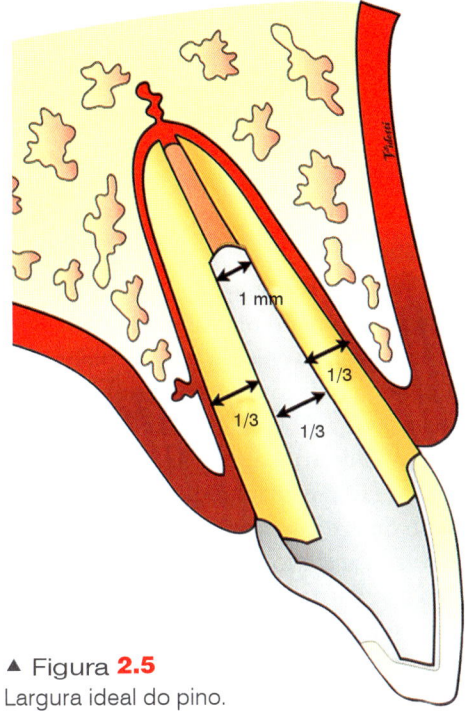

▲ Figura **2.5**
Largura ideal do pino.

Para respeitar esses critérios, a largura do pino não deve ser maior que um terço da largura radicular, preservando-se o máximo suficiente de estrutura dentária. Em caso de núcleos metálicos fundidos, para que o metal utilizado apresente resistência satisfatória, é indispensável que tenha pelo menos 1 mm de diâmetro em sua extremidade apical **(Fig. 2.5)**.[6]

Sabe-se que um aumento na largura do pino não eleva significativamente sua retenção, mas torna o dente restaurado menos resistente a fraturas **(Fig. 2.6)**. Os núcleos com diâmetro reduzido apresentam resistência também reduzida, por proporcionar flexibilidade ao material **(Fig. 2.7)**.[2,3]

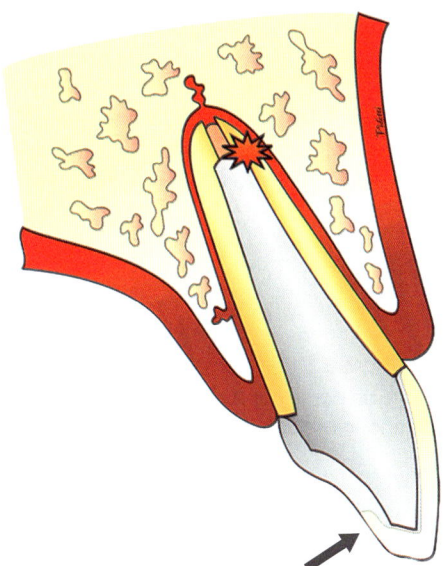

▲ Figura **2.6**
Largura exagerada do pino intracanal.

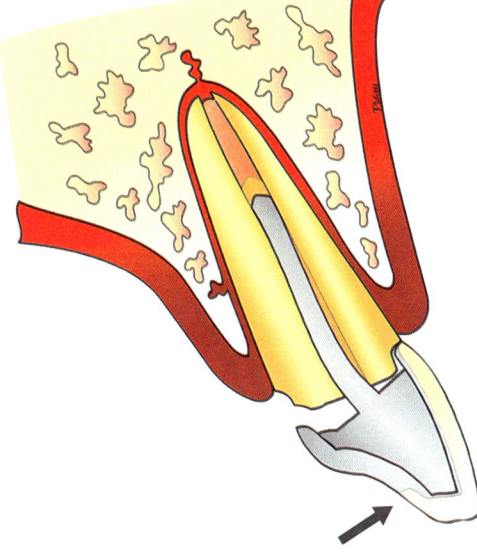

▲ Figura **2.7**
Pino muito estreito, favorecendo a flexibilidade e o comprometimento do material.

Configuração do canal e adaptabilidade do pino

A configuração do canal é uma característica que deve ser observada na escolha entre um núcleo metálico fundido e um pino pré-fabricado. Se o pino selecionado ajustar-se ao tipo e tamanho do canal, ele pode ser a opção mais conservadora, porque exige menor remoção de dentina, aumentando, assim, tanto a resistência do dente a fraturas quanto a retenção do pino.

Frequentemente, um dilema sobre canais de forma afunilada se apresenta: deve-se utilizar um pino paralelo e preencher o remanescente do espaço do pino com cimento ou usar um pino cônico que se adapte à parede do canal? Seria mais conveniente utilizar pinos pré-fabricados paralelos largos removendo estrutura dentária adicional ou preparar a ponta inferior do pino para que ele se adapte à configuração do canal? É importante lembrar que a perda de estrutura dentária é a principal causa da diminuição da resistência a fraturas em dentes tratados endodonticamente. Dessa forma, quando um canal requer um extensivo preparo, um núcleo metálico fundido bem-adaptado ou um pino pré-fabricado adaptado ao conduto seriam mais indicados. Lembre-se de que, ao contrário dos pinos pré-fabricados metálicos, os pinos pré-fabricados de fibra de vidro não permitem que suas pontas sejam desgastadas para proporcionar o afunilamento necessário para adaptá-lo ao conduto, o que o enfraqueceria demasiadamente. Assim, somente os pinos pré-fabricados metálicos podem ser utilizados nessas circunstâncias. Nesta última situação, seria recomendado sempre manter intacta pelo menos uma das paredes laterais da ponta do pino, para permitir que o serrilhado remanescente promova uma retenção passiva (sem rosquear) além daquela alcançada pelo cimento **(Fig. 2.8)**.

Uma situação delicada, a qual geralmente exige do clínico uma decisão que nem sempre é a mais correta, é a das raízes extensivamente debilitadas, casos em que o diâmetro da luz do conduto é superior a um terço do diâmetro da raiz, constituindo alargamento excessivo decorrente de tratamento endodôntico invasivo, preparo exagerado do conduto ou cárie **(Fig. 2.9)**.

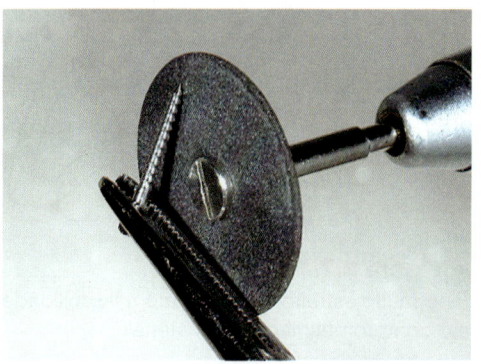

◄ Figura **2.8**
Desgaste da porção apical de um pino rosqueável de aço inoxidável com disco de carburundum.

Infelizmente, devido à menor previsibilidade do tratamento reabilitador com núcleos metálicos fundidos e coroas, ou mesmo ao desconhecimento de técnicas apropriadas para essas situações, é comum a indicação de exodontia para futura colocação de implante, prótese fixa convencional ou adesiva. A manutenção dessas raízes fragilizadas poderia prolongar a vida útil de dentes a serem utilizados como pilares de prótese fixa, ou mesmo de próteses removíveis na forma de núcleos estojados, e ainda manter o volume ósseo que seria perdido com a extração do dente – além do conforto psicológico para o paciente que a manutenção dentária propicia.

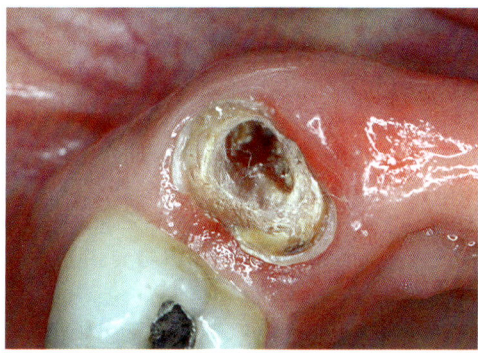

▲ Figura **2.9**
Preparo exagerado do conduto radicular.

É importante lembrar que as técnicas de restauração da estrutura dentinária radicular perdida, propostas para essas situações, quer com ionômero de vidro quer com resina composta, não são capazes de devolver ao dente sua resistência a fraturas. Essas técnicas visam ao preenchimento interno da raiz com um material restaurador que irá restabelecer seu diâmetro interno. A partir desse restabelecimento, a reabilitação segue de modo convencional, com a inserção de um pino e coroa.[9-11]

Outra modalidade de reabilitação de raízes debilitadas é o reembasamento e moldagem do conduto com uma resina fluidificada, que permanece unida ao pino de fibra e se adapta à anatomia do conduto.[12] Conhecido como pino anatômico, este é cimentado convencionalmente no conduto, reduzindo a espessura da linha de cimento. Mais recentemente, foram introduzidos os pinos acessórios de fibra de vidro, que, de maneira semelhante a uma obturação endodôntica, têm o objetivo de preencher os espaços laterais ao pino principal com pinos acessórios de fibra de vidro, reduzindo também a quantidade de cimento, sobretudo na porção cervical **(Fig. 2.10)**. Outra possibilidade, originada na busca de preenchimento do espaço do conduto com material de semelhante módulo de elasticidade da dentina, é o pino dentá-

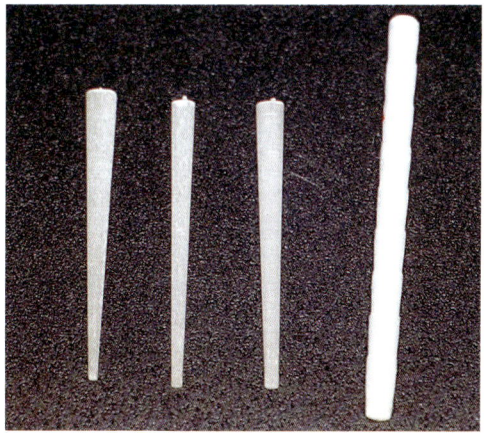

▲ Figura **2.10**
Pino de fibra de vidro paralelo com extremidade cônica (à direita) e pinos acessórios de diferentes diâmetros (à esquerda).

rio, um pino confeccionado a partir da própria estrutura dentária. Nessa técnica, um dente obtido de um banco especializado, ou legalmente doado por paciente após a extração, é adaptado ao conduto radicular e nele cimentado.[13]

Em casos de raízes curtas e/ou curvas, o clínico deve evitar o uso de um pino mais longo, que prejudicaria o selamento apical – nessas situações, é preciso selecionar um pino rosqueável, de modo a manter o selamento apical recomendado. Para molares com raízes curtas, a colocação de mais do que um pino providenciará retenção adicional para a restauração final.

Na seleção do pino, deve-se escolher um modelo que se adapte ao canal segundo os princípios de comprimento e diâmetro, e não adaptar o canal ao pino. O desgaste excessivo da raiz está diretamente relacionado com a sua fratura.

Estrutura coronal remanescente – efeito férula

A presença de um colar coronário de 360° que engloba as paredes dentinárias ao redor do perímetro do preparo, conhecido como férula, tem o papel de melhorar a resistência mecânica do conjunto pino-coroa.[14-17] Dessa forma, a quantidade de estrutura coronal dentária remanescente está diretamente relacionada à seleção do pino **(Figs. 2.11 e 2.12)**.

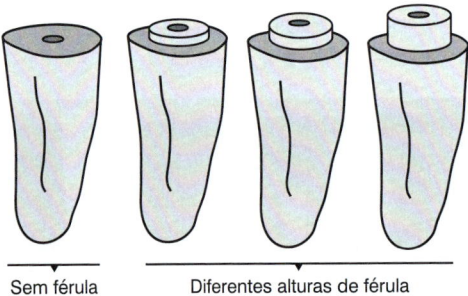

◀ Figura **2.11**
Dente sem férula e com diferentes quantidades de estrutura coronal remanescente.

Sem férula   Diferentes alturas de férula

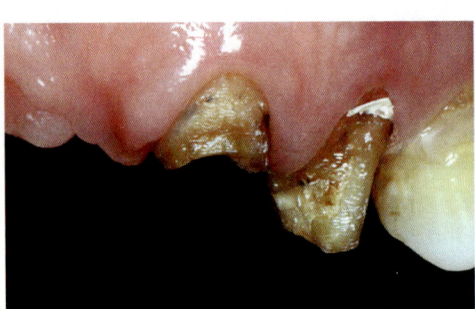

◀ Figura **2.12**
Diferentes quantidades de estrutura coronal remanescente em dentes naturais.

O efeito férula é dado pela característica de abraçamento realizada na estrutura dentária coronal remanescente pela coroa utilizada na restauração. Esse efeito previne a fratura vertical da raiz e melhora a integridade do dente tratado endodonticamente, já que as forças funcionais, principalmente as laterais, são neutralizadas e o efeito cunha dos pinos cônicos é diminuído **(Fig. 2.13)**.

Quanto maior o remanescente dentinário coronal, melhor a distribuição de estresse gerado pelo pino, protegendo, dessa forma, o dente contra fraturas.[18] E, quanto maior for a quantidade de remanescente, maior a resistência à fratura dos dentes a serem restaurados.[14-23] Sendo assim, a quantidade de férula é muito mais importante do que o tipo do material que o pino e o núcleo são feitos.[24-26]

Na ausência de remanescente dentinário coronal, os núcleos metálicos fundidos são a melhor opção por apresentarem maior resistência a fraturas. Isso se deve ao alto módulo de elasticidade e à alta resistência da liga metálica. Já pinos pré-fabricados, quando colocados em dentes que apresentam menos de 2 mm de férula, estão sujeitos à descimentação por falha na interface cimento-dentina, em especial quando do uso de sistemas adesivos e cimentos resinosos.[2,27,28]

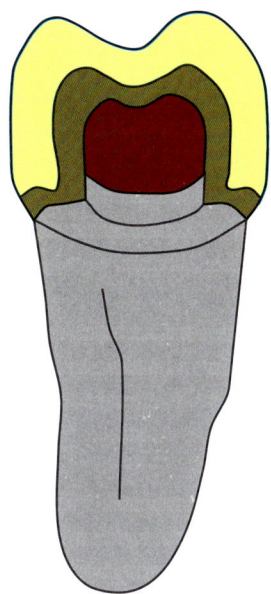

▲ Figura **2.13**
Ilustração demonstrando o abraçamento da coroa à férula.

Isso ocorre porque, quando um dente anterior é submetido a cargas oblíquas, os estresses gerados na parede palatina e região cervical da dentina radicular são do tipo tração, e na vestibular, compressão.[29] Essas forças, sobretudo a de tração, superam a união adesiva dos cimentos resinosos à dentina, a qual é surpreendentemente baixa. Assim, interfaces unidas acabam se rompendo com a função clínica, em virtude do tipo de estresse gerado e da ausência de um remanescente coronário em que a adesão é mais eficaz.[27] O não respeito a esse princípio pode levar à fratura da raiz, pois, se descimentado, o pino submetido à carga junto à coroa exerce uma ação de alavanca que exacerba os estresses na raiz.[29]

Portanto, a quantidade de remanescente só será um fator determinante para a escolha do pino em férulas com menos de 2 mm de altura, em que a colocação de um pino metálico fundido tem melhor prognóstico. Em casos de remanescentes com mais de 2 mm, são indicados tanto o uso do pino metálico fundido quanto o do pré-fabricado.

Configuração do pino

Os pinos podem ser classificados de acordo com as características de retenção, forma e superfície. Quanto à retenção, os pinos podem ser ativos ou passivos; de acordo com a forma, podem ser paralelos, cônicos e paralelos com extremidade cônica; e, conforme suas características de superfície, podem ser lisos ou serrilhados.

Retenção do pino: ativos ou passivos?

Os pinos podem ser classificados em ativos ou passivos **(Fig. 2.14)**.

a Pinos passivos: são aqueles cuja retenção ao canal ocorre pela cimentação, ou seja, é feito um preparo prévio e o pino é colocado envolto pelo agente de cimentação.

b Pinos ativos: são aqueles cuja retenção ao canal ocorre por fricção ou rosqueamento.

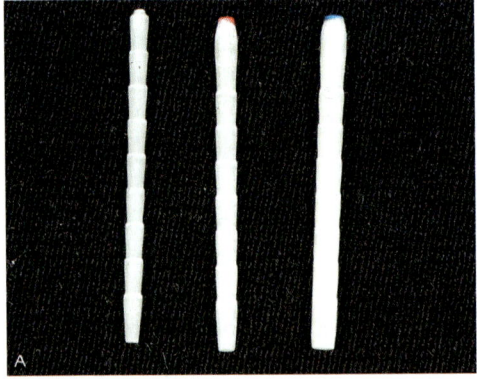
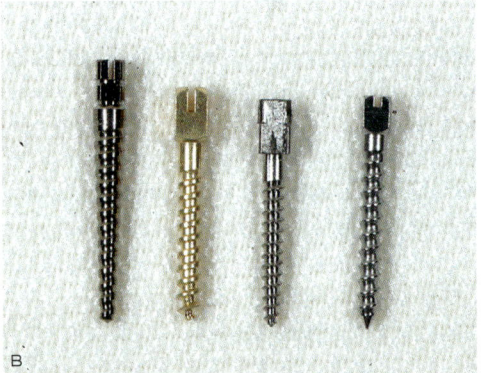

▲ Figura **2.14**
Diferentes sistemas de pinos pré-fabricados.
A Pinos passivos.
B Pinos ativos.

Os pinos ativos, durante sua colocação, proporcionam maior tensão interna à estrutura dentinária.[30-32] Essa tensão pode gerar microtrincas ao redor da raiz, levando à fratura do dente restaurado. Por esse motivo, alguns autores sugerem a utilização de pinos passivos sempre que possível;[33] outros recomendam que a colocação dos pinos rosqueáveis seja feita passivamente.[34]

Pode-se ter, como regra geral, que, em raízes curtas e/ou curvas, os pinos rosqueáveis seriam os indicados; nos demais, seria aconselhada a utilização de um pino passivo ou um pino rosqueável utilizado de maneira passiva (cimentado sem rosqueá-lo no conduto), a fim de evitar tensões desnecessárias.

Para minimizar o estresse interno, sugere-se que seja feito um preparo prévio, diminuindo, assim, a tensão interna causada pela instalação do pino e limitando o número de roscas. Outra opção é dar uma meia-volta anti-horária no pino depois de rosqueá-lo.[6]

Forma do pino: cônicos, paralelos ou paralelos com extremidade cônica?

Em relação à forma, os pinos podem ser cônicos, paralelos ou paralelos com extremidade cônica **(Fig. 2.15)**. Os pinos metálicos fundidos são sempre cônicos, enquanto os pré-fabricados podem ser encontrados nas três configurações.

Os pinos cônicos se assemelham à forma radicular e, assim, à configuração do canal, permitindo ótima preservação da estrutura dentária no ápice. No entanto, essa forma tem mostrado produzir um efeito de cunha – concentração de estresses na porção coronal da raiz e menor retenção.[35,36] Porém, por ser semelhante à anatomia do conduto, é a que mais preserva a estrutura dentinária.

Os pinos paralelos aumentam a retenção e produzem uniforme distribuição de estresses ao longo de sua extensão. Por outro lado, nota-se uma concentração de estresse no ápice do pino, em especial em um ápice estreito e cônico, principalmente se a anatomia radicular apresentar afilamento abrupto, como em incisivos inferiores, raízes de molares ou pré-molares superiores. Esse estresse é causado pela desnecessária remoção de estrutura dentária do ápice radicular.[35,36]

A maior retenção dos pinos paralelos é justificada pelo fato de eles apresentarem embricamento mecânico com as paredes do canal radicular a partir do terço médio[37] e distribuírem o estresse mais uniformemente que os pinos cônicos[38]. Os pinos cônicos só possuem esse embricamento a partir do terço apical.[37] Outra justificativa possível relacionada à menor retenção dos pinos cônicos é que esses pinos apresentam adaptação maior no terço apical, justamente na região em que há maior dificuldade de acesso da luz do fotoativador, ficando a polimerização por conta da reação química.[39]

Por essa razão, os pinos de dupla conicidade, que contêm a porção apical mais afilada, são os que resultam em menores desgastes no nível apical. Nesse formato, o pino é paralelo por completo exceto na região mais apical, onde ele é cônico. Tal forma permite preservação da estrutura dentária no ápice e, ao mesmo tempo, suficiente retenção devido a sua forma paralela.

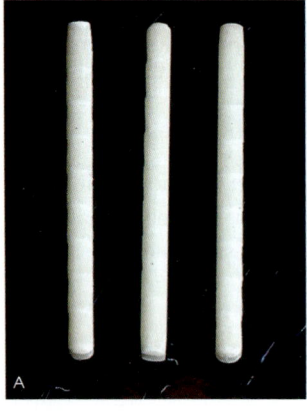 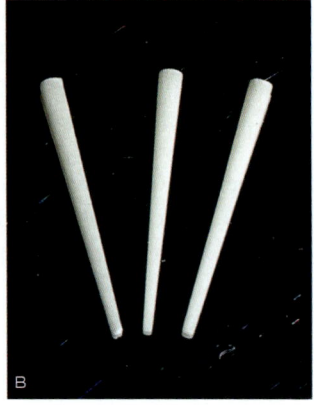 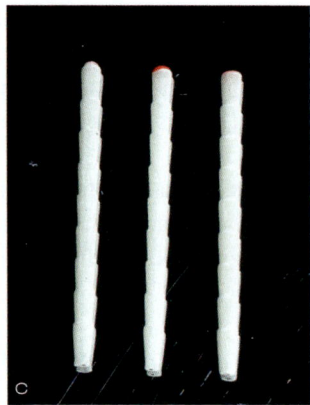

▲ Figura **2.15**
A Pino paralelo serrilhado.
B Pino liso cônico.
C Pino paralelo com extremidade cônica e serrilhado.

Superfície do pino: lisos ou serrilhados?

Os pinos são classificados também de acordo com sua superfície, podendo ser lisos (metálico fundido e pré-fabricados) ou serrilhados (pré-fabricados) **(Fig. 2.16)**.

A maior retenção é vista em pinos de paredes serrilhadas, pois as serrilhas fazem com que a carga do cimento se encontre na margem onde as fibras foram seccionadas, aumentando, assim, a retenção.[40] O mesmo não ocorre com os pinos lisos. Desse modo, a utilização de pinos pré-fabricados serrilhados é sempre vantajosa se comparada ao uso dos lisos.

Quando o pino de seleção for pré-fabricado, é de grande importância dar preferência aos paralelos ou de dupla conicidade, e serrilhados, por estes distribuírem mais uniformemente o estresse e serem os mais retentivos. É essencial lembrar que o pino paralelo só deve ser utilizado quando se adaptar ao canal sem que sejam necessários grandes desgastes dentários. Se o pino exigir um desgaste maior, deve-se optar por pinos cônicos ou de dupla conicidade. Os pinos rosqueáveis devem ser usados para casos específicos, ou seja, condutos curtos e/ou curvos,

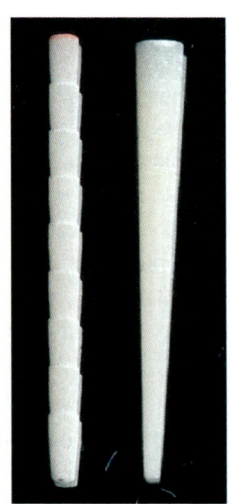

▲ Figura **2.16**
Pino serrilhado e pino liso.

no entanto podem ser utilizados em dentes com mais de 2 mm de remanescente coronal de maneira passiva. No que se refere à configuração, o pino metálico fundido deixa a desejar em relação ao pré-fabricado, por possuir superfície cônica e lisa.

Material do pino e relevância clínica

Durante a escolha do material devem ser levados em consideração alguns fatores, como a adesão do cimento, a coloração e, principalmente, o módulo de elasticidade (comportamento de um material que se deforma ao ser submetido a ações externas, como forças devidas ao contato com outros corpos, ou seja, contato dentário). A adesão do cimento ao pino será abordada no capítulo 7, enquanto os demais fatores serão previamente citados neste tópico.

Muitos autores sugerem que o material do pino deveria ter o mesmo módulo de elasticidade da dentina radicular, para distribuir as forças aplicadas ao longo do comprimento da raiz e do pino.[41] Quando um sistema com componentes de diferente rigidez sofre carga, o componente mais rígido é capaz de resistir a forças maiores sem distorção, enquanto o componente menos rígido falha e alivia o estresse. Isso é o que, teoricamente, ocorre quando o dente se fratura na presença de um pino intrarradicular. Enquanto um pino de alto módulo de elasticidade (por exemplo, dióxido de zircônia e metálicos) transfere seus estresses de forma a produzir fraturas radiculares irreversíveis (verticais), um pino de módulo de elasticidade semelhante ao da dentina resulta em descimentação do pino ou fratura localizada mais cervicalmente, o que, em geral, viabiliza a recuperação do dente.[26,36,42-45]

Os núcleos metálicos fundidos podem ser constituídos de diferentes tipos de ligas (esse assunto será mais bem abordado no capítulo 3); no entanto, possuem módulo de elasticidade maior que o da dentina **(Fig. 2.17)**.[46]

Os pinos pré-fabricados estão disponíveis no mercado em diversas composições. Entretanto, alguns materiais, como cerâmica, titânio, aço, zircônia e óxido de alumínio, apresentam o mesmo problema – alto módulo de elasticidade –, enquanto os pinos de fibra de vidro e de carbono possuem módulo de elasticidade similar ao da dentina **(Fig. 2.17)**.

Quanto à coloração, regiões estéticas, principalmente quando associadas a um periodonto fino, pedem pinos também estéticos. Nesses casos, o pino de carbono fica contraindicado por sua cor, e pode-se optar por pinos de fibra de vidro. É importante lembrar-se de que, na grande maioria dos casos, a cor do pino pouco influenciará na estética final do tratamento, pois, no mínimo, teremos o cimento e a coroa (coroa metalocerâmica ou coroa livre de metal) sobre ele, impedindo sua visualização. Os pinos pré-fabricados estéticos serão estudados no capítulo 5.

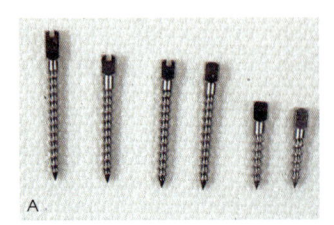

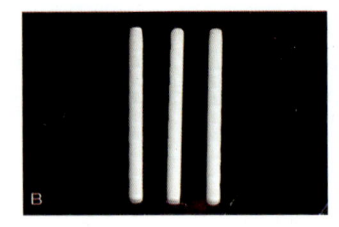

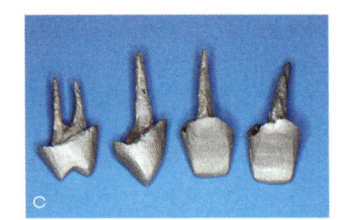

▲ Figura **2.17**
A Pinos pré-metálicos.
B Pinos de fibra de vidro.
C Pinos metálicos fundidos.

Material do núcleo de preenchimento

O núcleo de preenchimento pode ser construído a partir de resina composta, amálgama ou ionômero de vidro.

O amálgama é um material frágil e precisa de volume, além de ficar enfraquecido pela presença de pinos.[47] Porém, é mais efetivo que o ionômero de vidro na reconstrução de dentes com pouco remanescente dentário.[48-50]

O ionômero de vidro apresenta baixa resistência à compressão,[49-52] motivo pelo qual mostra menos resistência que a resina composta.[53] Por não possuir resistência mecânica, não há razão que justifique seu emprego quando não houver um bom remanescente dental.[50,54]

A resina composta **(Fig. 2.18)** destaca-se por ser o material com maior resistência,[55-58] além de ser de fácil manipulação, rápido endurecimento, possibilidade de preparo cavitário na mesma sessão,[55,57,58] e melhor efeito estético.[56] Proporciona também resistência a fraturas,[52,59-62] devido à maior ductibilidade e resistência das resinas compostas, que têm menor tendência à propagação de fraturas do que o amálgama.

Possui módulo de elasticidade semelhante ao da dentina, o que lhe confere capacidade de gerar menos forças danosas à raiz dental – materiais rígidos como metais e amálgama apresentam módulo de

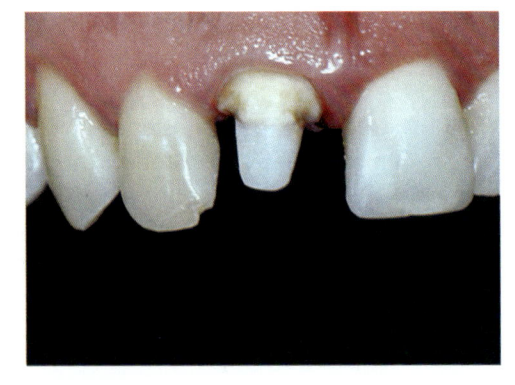

▲ Figura **2.18**
Núcleo de preenchimento de resina composta.

elasticidade muito maior do que o da estrutura dental, sendo considerado elevado o índice de fraturas radiculares com esses materiais.[18] Além disso, quando falha, é passível de ser reparada, o que não ocorre com materiais rígidos, os quais geralmente levam à fratura radicular, condenando o elemento dental à exodontia.[63] Por esses motivos, é indicada a utilização da resina composta em núcleos de preenchimento.

Momento de colocação do pino e tipo de cimento obturador

Quanto ao momento da colocação do pino, alguns autores afirmam que o procedimento deve ser realizado imediatamente ao término da obturação do canal radicular, pois os materiais usados para selamento coronário provisório não inibem, mas apenas diminuem a infiltração bacteriana, situação esta ainda mais agravada após um período de sete dias.[64] Outros,[65] porém, afirmam que essa infiltração não interfere na retenção do pino.

Um segundo aspecto questionado é a compatibilidade entre o cimento e o material obturador. Alguns autores[66-69] afirmam que a utilização de materiais à base de eugenol pode influenciar de forma negativa o processo de adesão, prejudicando a resistência adesiva. Imediatamente após a obturação, existe uma quantidade maior de eugenol livre, passível de remoção. Mas, com o passar dos dias, o eugenol se difunde na dentina tubular, tornando inviável sua remoção.[70]

Para remover os resíduos de eugenol e permitir a adesão do adesivo, pode-se utilizar irrigação com etanol ou condicionamento com ácido fosfórico a 37%.[71]

É sugerido que o material obturador seja livre de eugenol e que o pino seja colocado ao conduto imediatamente ao término da obturação. Nos casos em que a colocação imediata não for possível, é preciso certificar-se de que o material provisório está com boa adaptação.

Conclusão

Bolla e colaboradores,[72] por meio de uma ampla pesquisa realizada nos bancos de dados do Cochrane Central Register of Controlled Trials (CENTRAL) (The Cochrane Library 2005, Issue 3), Medline (de 1966 a setembro de 2005), Scopus (de janeiro de 1985 a dezembro de 2004) e EMBASE (até dezembro de 2004) para avaliar a efetividade dos diferentes tipos de pinos utilizados em dentes endodonticamente tratados, chegaram à conclusão de que não há um tipo de pino considerado ideal e de que a longevidade do tratamento restaurador depende não apenas da escolha do tipo de pino, mas principalmente da quantidade de dentina remanescente.

Referências

1. Sokol DJ. Effective use of current core and post concepts. J Prosthet Dent. 1984 Aug;52(2):231-4.

2. Dietschi D, Duc O, Krejci I, Sadan A. Biomechanical considerations for the restoration of endodontically treated teeth: a systematic review of the literature, Part I. Composition and micro and macrostructure alterations. Quintessence Int. 2007 Oct;38(9):733-43.

3. Dietschi D, Duc O, Krejci I, Sadan A. Biomechanical considerations for the restoration of endodontically treated teeth: a systematic review of the literature, Part II (Evaluation of fatigue behavior, interfaces, and in vivo studies). Quintessence Int. 2008 Feb;39(2):117-29.

4. Rosen H. Operative procedures on mutilated teeth with endodontical treatment. J. Prosth Dent. 1961 Sept;11(5):973-86.

5. Rundquist BD, Versluis A. How does canal taper affect root stresses? Int Endod J. 2006 Mar;39(3):226-37.

6. Pegoraro LF, Valle AL, Araújo CRP, Bonfante G, Conti PCR, Bonachela V. Prótese fixa. Porto Alegre: Artes Médicas; 2000.

7. Scotti R, Ferrari M. Pinos de fibra: considerações teóricas e aplicações clínicas. São Paulo: Artes Médicas; 2003.

8. do Valle AL, Pereira JR, Shiratori FK, Pegoraro LF, Bonfante G. Comparison of the fracture resistance of endodontically-treated teeth restored with prefabricated post and composite resin core with different post lengths. J Appl Oral Sci. 2007 Feb;15(1):29-32.

9. Lui JL. Composite resin reinforcement of flared canals using light-transmitting plastic posts. Quintessence Int. 1994 May;25(5):313-9.

10. Lui JL. A technique to reinforce weakened roots with post canals. Endod Dent Traumatol. 1987 Dec;3(6):310-4.

11. Zogheib LV, Pereira JR, do Valle AL, de Oliveira JA, Pegoraro LF. Fracture resistance of weakened roots restored with composite resin and glass fiber post. Braz Dent J. 2008;19(4):329-33.

12. Grandini S, Sapio S, Simonetti M. Use of anatomic post and core for reconstructing an endodontically treated tooth: a case report. J Adhes Dent. 2003 Fall;5(3):243-7.

13. Corrêa-Faria P, Alcântara CE, Caldas-Diniz MV, Botelho AM, Tavano KT. Biological restoration: root canal and coronal reconstruction. J Esthet Restor Dent. 2010 Jun;22(3):168-77.

14. Pereira JR, de Ornelas F, Conti PC, do Valle AL. Effect of a crown ferrule on the resistance of endodontically treated teeth restored with prefabricated posts. J Prosthet Dent. 2006 Jan;95(1):50-4.

15. Pereira JR, Neto Tde M, Porto Vde C, Pegoraro LF, do Valle AL. Influence of the remaining coronal structure on the resistance of teeth with intraradicular retainer. Braz Dent J. 2005;16(3):197-201.

16. Pereira JR, Valle AL, Shiratori FK, Ghizoni JS, Melo MP. Influence of intraradicular post and crown ferrule on the fracture strength of endodontically treated teeth. Braz Dent J. 2009;20(4):297-302.

17. de Oliveira JA, Pereira JR, Lins do Valle A, Zogheib LV. Fracture resistance of endodontically treated teeth with different heights of crown ferrule restored with prefabricated carbon fiber post and composite resin core by intermittent loading. Oral Surg Oral Med Oral Pathol Oral Radiol Endod. 2008 Nov;106(5):e52-7.

18. Assif D, Oren E, Marshak BL, Aviv I. Photoelastic analysis of stress transfer by endodontically treated teeth to the supporting structure using different restorative techniques. J Prosthet Dent. 1989 May;61(5):535-43.

19. Barkhordar RA, Radke R, Abbasi J. Effect of metal collars on resistance of endodontically treated teeth to root fracture. J Prosthet Dent. 1989 Jun;61(6):676-8.

20. Cathro PR, Chandler NP, Hood JA. Impact resistance of crowned endodontically treated central incisors with internal composite cores. Endod Dent Traumatol. 1996 Jun;12(3):124-8.

21. Fernandes AS, Shetty S, Coutinho I. Factors determining post selection: a literature review. J Prosthet Dent. 2003 Dec;90(6):556-62.

22. Isidor F, Brøndum K, Ravnholt G. The influence of post length and crown ferrule length on the resistance to cyclic loading of bovine teeth with prefabricated titanium posts. Int J Prosthodont. 1999 Jan-Feb;12(1):78-82.

23. Ricketts DN, Tait CM, Higgins AJ. Tooth preparation for post-retained restorations. Br Dent J. 2005 Apr 23;198(8):463-71.

24. Morgano SM, Milot P. Clinical success of cast metal post and cores. J Prosthet Dent. 1993 Jul;70(1):11-6.

25. Assif D, Oren E, Marshak BL, Aviv I. Photoelastic analysis of stress transfer by endodontically treated teeth to the supporting structure using different restorative techniques. J Prosthet Dent. 1989 May;61(5):535-43.

26. Sorensen JA, Engelman MJ. Ferrule design and fracture resistance of endodontically treated teeth. J Prosthet Dent. 1990 May;63(5):529-36.

27. Mannocci F, Bertelli E, Watson TF, Ford TP. Resin-dentin interfaces of endodontically-treated restored teeth. Am J Dent. 2003 Feb;16(1):28-32.

28. Monticelli F, Grandini S, Goracci C, Ferrari M. Clinical behavior of translucent-fiber posts: a 2-year prospective study. Int J Prosthodont. 2003 Nov-Dec;16(6):593-6.

29. Ichim I, Kuzmanovic DV, Love RM. A finite element analysis of ferrule design on restoration resistance and distribution of stress within a root. Int Endod J. 2006 Jun;39(6):443-52.

30. Góes MF. Cimentos resinosos. In: Baratieri LN, Chain MC. Restaurações estéticas com resina composta em dentes posteriores. São Paulo: Artes Médicas; 1998. p.176.

31. Morgano SM. Restoration of pulpless teeth: Application of traditional principles in present and future contexts. J Prosthet Dent. 1996 Apr;75(4):375-80.

32. Musikant BL, Deutsch AS. A new prefabricated post and core system. J Prosthet Dent. 1984 Nov;52(5):631-4.

33. Johnson JK, Schwartz NL, Blackwell RT. Evaluation and restoration of endodontically treated posterior teeth. J Am Dent Assoc. 1976 Sep;93(3):597-605.

34. McLean A. Criteria for the predictably restorable endodontically treated tooth. J Can Dent Assoc. 1998;64(9):652-6.

35. Asmussen E, Peutzfeldt A, Sahafi A. Finite element analysis of stresses in endodontically treated, dowel-restored teeth. J Prosthet Dent. 2005 Oct;94(4):321-9.

36. Goracci C, Sadek FT, Fabianelli A, Tay FR, Ferrari M. Evaluation of the adhesion of fiber posts to intraradicular dentin. Oper Dent. 2005 Sep-Oct;30(5):627-35.

37. Cohen BI, Pagnillo MK, Newman I, Musikant BL, Deutsch AS. Retention of four endodontic posts cements with composite resin. Gen Dent. 2000 May-Jun;48(3):320-4.

38. Stockton LW. Factors affecting retention of post systems: a literature review. J. Prosthet. Dent. v. 81, n. 4, p. 380-385, 1999.

39. Salgueiro MCC efeito da proporção entre pasta base e catalisadora do cimento resinoso e da forma de pinos pré-fabricados na resistência a tração [dissertação]. Piracicaba: Faculdade de Odontologia de Piracicaba, Universidade Estadual de Campinas; 2005.

40. Le Bell AM, Tanner J, Lassila LV, Kangasniemi I, Vallittu P. Bonding of composite resin luting cement to fiber reinforced composite root canal posts. J Adhes Dent. 2004 Winter;6(4):319-25.

41. Torabi K, Fattahi F. Fracture resistance of endodontically treated teeth restores by different FRC posts: an in vitro study. Indian J Dent Res. 2009 Jul-Sep;20(3):282-7.

42. Akkayan B, Gülmez T. Resistance to fracture of endodontically treated teeth restored with different post systems. J Prosthet Dent. 2002 Apr;87(4):431-7.

43. Barjau-Escribano A, Sancho-Bru JL, Forner-Navarro L, Rodríguez-Cervantes PJ, Pérez-Gónzález A, Sánchez-Marín FT. Influence of prefabricated post material on restored teeth: fracture strength and stress distribution. Oper Dent. 2006 Jan-Feb;31(1):47-54.

44. Hayashi M, Takahashi Y, Imazato S, Ebisu S. Fracture resistance of pulpless teeth restored with post-cores and crowns. Dent Mater. 2006 May;22(5):477-85.

45. Pegoretti A, Fambri L, Zappini G, Bianchetti M. Finite element analysis of a glass fibre reinforced composite endodontic post. Biomaterials. 2002 Jul;23(13):2667-82.

46. Santos, AFV. Risco de fratura radicular em pré-molar superior restaurado com pino intra-radicular: análise por elementos finitos [dissertação]. São Paulo: Faculdade de Odontologia de São Paulo, Universidade de São Paulo; 2008.

47. Cohen BI, Condos S, Deutsch AS, Musikant BL. Fracture strength of three different core materials in combination with three different endodontic posts. Int J Prosthodont. 1994 Mar-Apr;7(2):178-82.

48. Brandal JL, Nicholls JI, Harrington GW. A comparison of three restorative techniques for endodontically treated anterior teeth. J. Prosthet. Dent., v.58, p.161-5, 1987.

49. Huysmans MC, Peters MC, Plasschaert AJ, van der Varst PG. Failure characteristics of endodontically treated premolars restored with a post and direct restorative material. Int Endod J. 1992 May;25(3):121-9.

50. Kovarik RE, Breeding LC, Caughman WF. Fatigue life of three core materials under simulated chewing conditions. J Prosthet Dent. 1992 Oct;68(4):584-90.

51. Cohen BI, Condos S, Deutsch AS, Musikant BL. Comparison of the shear bond strength of a titanium composite resin material with dentinal bonding agents versus glass ionomer cements. J Prosthet Dent. 1992 Dec;68(6):904-9.

52. Levartovsky S, Kuyinu E, Georgescu M, Goldstein GR. A comparison of the diametral tensile strength, the flexural strength, and the compressive strength of two new core materials to a silver alloy-reinforced glass-ionomer material. J Prosthet Dent. 1994 Nov;72(5):481-5.

53. Albuquerque RC, Fontana RHBTS, Turbino ML, Fontana UF. Estudo da resistência à fratura de dentes reconstruídos com núcleos de preenchimento. Efeito de materiais e pinos. Rev Odontol UNESP. 1996;25(2): 193-205.

54. Phillips RW. Skinner materiais dentários. 9ª ed. Rio de Janeiro: Guanabara-Koogan; 1993.

55. Baraban DJ. Immediate restoration of pulpless teeth. J Prosthet Dent. 1972 Dec;28(6):607-12.

56. Landwerlen JR, Berry HH. The composite resin post and core. J Prosthet Dent. 1972 Nov;28(5):500-3.

57. Spalten RG. Composite resins to restore mutilated teeth. J Prosthet Dent. 1971 Mar;25(3):323-6.

58. Steele GD. Reinforced composite resin foundations for endodontically treated teeth. J Prosthet Dent. 1973 Nov;30(5):816-9.

59. Brandal JL, Nicholls JI, Harrington GW. A comparison of three restorative techniques for endodontically treated anterior teeth. J Prosthet Dent. 1987 Aug;58(2):161-5.

60. Jagadish S, Yogesh BG. Fracture resistance of teeth with class 2 silver malgam, posterior composite and glass cement restorations. Oper Dent. 1990 Mar-Apr;15(2):42-7.

61. Tjan AH, Dunn JR, Grant BE. Fracture resistance of composite and amalgam cores retained by pins coated with new adhesive resins. J Prosthet Dent. 1992 Jun;67(6):752-60.

62. Tjan AH, Dunn JR, Lee JK. Fracture resistance of amalgam and composite resin cores retained by various intradentinal retentive features. Quintessence Int. 1993 Mar;24(3):211-7.

63. Bex RT, Parker MW, Judkins JT, Pelleu GB Jr. Effect of dentinal bonded resin post-core preparations on resistance to vertical root fracture. J Prosthet Dent. 1992 Jun;67(6):768-72.

64. Galvan RR Jr, West LA, Liewehr FR, Pashley DH. Coronal microleakage of five materials used to create an intracoronal seal in endodontically treated teeth. J Endod. 2002 Feb;28(2):59-61.

65. Boone KJ, Murchison DF, Schindler WG, Walker WA 3rd. Post retention: the effect of sequence of post-space preparation, cementation time, and different sealers. J Endod. 2001 Dec;27(12):768-71.

66. Cohen BI, Volovich Y, Musikant BL, Deutsch AS. The effects of eugenol and epoxy-resin on the strength of a hybrid composite resin. J Endod. 2002 Feb;28(2):79-82.

67. Hansen EK, Asmussen E. Influence of temporary filing materials on effect of dentin-bonding agents. Scand J Dent Res. 1987 Dec;95(6):516-20.

68. Paul SJ, Schärer P. Effect of provisional cements on the bond strength of various adhesive bonding systems on dentine. J Oral Rehabil. 1997 Jan;24(1):8-14.

69. Tjan AH, Nemetz H. Effect of eugenol-containing endodontic sealer on retention of prefabricated posts luted with an adhesive composite resin cement. Quintessence Int. 1992 Dec;23(12):839-44.

70. Hagge MS, Wong RD, Lindemuth JS. Effect of three root canal sealers on the retentive strengh of endodontic posts luted with resin cement. Int Endod J. 2002 Apr;35(4):372-8.

71. Robbins JW. Restoration of the endodontically treated tooth. Dent Clin North Am. 2002 Apr;46(2):367-84.

72. Bolla M, Muller-Bolla M, Borg C, Lupi-Pegurier L, Laplanche O, Leforestier E. Root canal posts for the restoration of root filled teeth. Cochrane Database Syst Rev. 2007 Jan 24;(1):CD004623.

3

Núcleos metálicos fundidos

Jefferson Ricardo Pereira
Murilo Pereira de Melo
Henrique Hollweg
Eduardo A. Ayub
Estevam A. Bonfante
Osvaldo Bazzan Kaizer
Ana Maria Antonelli da Veiga
Accácio Lins do Valle
Hugo Alberto Vidotti
Karen Ayub

Introdução

Os núcleos metálicos fundidos têm sido utilizados há mais de 50 anos para a reconstrução protética de dentes tratados endodonticamente e com grande perda de estrutura coronária, e apresentam como vantagem a grande quantidade de estudos clínicos longitudinais que comprovam sua eficácia. São constituídos por uma porção metálica intrarradicular adaptada ao conduto previamente preparado, responsável pela retenção, unida a uma porção coronária metálica que tem como função reproduzir o preparo coronário do dente em questão. A precisa adaptação da porção intrarradicular ao interior do conduto garante uma retenção eficiente após sua cimentação. A coroa é cimentada sobre a porção coronária do núcleo. Os núcleos metálicos fundidos podem ser confeccionados em metais nobres, não nobres ou seminobres, a partir de padrões de resina acrílica feitos diretamente na boca do paciente ou indiretamente, quando confeccionados sob modelos de gesso obtidos por meio da moldagem dos condutos radiculares.[1]

A tendência atual é utilizar núcleos metálicos fundidos apenas quando realmente necessários, ou seja, quando a quantidade de remanescente dentário coronal após o preparo for inferior a 2 mm, já que o preparo do conduto para receber o retentor intrarradicular não é tão conservador quanto aquele feito para núcleo pré-fabricado, podendo fragilizar ainda mais o dente envolvido pela remoção de estrutura dentária sadia.

Alguns trabalhos de avaliação clínica longitudinal relatam altos índices de falhas irreparáveis quando se utilizam núcleos metálicos fundidos.[2,3] Outros autores chamam a atenção para o fato de que a forma cônica de um núcleo metálico fundido, por si só, não permite adequada retenção, e ainda pode causar uma sobrecarga em determinados pontos radiculares, devido ao efeito de cunha, levando a fraturas radiculares.[4-6] Desde os anos 2000, diversas pesquisas têm demonstrado que o módulo de elasticidade maior dos núcleos metálicos fundidos em relação ao da dentina provoca tensões excessivas não uniformes concentradas na raiz, e faz com que aumente a possibilidade de ocorrer fratura catastrófica da estrutura remanescente radicular.[7-9] Quanto mais alto o módulo de elasticidade do pino, mais força é transmitida para a dentina. Assim, o pino ideal deveria possuir módulo de elasticidade próximo ao da dentina.[10] Outro fator a ser considerado é a dificuldade de sua remoção no caso de haver a necessidade de retratamento endodôntico.[7]

Uma desvantagem adicional dos núcleos metálicos fundidos são o maior tempo e custo para sua confecção, por envolver procedimentos laboratoriais. Além disso, há necessidade de temporização e, com isso, elevação do risco de contaminação do canal radicular.

Confecção de núcleos metálicos fundidos I

Na confecção de núcleos metálicos fundidos temos de levar em consideração alguns fatores que afetam sua retenção, tais como: o comprimento, a conicidade, o diâmetro e a configuração da superfície.

Comprimento

Para os núcleos metálicos fundidos, quanto maior seu comprimento, maior será sua retenção.[11] Porém, como visto no capítulo anterior, deve-se preservar no mínimo de 3 a 5 mm de guta-percha da obturação do conduto para manter um selamento apical adequado. Idealmente, o comprimento do pino deve ser correspondente a dois terços do comprimento da raiz ou correspondente à metade do comprimento da raiz.[10-12]

Para dentes que perderam suporte ósseo, o pino deve ter o comprimento equivalente à metade do suporte ósseo da raiz do dente envolvido.

Esse comprimento deve ser observado não apenas para aumentar a retenção do pino, como também para evitar tensão e concentração de estresse ao nível do ápice do pino e, consequentemente, fraturas, que geralmente são catastróficas **(Figs. 3.1 e 3.2)**.[13]

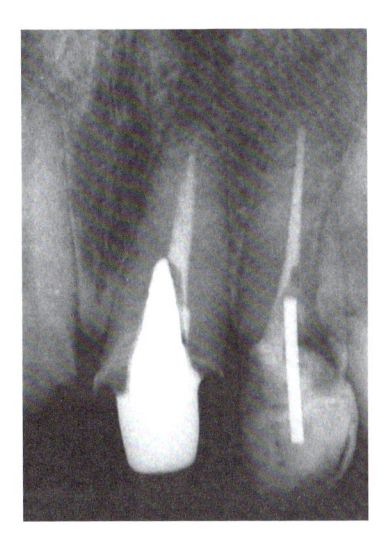

▲ Figura **3.1**
Pino curto com risco de fratura radicular.

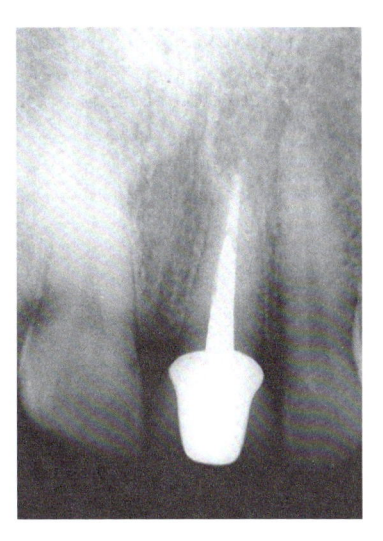

▲ Figura **3.2**
Núcleo metálico fundido com comprimento ideal de dois terços do remanescente dentário.

Sorensen e Martinoff,[14] em 1984, pesquisaram a relação entre o desenho, a configuração de superfície e o comprimento dos pinos em relação à taxa de sucesso clínico. Os pinos de comprimento igual ou maior que os da coroa tiveram uma taxa de sucesso de mais de 97%.

Conicidade

A conicidade dos núcleos metálicos fundidos gera um efeito de cunha na raiz e, com isso, cria estresse nas paredes laterais, aumentando o risco de fratura do dente envolvido.[13,15] Ainda, Sorensen e Martinoff,[14] em 1984, constataram que núcleos metálicos fundidos cônicos exibiram taxa de sucesso de 87,3%, inferior à de dentes sem retentor intrarradicular, que foi de 89,9%. Para minimizar esse risco, deve-se evitar a utilização de pinos muito cônicos.[13,15]

Diâmetro

Quanto maior o diâmetro do pino, maiores serão a sua retenção ao canal e a sua resistência, porém, desgastes excessivos na raiz, a fim de obter um pino de maior calibre, enfraquecem a raiz, tornando-a mais suscetível a fraturas. O ideal é que o pino tenha cerca de um terço do diâmetro da raiz (sentido M-D).[12] Pinos muito finos devem ser evitados pelo fato de sofrerem distorções/deformações e fraturas dentro do canal.[11]

Quanto menor a quantidade de tecido radicular remanescente, maior é o risco de ocorrer fratura do remanescente dentário, independentemente do tipo de pino escolhido. Assim, é importante manter pelo menos 1 mm de estrutura dentária da parede radicular em torno do pino **(Fig. 3.3)**.

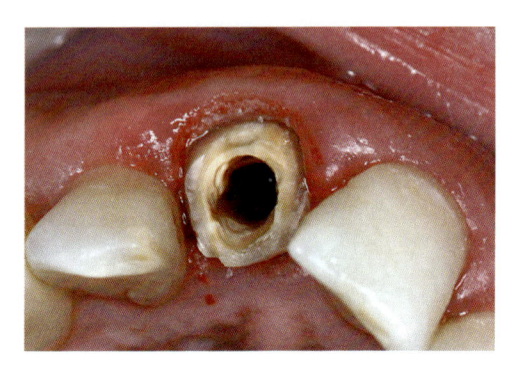

◄ Figura **3.3**
Dente com paredes laterais enfraquecidas por desgaste exagerado do remanescente dentário radicular.

Na falta de estrutura dentária coronal suficiente, as forças que incidem sobre o núcleo são direcionadas no sentido oblíquo, tornando a raiz mais suscetível à fratura. Nesses casos, deve-se preparar uma caixa no interior da raiz com aproximadamente 2 mm de profundidade, de modo a criar uma base de sustentação para o núcleo e, assim, direcionar as forças predominantemente no sentido vertical, diminuindo as tensões nas paredes laterais da raiz. Essas caixas, que devem ser confeccionadas no sentido vestíbulo-lingual, atuam ainda como um dispositivo antirrotacional **(Figs. 3.4 a 3.6)**.[13]

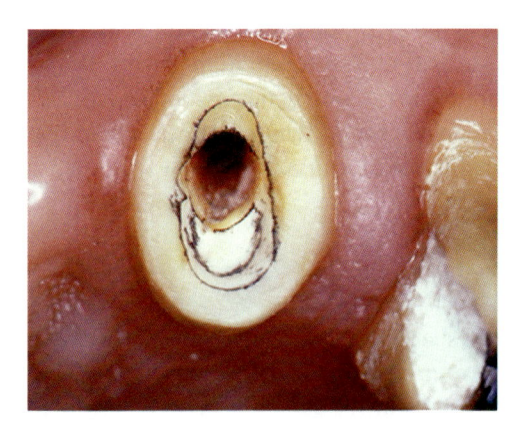

◄ Figura **3.4**
Caixa no interior da raiz com aproximadamente 2 mm de profundidade, com o objetivo de direcionamento de forças e prevenção contra eventual rotação do pino.
(Fotos gentilmente cedidas pelo professor Henrique Hollweg.)

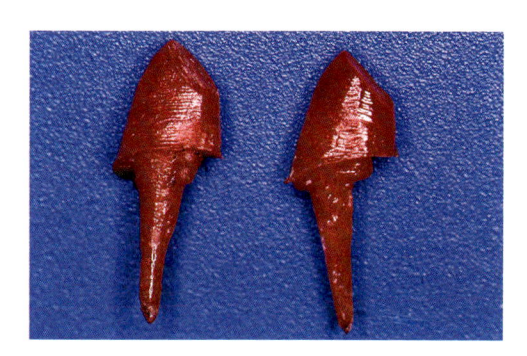

◄ **Figura 3.5**
Padrões de resina acrílica reproduzindo as caixas antirrotacionais.

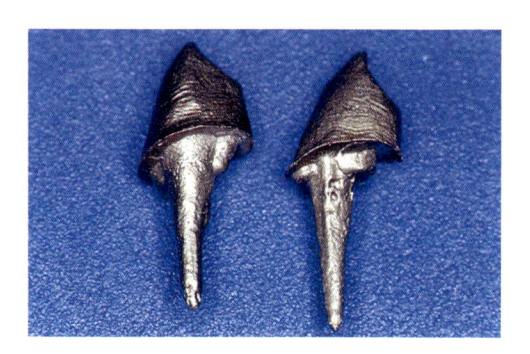

◄ **Figura 3.6**
Núcleos metálicos fundidos reproduzindo as caixas antirrotacionais.

Configuração da superfície

Em relação à configuração da superfície, a retenção será maior quando esta for tornada rugosa ou irregular por meio de jatos de óxido de alumínio ou brocas.[12] Essas rugosidades ou irregularidades permitem que o cimento tenha maior adesão ao pino, tornando-o mais retentivo.

Cuidado deve ser tomado ao utilizar brocas para criar irregularidades, uma vez que desgastes acentuados podem enfraquecer o pino. O uso da broca restringe-se à eliminação da lisura do pino, o que visa aumentar a adesão do cimento a ele.

Com qual liga deve-se fazer a fundição?

A liga metálica a ser usada na fundição deve apresentar resistência suficiente para não se deformar durante a ação das funções mastigatórias. Preferencialmente, deve ser utilizada uma liga nobre, por exemplo, o ouro. Se por motivos financeiros não for possível, deve-se usar uma liga de cobre-alumínio, evitando sempre as ligas de níquel-cromo ou cromo-cobalto, por se tratarem de ligas que apresentam altos valores de dureza.

Confecção de núcleos metálicos fundidos II

Os núcleos metálicos fundidos podem ser confeccionados diretamente em boca, ou de maneira indireta, por meio de modelos de gesso. Podem ser bipartidos, no caso de dentes com canais radiculares divergentes, e ainda, no caso de deslocamento de pino já com a coroa definitiva instalada, feitos pela moldagem do interior dessa coroa. São utilizados para dentes anteriores ou posteriores, uni ou multirradiculares. Abaixo essas técnicas serão descritas de maneira detalhada, uma a uma.

Sempre que for planejada a restauração de um dente e houver a necessidade de instalar um núcleo para auxiliar na retenção da restauração, é preciso considerar:

a O remanescente dentário, o comprimento da raiz e o periodonto de suporte.
b A direção e o diâmetro dos condutos para ancorar o núcleo fundido.
c A coroa protética, que deve estar corretamente adaptada a um preparo com adequado ajuste marginal, e a transmissão de forças oclusais perpendiculares ao longo eixo do dente.
d O comprimento do núcleo, que deve ser igual a dois terços do conduto, ou no mínimo equivalente ao comprimento da coroa, sempre preservando de 3 a 5 mm da obturação para o selamento apical, controle este realizado por meio de radiografias.
e A qualidade do tratamento endodôntico, assim como a ausência de patologias.

Para confecção de núcleos metálicos fundidos, devem ser seguidos três passos principais:

1 Preparo do conduto.
2 Obtenção de um padrão de acrílico.
3 Prova e cimentação do núcleo metálico fundido.

Os passos 1 e 3 são comuns a todos os dentes.

O passo 2 pode ser feito utilizando-se a técnica ou método direto ou a técnica ou método indireto. Ambas serão descritas detalhadamente nos tópicos subsequentes. Porém, independentemente da técnica a ser utilizada, o objetivo é obter um molde, chamado padrão de acrílico, do interior do conduto para futura fundição e cimentação. O padrão de acrílico deve copiar o interior do conduto e ter a forma do preparo do dente, com todos os requisitos mecânicos para retenção da coroa protética.

O padrão de acrílico pode ser feito tanto para dentes unirradiculares, quanto para multirradiculares. Pode constituir-se de uma peça única, feita para dentes unirradiculares ou multirradiculares, ou de uma peça dividida (também chamada núcleo bipartido), para dentes multirradiculares com canais divergentes.

No método direto, o conduto é moldado e a parte coronária é esculpida diretamente na boca. Já no método indireto, é realizada a moldagem dos condutos e da porção coronária remanescente com elastômero, obtendo-se um modelo sobre o qual se esculpe em laboratório; esse método é indicado quando há vários dentes a moldar ou dentes com raízes divergentes.

O padrão de acrílico é feito de resina acrílica de rápida polimerização, por proporcionar mais facilidade de manipulação sem se deformar e ser mais rígida, permitindo a escultura com brocas e reembasamentos, além de evaporar-se no interior do anel, durante a fundição, sem deixar resíduos.

Utilizando a técnica direta em dentes unirradiculares

É importante que, ao longo dos diversos passos que constituem o preparo do conduto e os procedimentos subsequentes selecionados a seguir para confecção do núcleo, sejam respeitados os princípios de assepsia e antissepsia aplicados durante o tratamento endodôntico, evitando a contaminação do conduto.

▶ Caso 1
Confecção de núcleo metálico fundido unirradicular em manequim

▶ Passo 1: preparo do conduto

Remove-se o restaurador provisório para se ter acesso à embocadura do conduto. Eliminam-se as retenções na câmara pulpar com uma broca de alta rotação número 2215 ou 2136 **(Figs. 3.7 e 3.8)**.

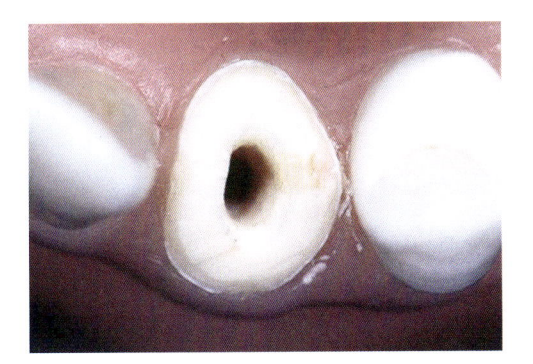

◀ Figura **3.7**
Remanescente radicular a ser restaurado com um núcleo metálico fundido.
(Caso gentilmente cedido pelo professor Henrique Hollweg.)

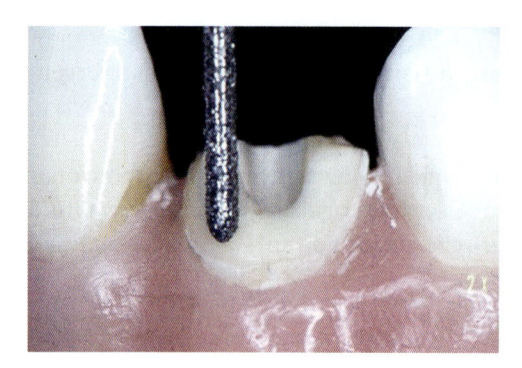

◄ **Figura 3.8**
Preparo do remanescente radicular.

Sempre que possível, deve-se manter um remanescente dentário coronal (férula) com espessura de pelo menos 1 mm para diminuir o risco de fratura do remanescente radicular.[12] Para aqueles dentes que não apresentam estrutura coronária suficiente, Pegoraro e colaboradores[12] sugerem, como já descrito, que nesse momento seja feita no interior da raiz uma caixa ou sulco de cerca de 2 mm de profundidade e 1 mm de diâmetro, direcionando as forças predominantemente no sentido vertical e diminuindo as tensões nas paredes laterais da raiz. Em raízes já fragilizadas (condutos alargados) deve-se evitar esse tipo de preparo.

Finalizado o preparo do remanescente coronário, faz-se a medida do comprimento ideal do pino (dois terços do remanescente dentário) numa nova radiografia periapical tirada com posicionador radiográfico e inicia-se a remoção da guta-percha do interior do conduto, com pontas Rhein aquecidas, até o comprimento pretendido. Às vezes, pelo fato de o diâmetro do conduto não ser largo o suficiente para se atingir o comprimento desejado somente com a utilização dessas pontas, passa-se a usar brocas tipo Gates ou Largo **(Figs. 3.9 e 3.10)**, que são brocas sem ponta ativa, as quais seguem apenas através da guta-percha, evitando o desvio do caminho do conduto e possível perfuração lateral. Cuidado deve ser tomado com as brocas tipo Gates, para que não sejam criadas retenções dentro do conduto radicular devido a sua forma ogival, como será visto ainda neste capítulo.

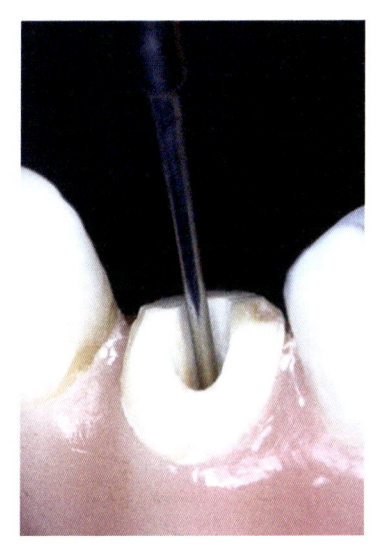

▲ Figura **3.9**
Remoção da guta-percha com pontas Rhein.

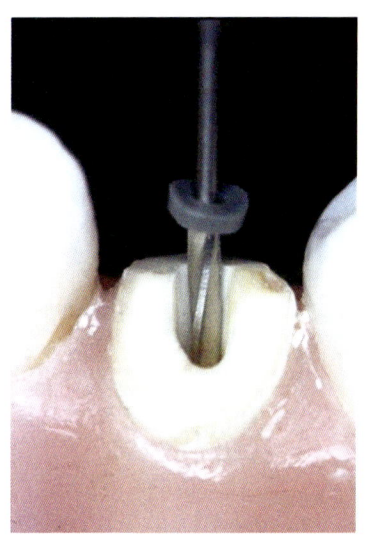

▲ Figura **3.10**
Remoção da guta-percha com brocas tipo Largo.

A guta-percha deve ser removida até deixar no interior do conduto uma quantidade mínima de 3 a 5 mm apicalmente.[16,17]

Com base na radiografia prévia do dente, escolhe-se a broca mais compatível com o diâmetro do conduto. Com um cursor colocado na broca, determina-se, também por meio dessa radiografia, o comprimento do pino **(Fig. 3.11)**.

Em baixa rotação, remove-se cautelosamente o material obturador. Após alcançar o comprimento desejado, faz-se uma nova radiografia para verificar se realmente foi atingido o comprimento inicialmente planejado.

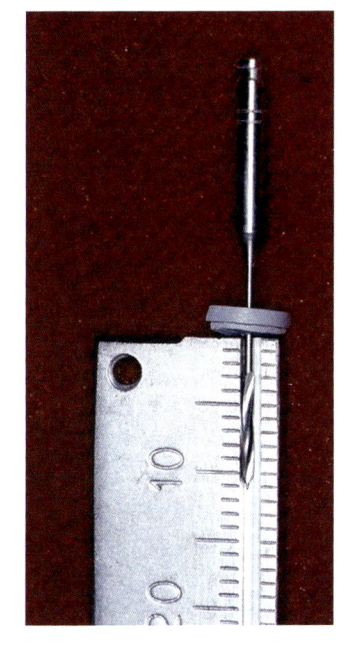

◄ Figura **3.11**
Medida do comprimento do pino.

▶ Passo 2: confecção do padrão de acrílico

Para a confecção do núcleo, prepara-se um bastão de resina acrílica de maneira que ele atinja todo o comprimento do conduto preparado e ainda haja um espaço entre o bastão e as paredes do conduto, para facilitar a modelagem do conduto com resina acrílica **(Figs. 3.12 e 3.13)**. Esse bastão é encontrado também já pronto, pré-fabricado (Pinjet®, Angelus).

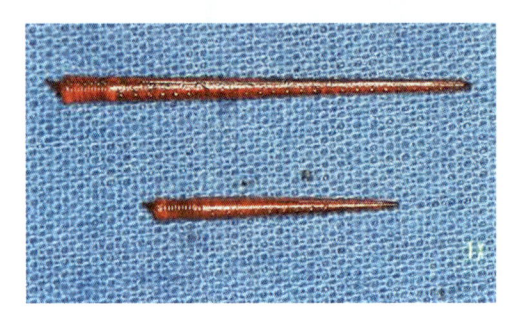

◀ Figura **3.12**
Bastões de resina acrílica pré-fabricados (Pinjet®).

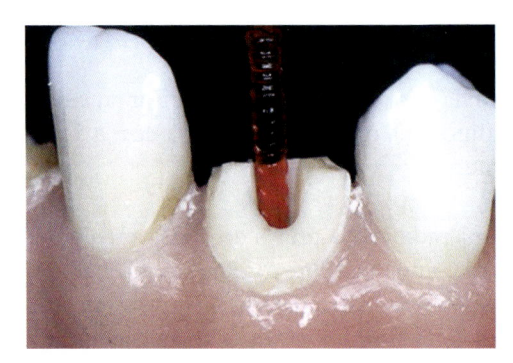

◀ Figura **3.13**
Pinjet® no interior do conduto.

Antes da colocação da resina acrílica no conduto, deve-se lubrificá-lo bem para evitar a aderência do material nas paredes axiais. Com a técnica do pincel, conduz-se a resina acrílica até a embocadura do canal radicular e, com uma broca Lentulo, leva-se o material por todo o comprimento do conduto. O bastão de resina acrílica é então molhado em monômero e introduzido no interior do canal. Enquanto a resina acrílica vai polimerizando, deve-se fazer um movimento de remoção e inserção do pino diversas vezes (a amplitude do movimento deve ser de no máximo 1 mm), para evitar que o pino fique preso em qualquer retenção existente no interior do conduto. Após ocorrida a polimerização da resina acrílica, verifica-se se o canal foi bem modelado. Caso seja detectada alguma imperfeição, com a técnica do pincel leva-se uma pequena quantidade de resina acrílica no pino, inserindo-a novamente no conduto. Espera-se novamente o tempo de presa da resina e verifica-se se ficou bem modelado **(Figs. 3.14 a 3.20)**.

Retentores intrarradiculares ◄ 53

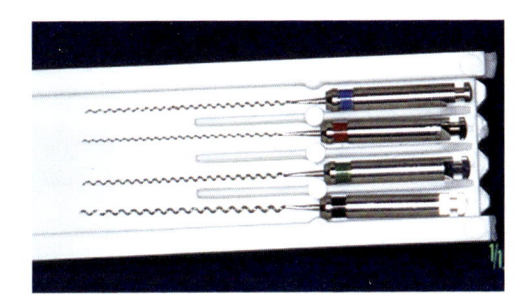

◄ **Figura 3.14**
Brocas Lentulo

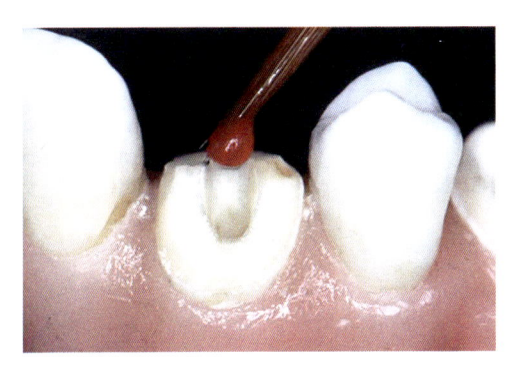

◄ **Figura 3.15**
Inserção da resina acrílica no interior do conduto.

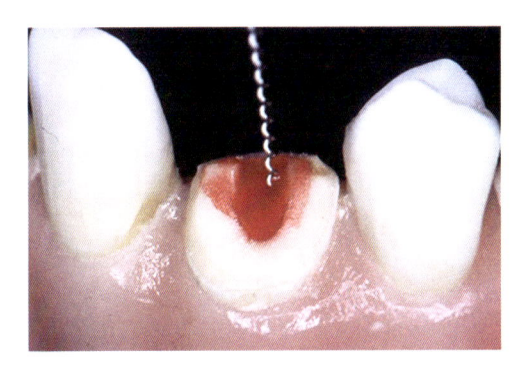

◄ **Figura 3.16**
Inserção da resina acrílica no interior do conduto com broca Lentulo.

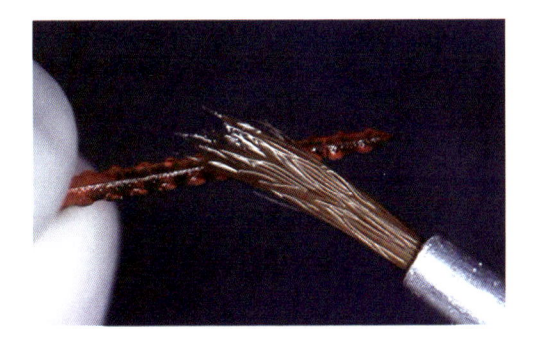

◄ **Figura 3.17**
Pinjet® umedecido com monômero.

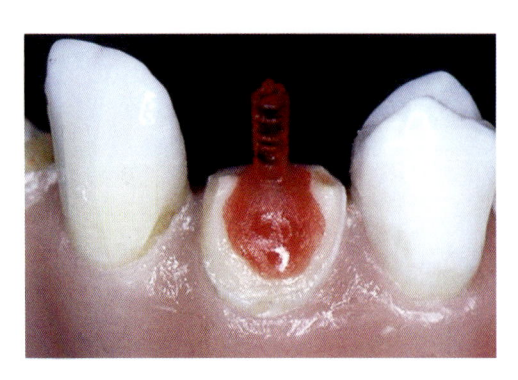

◀ **Figura 3.18**
Pinjet® inserido dentro do canal radicular.

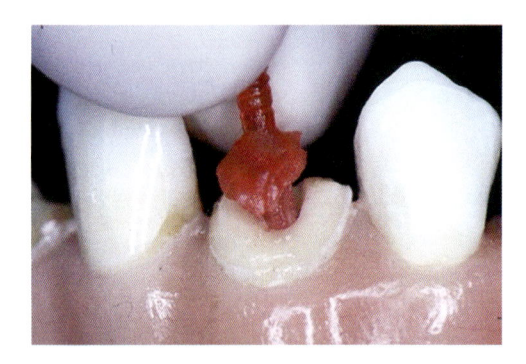

◀ **Figura 3.19**
Remoção de aproximadamente 1 mm do conjunto de dentro do conduto, para que o pino não fique preso caso haja alguma retenção.

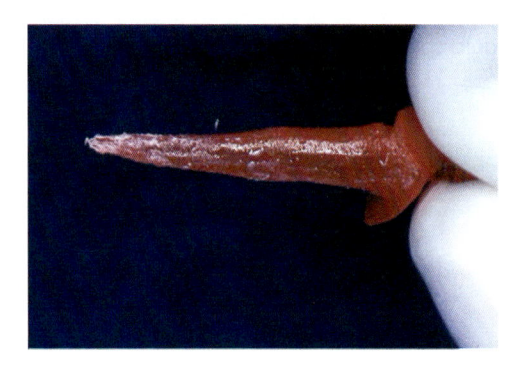

◀ **Figura 3.20**
Modelagem do conduto radicular.

O bastão de resina acrílica é cortado no nível incisal ou oclusal para que seja confeccionada a porção coronária do pino. Com o pincel, vai-se levando resina acrílica no bastão até atingir a forma do dente que está sendo preparado em miniatura. A porção coronária do núcleo deve ser idêntica a um dente preparado para receber uma prótese fixa **(Figs. 3.21 a 3.23)**.

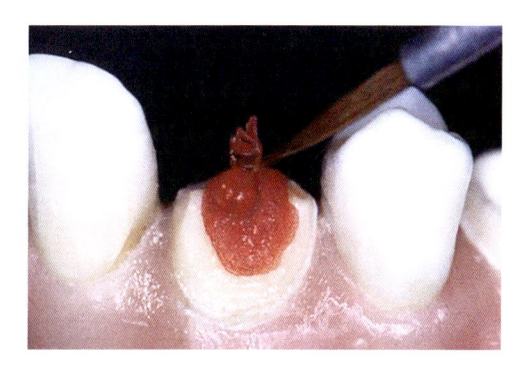

◄ **Figura 3.21**
Pinjet® cortado e posterior acréscimo de resina para confecção da parte coronária.

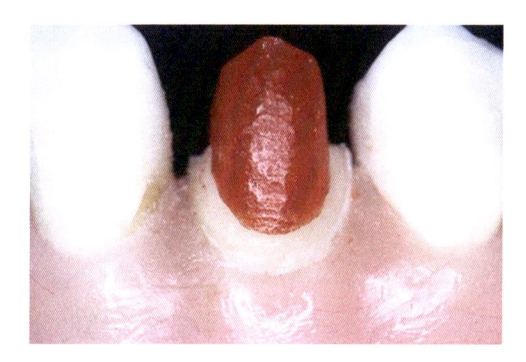

◄ **Figura 3.22**
Vista vestibular da parte coronária.

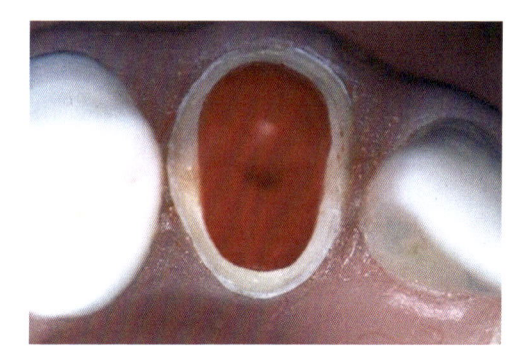

◄ **Figura 3.23**
Vista incisal da parte coronária. É importante observar que o término cervical deve estar totalmente visível nessa etapa.

Com uma fresa, deve-se remover os excessos de resina acrílica e dar a forma correta ao dente que está sendo preparado **(Figs. 3.24 a 3.26)**.

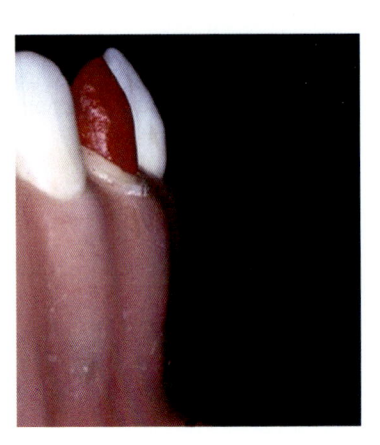

◄ **Figura 3.24**
Vista lateral da parte coronária finalizada.

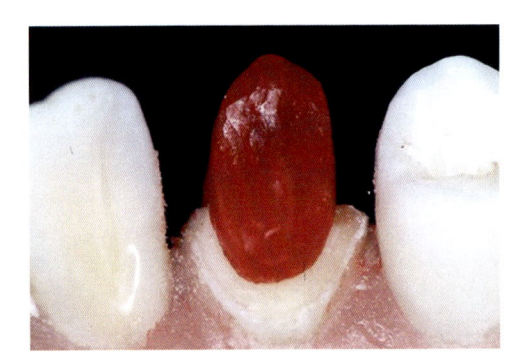

◄ **Figura 3.25**
Vista lingual da parte coronária finalizada.

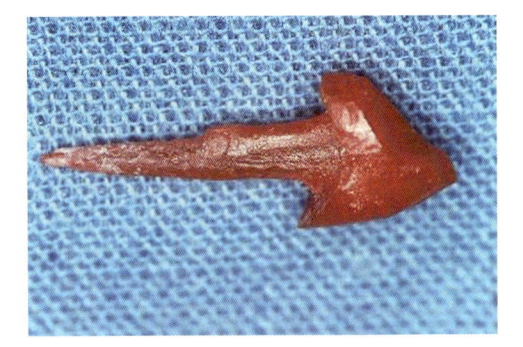

◄ **Figura 3.26**
Padrão de resina acrílica finalizado, pronto para ser enviado para fundição.

▶ **Caso 2**
Confecção de núcleo metálico fundido unirradicular em dentes anteriores

▶ **Passo 1: preparo do conduto**

Inicialmente deve ser feito exame radiográfico para observar o remanescente coronário, a qualidade do tratamento endodôntico, o comprimento e forma da raiz e a inclinação mésio-distal **(Fig. 3.27)**.

Em seguida, deve-se realizar o preparo da estrutura coronária remanescente, regularizando a estrutura dentária e removendo tecidos cariados ou amolecidos, preservando o máximo de estrutura remanescente sadia, o que ajuda a diminuir a concentração de tensão e de forças na margem gengival e a prevenir fraturas **(Figs. 3.28 a 3.30)**.

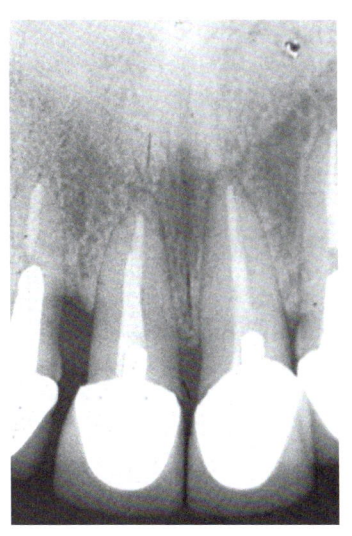

▲ Figura **3.27**
Radiografia periapical dos dentes 11 e 21: retentor de prótese fixa, com tratamento endodôntico adequado sem presença de periapicopatias.

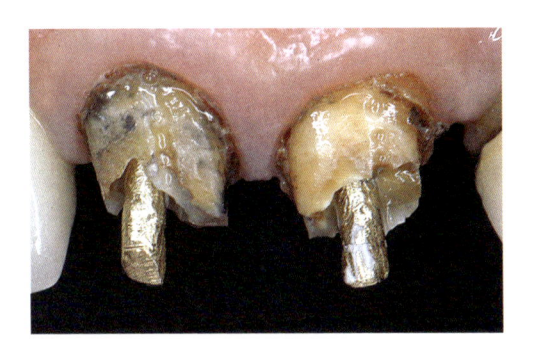

◀ Figura **3.28**
Dentes logo após a remoção da coroa protética insatisfatória.

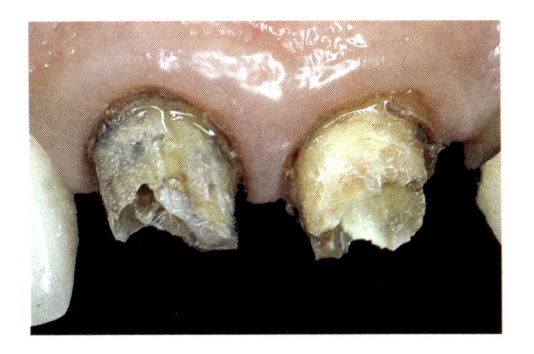

◀ Figura **3.29**
Remoção dos núcleos insatisfatórios.

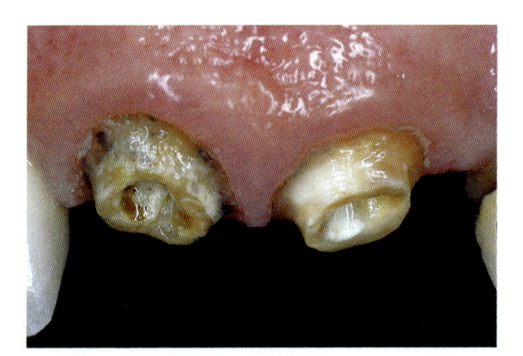

◄ Figura **3.30**
Preparo da estrutura coronária, preservando o máximo de estrutura dental sadia.

Após o preparo da estrutura coronária, é feito o preparo do conduto propriamente dito. Antes de iniciá-lo, deve-se tirar uma nova radiografia periapical para estabelecer o comprimento do núcleo (dois terços da raiz) **(Fig. 3.31)**.

A desobturação do conduto deve ser realizada com pontas Rhein aquecidas, de calibre menor ou ligeiramente mais estreito, aumentando gradualmente com diâmetros escalonados, até que o orifício obtido seja compatível com a morfologia e o diâmetro que apresenta o conduto, obtendo-se, dessa maneira, a melhor forma de resistência, até atingir o comprimento preestabelecido. Quando não for possível remover todo o material com esses instrumentos, então utilizam-se brocas de Gates ou Largo, de diâmetro apropriado ao conduto, com guia de penetração. O alargamento do conduto radicular tem de coincidir com sua anatomia e não deve exceder mais de um ou dois tamanhos da lima utilizada para o tratamento endodôntico; seu diâmetro deve ser suficiente para permitir a retenção e resistência do núcleo **(Figs. 3.32 a 3.35)**.

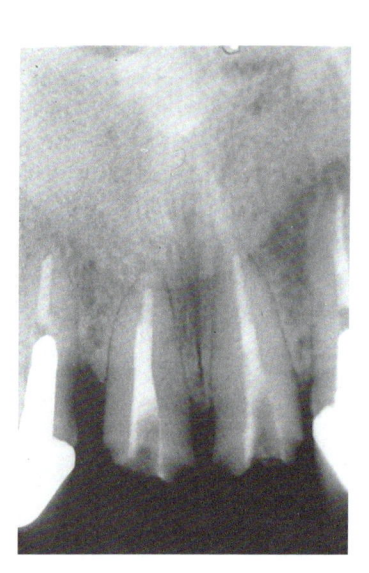

▲ Figura **3.31**
Nova radiografia periapical para estabelecer o comprimento do núcleo.

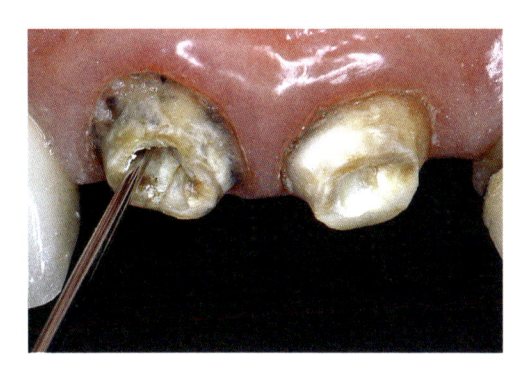

Retentores intrarradiculares ◄ 59

◄ **Figura 3.32**
Remoção do material obturador com pontas Rhein aquecidas.

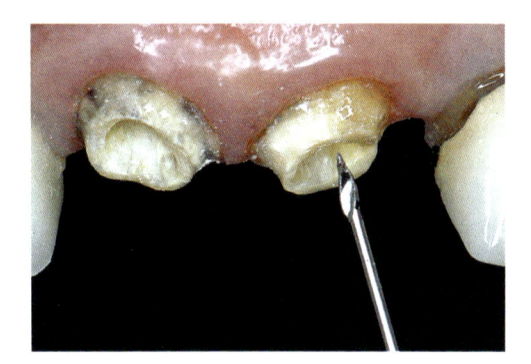

◄ **Figura 3.33**
Brocas de Gates de diâmetro inferior ao do conduto são utilizadas na extensão determinada para o comprimento do núcleo (deve-se ter cuidado com a criação de retenções intrarradiculares após a utilização das brocas de Gates).

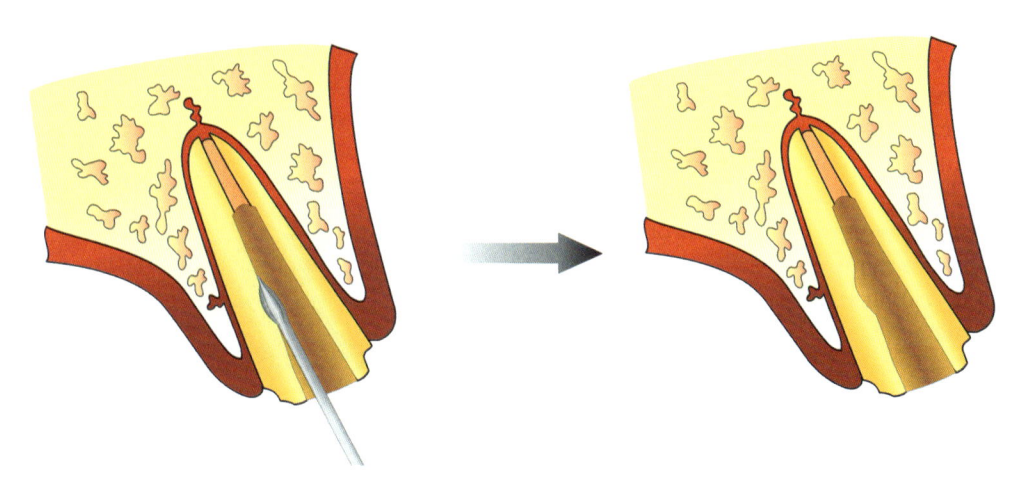

▲ **Figura 3.34**
Esquema mostrando possível criação de retenções no interior do conduto quando utilizada a broca de Gates.

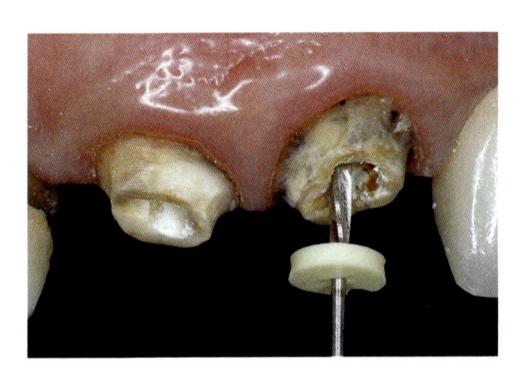

◄ **Figura 3.35**
Utilização de brocas de Largo para ligeiro alargamento do conduto.

É importante considerar que, durante o preparo dos condutos radiculares, alguns estreitam-se gradualmente desde a união do esmalte com o cemento, enquanto outros estreitam-se consideravelmente no terço apical.

Quando o conduto exibir retenções acentuadas no interior, a remoção da dentina necessária – para permitir o correto paralelismo das paredes do conduto – irá enfraquecer a raiz. Por isso, aconselha-se o preenchimento da área com cimento ionomérico.

O aspecto do preparo intrarradicular deve ser oval em vez de circular, a fim de evitar rotação do núcleo no interior do conduto, assegurando, dessa forma, máxima estabilidade. Deve-se sempre evitar o sobrealargamento e consequente enfraquecimento da estrutura dentária. Caso esteja circular, é preciso confeccionar a caixa oclusal como comentado anteriormente.

Nesta fase, deve-se tirar uma radiografia para conferir o remanescente da obturação do conduto, que não deve ser menor que 3 mm, para garantir um selamento efetivo da área **(Fig. 3.36)**.

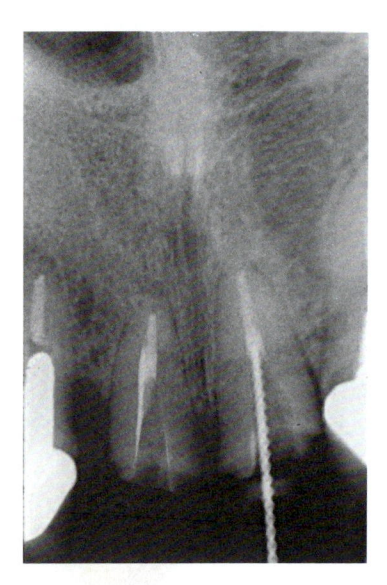

▲ **Figura 3.36**
Radiografia periapical, demonstrando o preparo e a preservação de um selamento apical adequado.

Retentores intrarradiculares ◄ 61

▶ **Passo 2: obtenção do padrão de acrílico**

Uma vez preparado o conduto, seleciona-se um bastão de acrílico, pré-fabricado, de dimensões ligeiramente menores que o diâmetro do conduto. Outra possibilidade é confeccionar um bastão com resina acrílica **(Figs. 3.37 a 3.39)**.

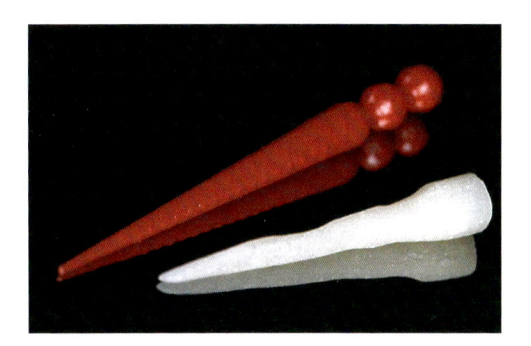

◄ Figura **3.37**
Pino pré-fabricado (Pinjet®) para moldagem de núcleos intrarradiculares e bastão confeccionado em resina acrílica.

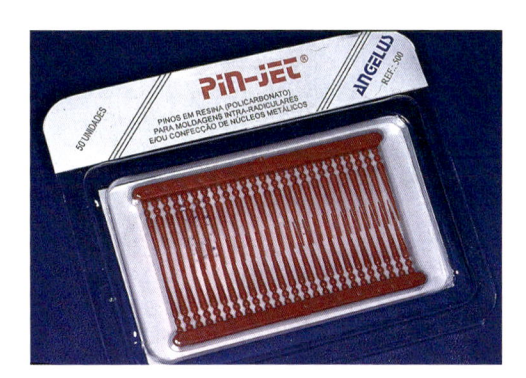

◄ Figura **3.38**
Kit de pinos pré-fabricados para confecção dos padrões de resina acrílica (Pinjet®).

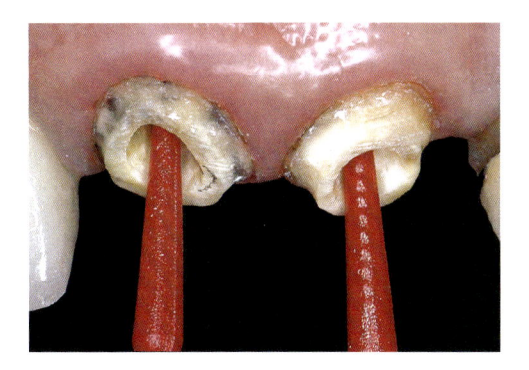

◄ Figura **3.39**
Prova do Pinjet® no interior do conduto.

Prepara-se a resina acrílica ativada quimicamente (RAAQ), DuraLay (Reliance Dental MFG Corp., EUA), que é levada ao conduto com auxílio de uma broca Lentulo. Imediatamente a resina acrílica é adaptada ao redor do pino selecionado, o qual é levado ao interior do conduto previamente lubrificado com vaselina, para sua modelagem **(Figs. 3.40 a 3.42)**.

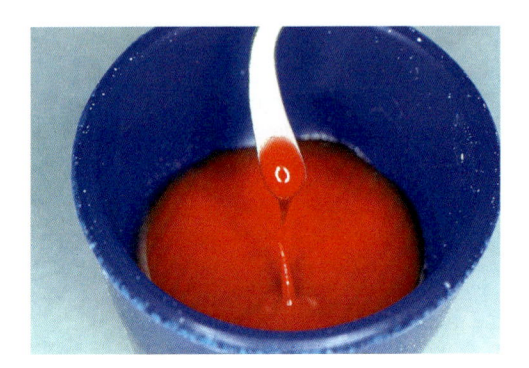

◀ Figura **3.40**
Preparo da RAAQ DuraLay.

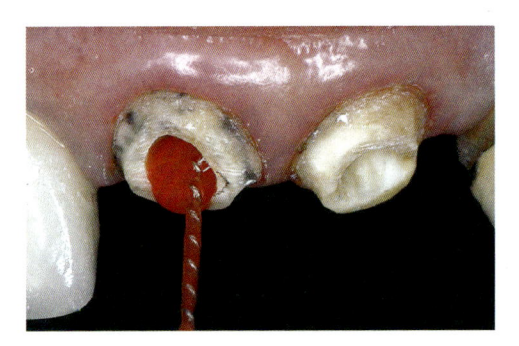

◀ Figura **3.41**
A resina acrílica é levada pelo conduto, previamente lubrificado, com auxílio de uma broca Lentulo.

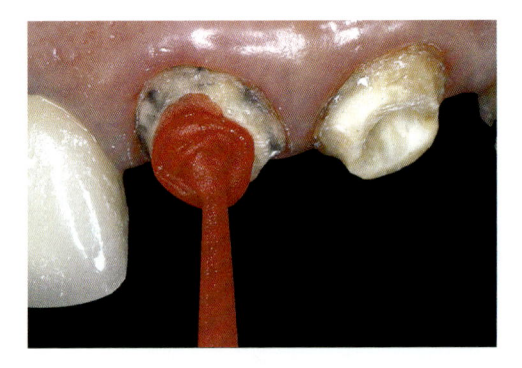

◀ Figura **3.42**
O pino de acrílico é envolvido pela resina acrílica e adaptado ao canal radicular.

Durante a polimerização da resina, o pino de acrílico deve ser várias vezes removido (aproximadamente 1 mm) do conduto e novamente introduzido, para evitar que o núcleo fique preso em retenções deixadas no decorrer do preparo.

Após a polimerização da resina, retira-se o pino, observando se existem interferências ou zonas retentivas que possam impedir sua livre passagem. Caso haja, discos de papel (Sof-Lex, 3M) devem ser utilizados para removê-las. Se o padrão apresentar bolhas ou imperfeições na cópia, a correção é feita adicionando pequenas quantidades de resina ou cera e assentando o pino no interior do conduto. Com movimentos repetidos, reposiciona-se, introduzindo e removendo o padrão obtido, até que se tenha uma cópia fiel do conduto. É provável que, nesses casos, o padrão de acrílico penetre com muito atrito no interior do conduto radicular preparado, sendo necessário o uso de discos de papel de granulação fina (Sof-Lex, 3M) ou borrachas abrasivas que permitam minimizar o atrito, pois, uma vez realizada a fundição do núcleo metálico, se não houver esse alívio, podem ocorrer possíveis tensões contra as paredes do conduto, o que por vezes resulta em trincas ou fraturas.

Empregando a técnica do pincel, modela-se a porção coronária do núcleo, de forma incremental, para dar forma a ele. É conveniente um volume maior de resina, já que o passo seguinte consiste em desgastar os excessos, obtendo as proporções e os espaços necessários para o tipo de restauração planejada previamente **(Figs. 3.43 a 3.46)**.

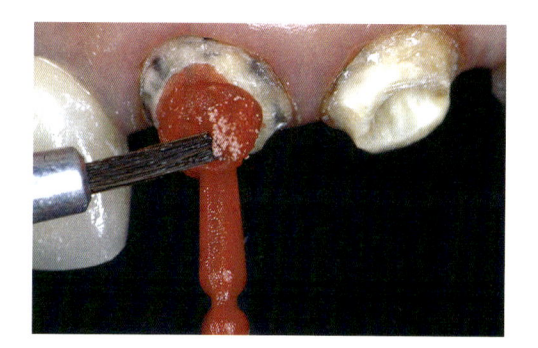

◀ Figura **3.43**
Incremento de resina na porção coronária do padrão de acrílico.

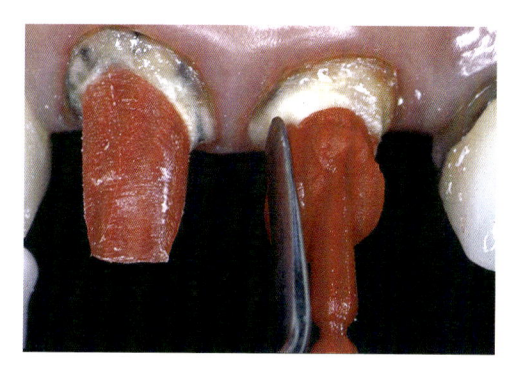

◀ Figura **3.44**
Modelagem com espátula para obter a forma de uma coroa com dimensões menores. Este passo deve ser realizado com incrementos maiores de resina para permitir o preparo.

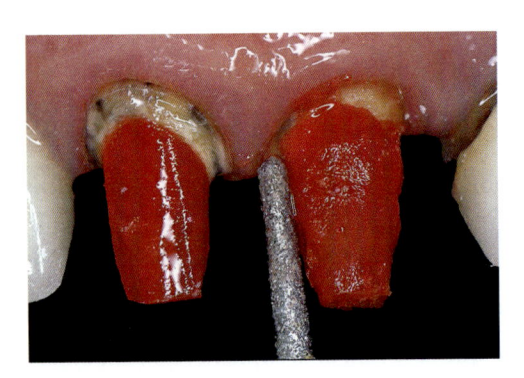

◀ **Figura 3.45**
Preparo da porção coronária do padrão de acrílico, com contorno apropriado do preparo para retentor de uma prótese fixa.

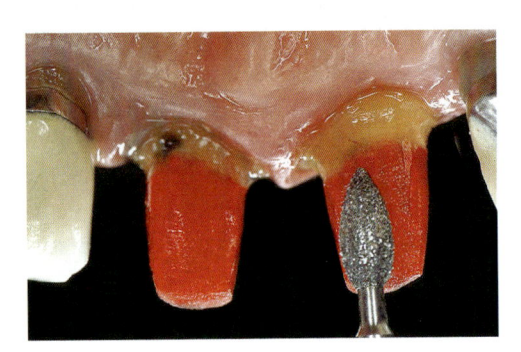

◀ **Figura 3.46**
Preparo da porção coronária lingual do padrão de acrílico, com contorno apropriado do preparo para retentor de uma prótese fixa.

Após a conclusão do preparo, que pode exigir maiores incrementos de resina e desgastes, reposiciona-se o núcleo no interior do conduto, avalia-se a adaptação e verifica-se se é possível colocá-lo e retirá-lo facilmente, sem que se prenda ao conduto radicular **(Figs. 3.47 e 3.48)**.

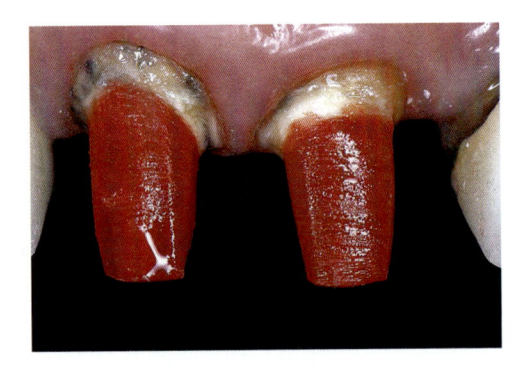

◀ **Figura 3.47**
Padrões de acrílico finalizados e prontos para fundição.

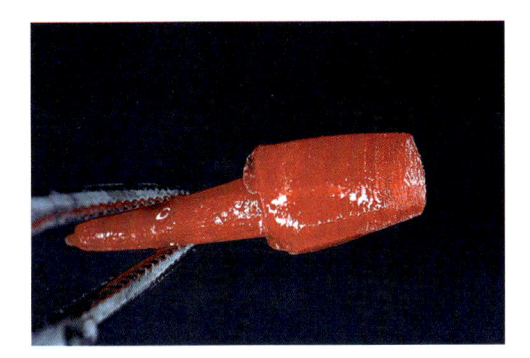

◀ **Figura 3.48**
Padrão de acrílico preparado e pronto para fundição.

Finalizado o procedimento de obtenção do padrão, deve-se realizar o duplo selamento do conduto. Aconselha-se colocar uma bolinha de algodão embebida em paramonoclorofenol canforado no interior do conduto radicular, para evitar possível contaminação. Em seguida, instala-se uma prótese provisória. O padrão de acrílico é encaminhado para o processamento laboratorial e, uma vez obtida a fundição do núcleo de forma rotineira, realizam-se a prova do núcleo e os ajustes necessários.

▶ **Passo 3: prova e cimentação do núcleo**

A prova do núcleo metálico deve ser realizada com especial cuidado, removendo possíveis defeitos de fundição para que não interfiram no assentamento correto do pino **(Fig. 3.49)**.

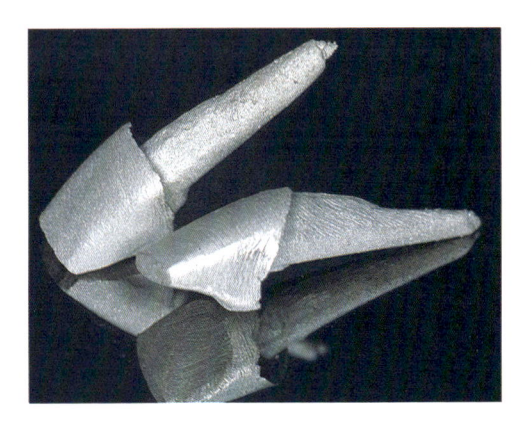

◀ **Figura 3.49**
Núcleo fundido em liga de Co-Al.

Comprova-se a adaptação dos pinos assentando-os no dente com uma pressão suave e ligeira. Nunca devem ser aplicadas forças excessivas nem leves batidas com instrumentais para assentá-los, pois isso poderá favorecer a concentração de forças em pontos específicos dentro do conduto, provocando a fratura da raiz. Embora o ajuste marginal do núcleo não seja tão crítico como o das outras restaurações fundidas (já que as margens estarão protegidas pela reconstrução coronária), convém que esse procedimento seja executado com controle radiográfico, para verificar, por meio desse método complementar, o completo assentamento. Se necessário, podem ser utilizados evidenciadores para detectar possíveis interferências que impeçam o assentamento, as quais devem ser removidas com brocas esféricas compatíveis com seu tamanho.

Finalizada a prova da fundição, previamente à cimentação, isola-se o campo operatório com isolamento relativo, seguido da limpeza do conduto com líquido desengordurante – para remoção de impurezas provenientes de lubrificações realizadas – e secagem completa, com cones de papel absorvente **(Figs. 3.50 e 3.51)**.

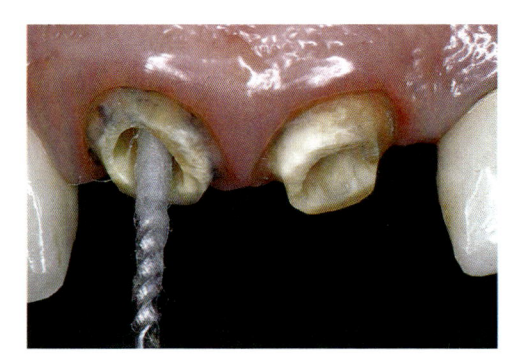

◄ Figura **3.50**
Limpeza com lima envolta de algodão embebido em detergente (Cavidry).

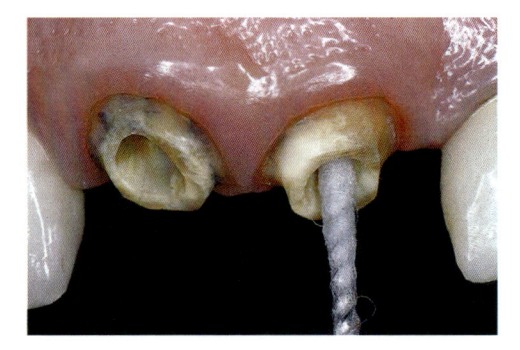

◄ Figura **3.51**
Secagem completa do conduto com cones de papel absorvente.

Depois de selecionar o cimento a ser utilizado, deve-se manipulá-lo segundo especificações do fabricante. Então, pincela-se o cimento na porção radicular do núcleo, levando-o suavemente ao interior do conduto, para diminuir a pressão hidrostática e a possibilidade de fratura radicular, com pequenos movimentos oscilatórios e de vaivém, permitindo escoar o excesso de cimento até seu assentamento final **(Figs. 3.52 a 3.54)**.

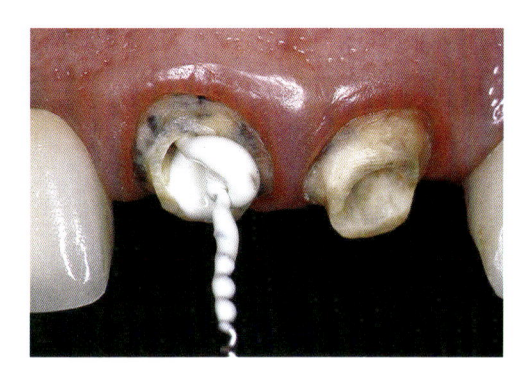

◀ **Figura 3.52**
Cimento de fosfato de zinco sendo inserido com uma broca Lentulo dentro do conduto.

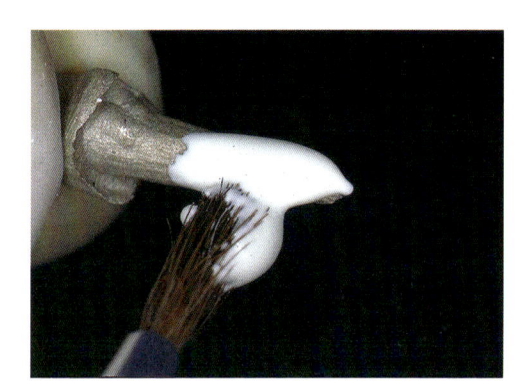

◀ **Figura 3.53**
Cimento de fosfato de zinco sendo aplicado com um pincel sobre a superfície radicular do pino.

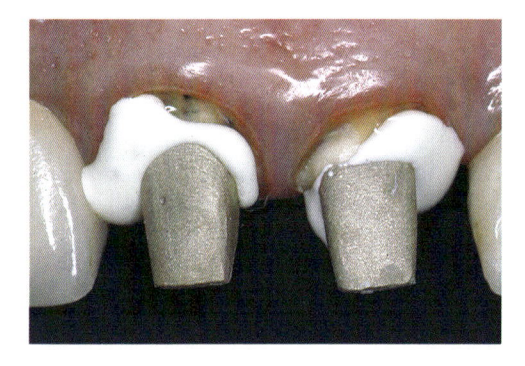

◀ **Figura 3.54**
O núcleo é assentado no conduto com pequenos movimentos de introdução e remoção, para obter melhor escoamento do cimento e minimizar tensões.

Após a presa ou polimerização final, os excessos de cimento são removidos. Depois de alguns dias realiza-se o repreparo do dente para prosseguir com a confecção da futura prótese fixa **(Figs. 3.55 a 3.57)**.

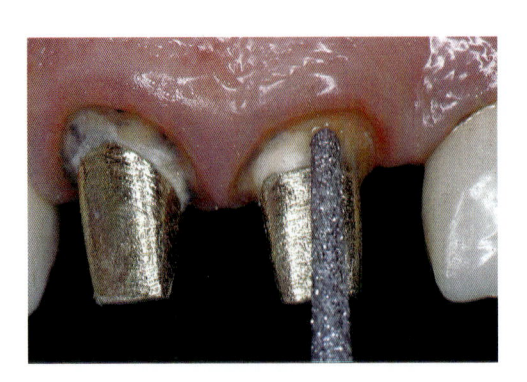

◀ **Figura 3.55**
Realização do repreparo para disponibilizar espaço para uma coroa metalocerâmica.

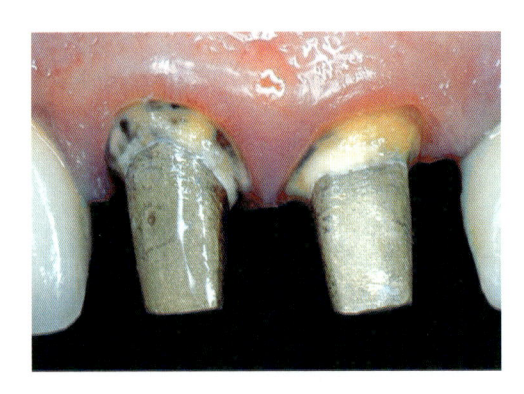

◀ **Figura 3.56**
Núcleo finalizado.

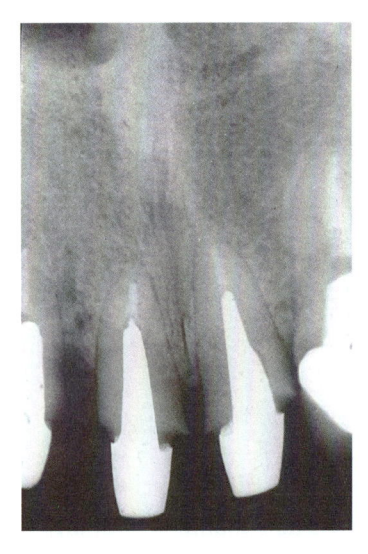

◀ **Figura 3.57**
Radiografia periapical demonstrando o assentamento do núcleo.

▶ Caso 3
Confecção de núcleo metálico fundido unirradicular em dente anterior

No caso a seguir, após a remoção da coroa e o preparo do remanescente coronário, pôde-se observar a ausência de estrutura dentária suficiente para utilização de pinos pré-fabricados. Dessa forma, foi indicada a confecção de um núcleo metálico fundido **(Figs. 3.58 a 3.61)**.

▶ Passo 1: preparo do conduto

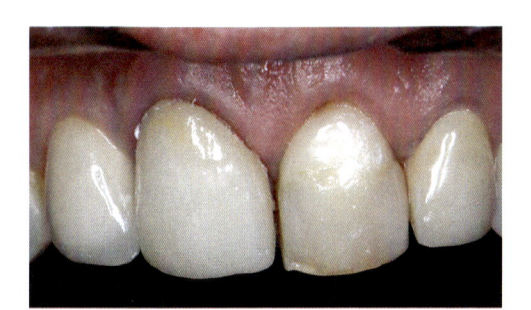

◀ Figura **3.58**
Foto inicial do dente 11, que receberá um núcleo metálico fundido.

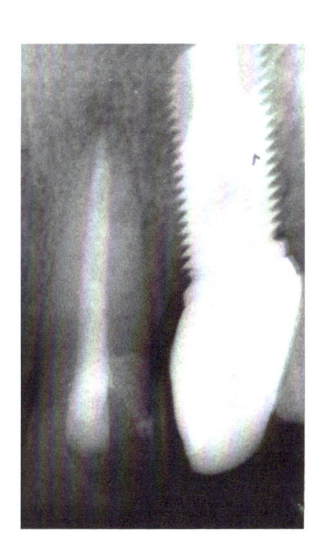

▲ Figura **3.59**
Radiografia inicial.

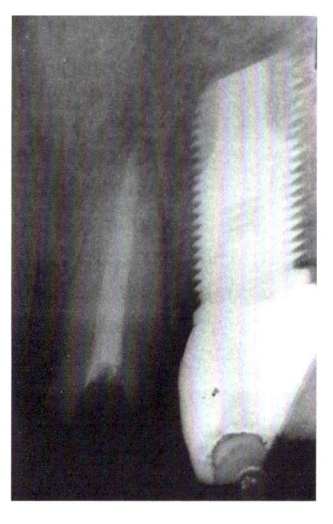

▲ Figura **3.60**
Radiografia após o preparo do remanescente radicular.

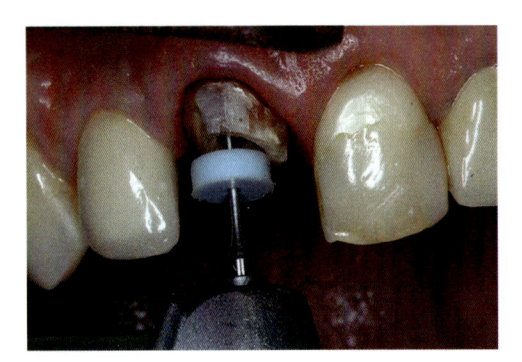

◄ **Figura 3.61**
Após preparo do remanescente radicular, realiza-se o preparo do conduto com broca de Largo, mantendo de 3 a 5 mm de remanescente obturador.

Depois do preparo do conduto e antes da obtenção do padrão de acrílico, foi feita uma coroa provisória com pino. Para sua confecção, foi utilizado um pino de latão **(Fig. 3.62)**, que serviu para dar resistência à resina acrílica. O pino de latão é desgastado **(Figs. 3.63 e 3.64)** de modo que atinja todo o comprimento do conduto e ainda deixe um espaço entre ele e as paredes do conduto, para facilitar a modelagem deste com resina acrílica. Após o reembasamento **(Figs. 3.65 e 3.66)** do pino, a coroa provisória deve ser aderida a ele para formar um corpo único **(Figs. 3.67 e 3.68)**.

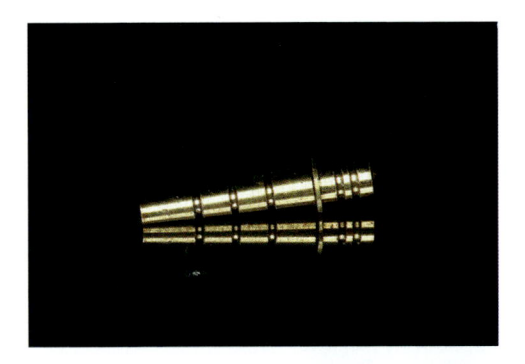

◄ **Figura 3.62**
Seleção do pino de latão para confecção da coroa provisória.

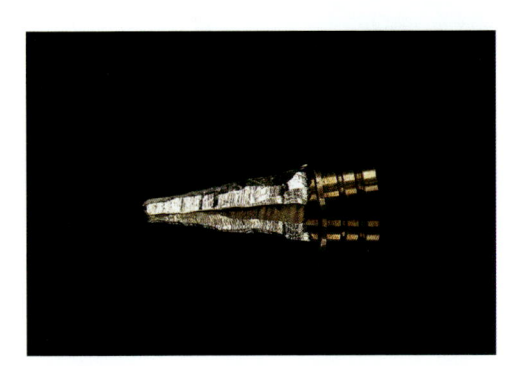

◄ **Figura 3.63**
Adaptação do pino de latão ao conduto radicular.

◀ **Figura 3.64**
Pino de latão adaptado ao conduto para confecção da coroa provisória.

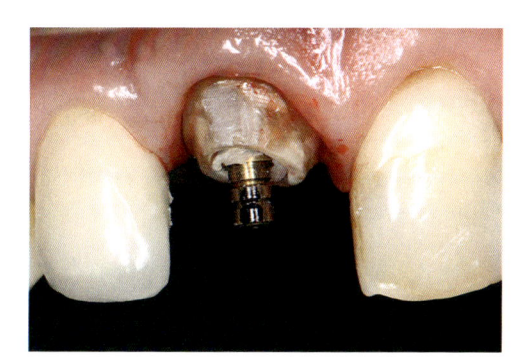

◀ **Figura 3.65**
Reembasamento do pino de latão com resina acrílica da cor do dente de acrílico selecionado para adaptá-lo perfeitamente ao conduto radicular.

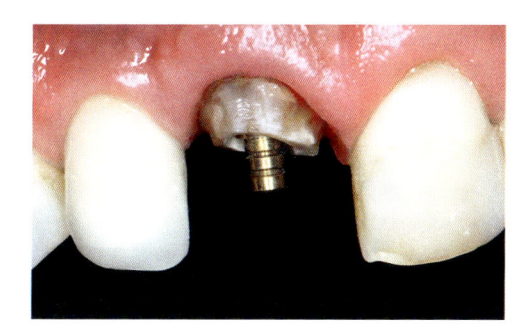

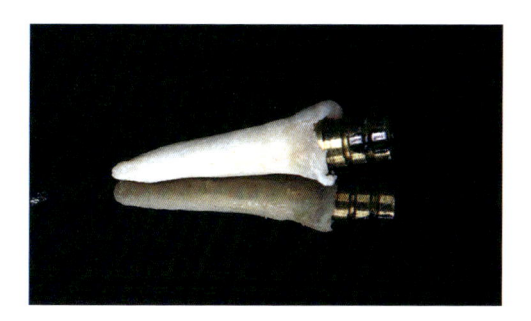

◀ **Figura 3.66**
Pino de latão reembasado com resina acrílica.

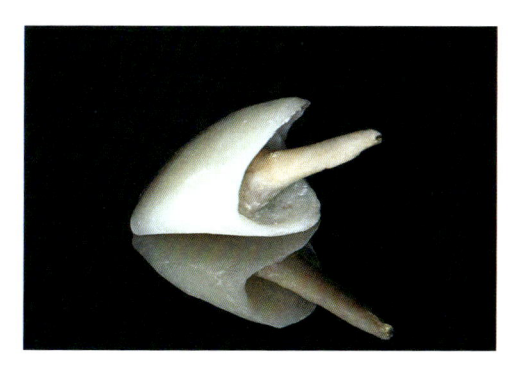

◀ **Figura 3.67**
Coroa provisória com pino de latão.

◄ **Figura 3.68**
Coroa provisória cimentada.

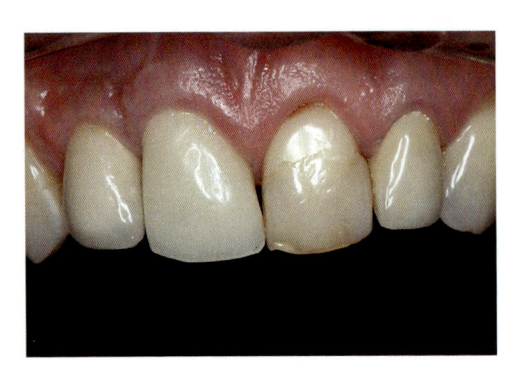

▶ Passo 2: obtenção do padrão de acrílico

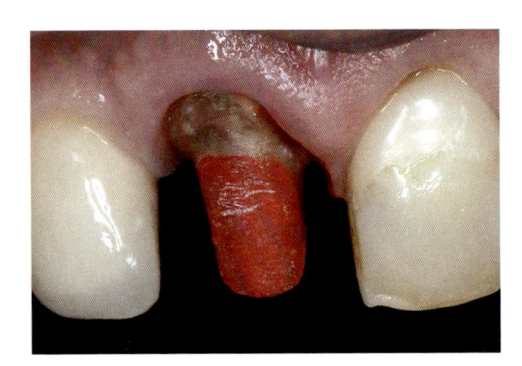

◄ **Figura 3.69**
Padrão de resina acrílica finalizado.

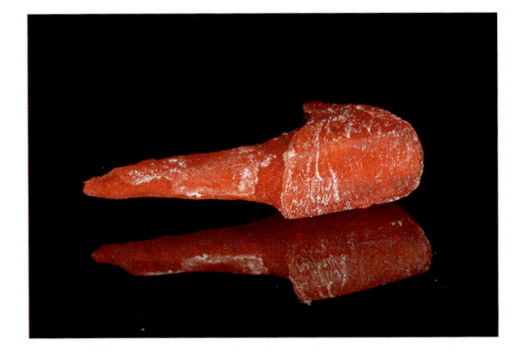

◄ **Figura 3.70**
Padrão de resina acrílica pronto pra fundição.

▶ Passo 3: prova, cimentação do núcleo e finalização do caso

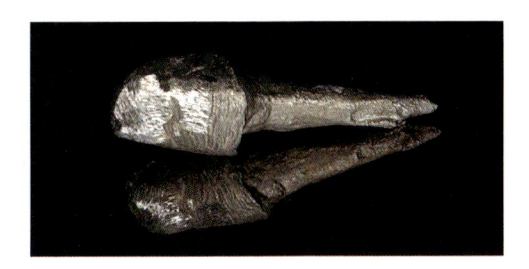

◀ Figura **3.71**
Núcleo metálico fundido em Co-Al.

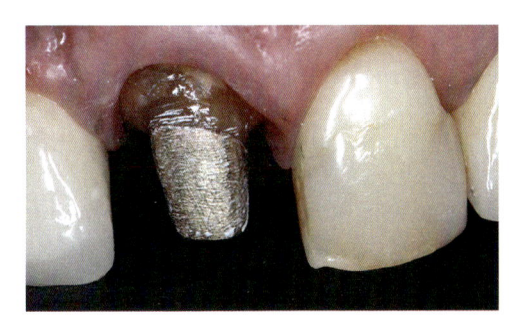

◀ Figura **3.72**
Núcleo metálico fundido cimentado.

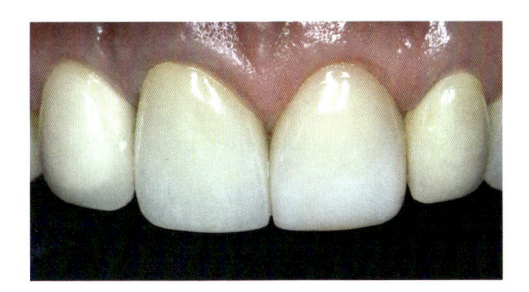

◀ Figura **3.73**
Prótese fixa finalizada.

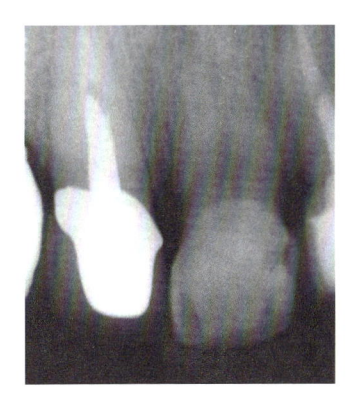

◀ Figura **3.74**
Radiografia final.

Utilizando a técnica direta em dentes multirradiculares

Em dentes multirradiculares, a forma do núcleo e sua extensão variam de acordo com a quantidade e disposição de canais.

Em dentes birradiculares e com raízes paralelas, como pré-molares, podem ser preparados o canal mais reto ou ambos os condutos, sendo o de menor diâmetro preparado até a metade do comprimento total.

No entanto, nos molares, dentes bi ou trirradiculares, somente o conduto de maior diâmetro palatino (se superior) ou distal (se inferior) é levado ao comprimento máximo; o(s) outro(s), apenas até a metade do comprimento total da raiz remanescente, para impedir a rotação do núcleo. Em casos de raízes curtas, pode-se lançar mão do preparo de dois condutos e núcleos bipartidos, também chamados divididos, que serão explicados posteriormente.

Na ausência total do remanescente coronário, deve-se preparar pelo menos três condutos.

E, em casos de raízes divergentes, prepara-se apenas o conduto mais reto e a embocadura do outro conduto, para impedir a rotação do núcleo. Outra opção são os núcleos bipartidos.

▶ Caso 4
Confecção de núcleo metálico fundido multirradicular em manequim

Os procedimentos clínicos para a confecção de núcleos metálicos fundidos para dentes multirradiculares seguem os mesmos princípios descritos para os dentes unirradiculares **(Figs. 3.75 a 3.79)**.

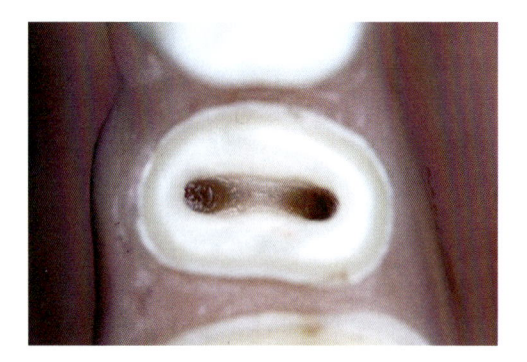

◀ Figura **3.75**
Visão oclusal do remanescente radicular a ser restaurado com um núcleo metálico fundido.
(Caso gentilmente cedido pelo professor Henrique Hollweg.)

Retentores intrarradiculares ◄ 75

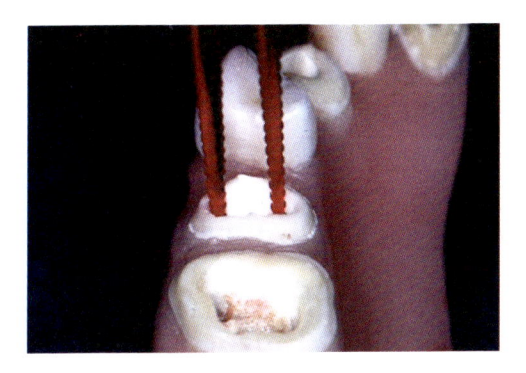

◄ **Figura 3.76**
Pinjets® no interior dos dois condutos.

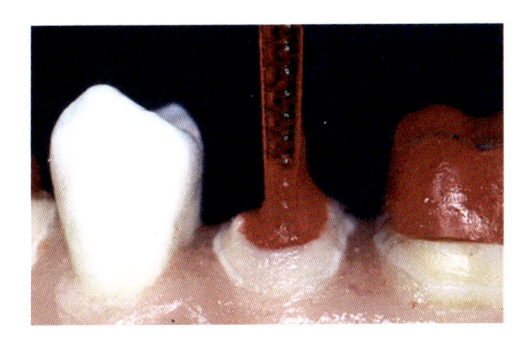

◄ **Figura 3.77**
Os pinos de acrílico são adaptados ao canal radicular preenchido com resina acrílica.

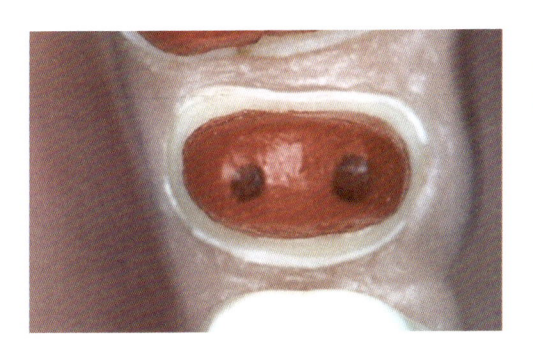

◄ **Figura 3.78**
Visão oclusal do padrão de resina acrílica finalizado.

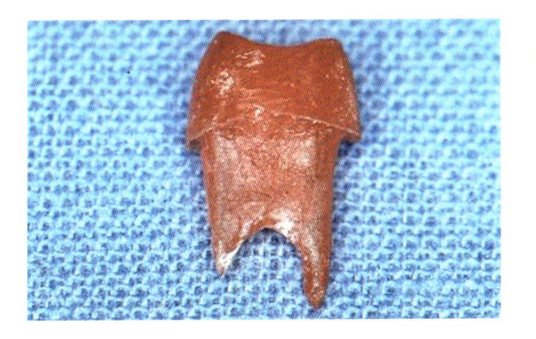

◄ **Figura 3.79**
Padrão de resina acrílica finalizado e pronto para ser fundido.

▶ Caso 5
Confecção de núcleo metálico fundido multirradicular em dente posterior

Nesse caso, uma grande restauração de amálgama em um dente amplamente destruído e tratado endodonticamente será substituída por uma coroa metalocerâmica. Pela extensa perda de estrutura dentária, indica-se a confecção de um núcleo metálico fundido **(Figs. 3.80 a 3.90)**.

▶ Passo 1: preparo do conduto

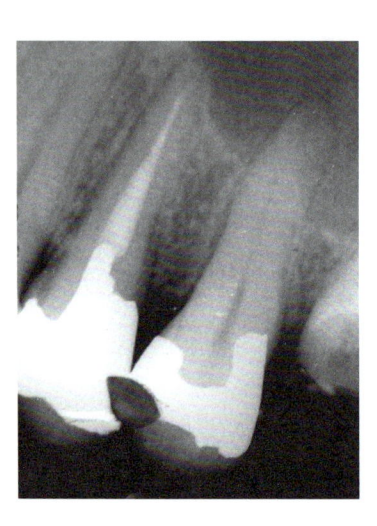

◀ Figura **3.80**
Radiografia inicial.

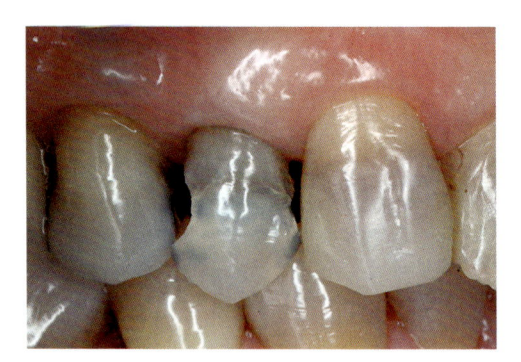

◀ Figura **3.81**
Vista vestibular do dente a ser tratado.

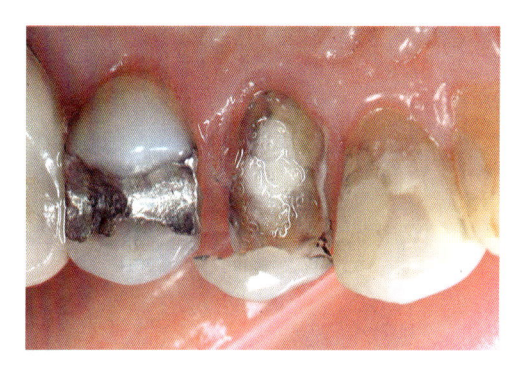

Retentores intrarradiculares ◄ 77

◄ Figura **3.82**
Vista oclusal do dente a ser tratado após remoção da restauração.

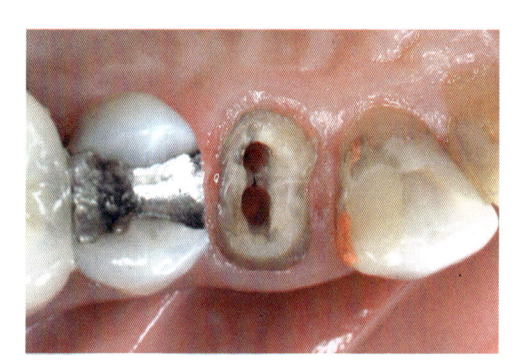

◄ Figura **3.83**
Vista oclusal após preparo do remanescente coronário.

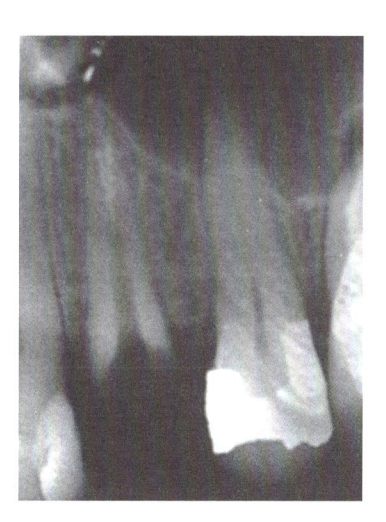

◄ Figura **3.84**
Radiografia após preparo do remanescente coronário e remoção da guta-percha.

▶ Passo 2: obtenção do padrão de acrílico

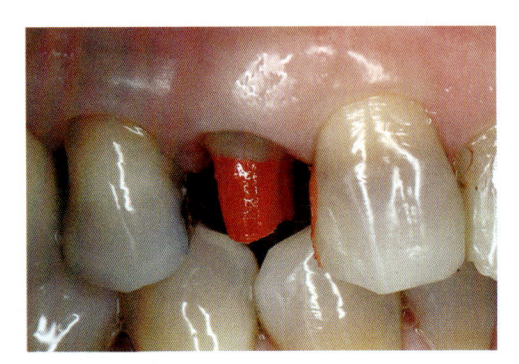

◀ Figura **3.85**
Padrão de resina acrílica finalizado.

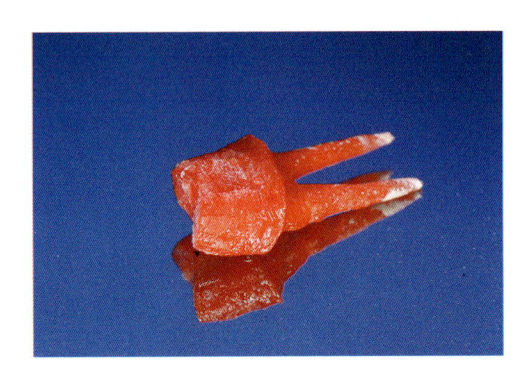

◀ Figura **3.86**
Padrão de resina acrílica pronto para ser fundido.

▶ Passo 3: prova e cimentação do núcleo

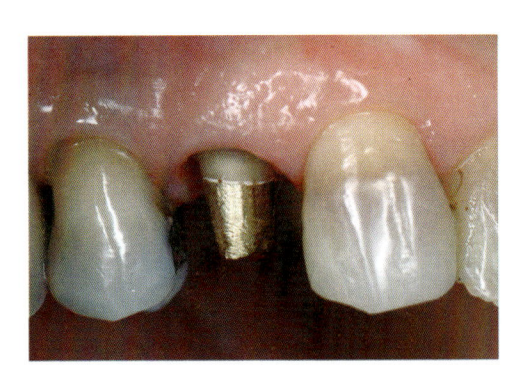

◀ Figura **3.87**
Núcleo metálico fundido cimentado.

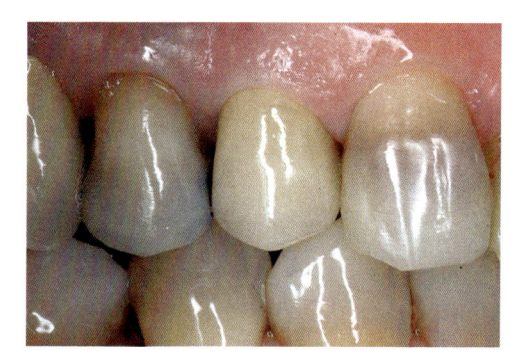

◄ **Figura 3.88**
Coroa protética finalizada.

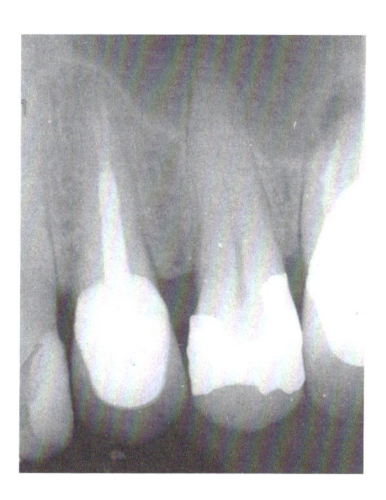

◄ **Figura 3.89**
Radiografia final.

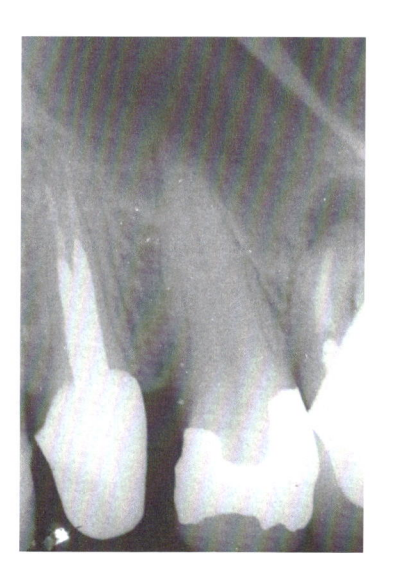

◄ **Figura 3.90**
Observam-se os pinos nas duas raízes do dente restaurado.

Utilizando a técnica indireta em dentes unirradiculares

O método indireto pode ser usado em dentes mono, bi e trirradiculares, e/ou quando é necessário reconstruir vários elementos.

▶ Caso 6
Confecção de núcleo metálico fundido unirradicular

▶ Passo 1: preparo do conduto

Os passos clínicos do preparo do conduto são semelhantes à técnica direta para dentes uni ou multirradiculares. Deve-se recordar, ainda, que os canais dos dentes multirradiculares são menores que o dos dentes monorradiculares, e geralmente não são paralelos.

▶ Passo 2: obtenção do padrão de acrílico

Preparado o canal radicular de acordo com o indicado anteriormente, deve-se proceder à moldagem dos condutos selecionados previamente, com o material selecionado. Por meio dessa moldagem, será obtido um modelo, e sobre ele será feito o padrão de acrílico em laboratório.

Para a realização dessa técnica serão necessários:

1 **Uma broca Lentulo**, que permitirá levar o material de moldagem ao interior do conduto e distribuí-lo em toda a extensão.

2 **Um suporte intraconduto**, usado para suportar e sustentar o material de moldagem e evitar sua deformação durante o vazamento com gesso.

Diversos materiais de moldagem podem ser utilizados para esta técnica, e a seleção deve seguir o domínio do cirurgião-dentista, recordando que as siliconas de adição, poliéteres, polissulfetos e siliconas de condensação possuem diferentes níveis de estabilidade dimensional.

Na técnica a ser descrita, a obtenção do modelo se consegue a partir do método da dupla moldagem.

1 Prepara-se um bastão de resina acrílica, um fio ortodôntico ou um pino intrarradicular que se adapte ao diâmetro e comprimento do conduto, 1 cm além da coroa remanescente **(Figs. 3.91 a 3.93)**.

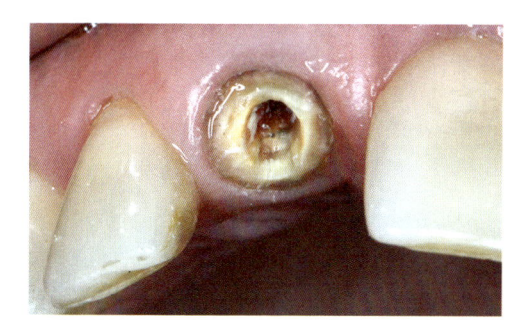

◄ **Figura 3.91**
Visão oclusal do dente a ser restaurado.

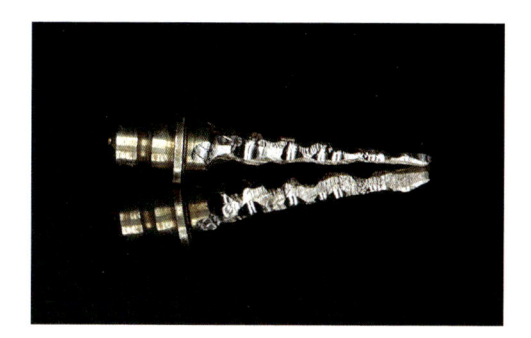

◄ **Figura 3.92**
Pino preparado para moldagem do conduto

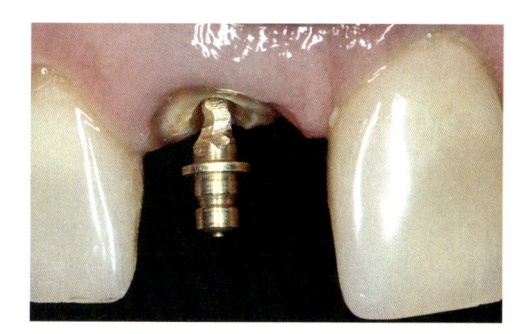

◄ **Figura 3.93**
Prova do pino pré-fabricado (suporte intraconduto).

2   Molda-se a boca do paciente com silicona pesada, cuja finalidade é cumprir a função de uma moldeira individual. Posteriormente, recortam-se as papilas interdentais e a base do conduto, para conseguir uma espessura suficiente de silicona, evitando, assim, qualquer risco de desprendimento e/ou modificação na moldagem final.

3   Leva-se a silicona leve ao interior do conduto, utilizando-se a broca Lentulo num contra-ângulo, em baixa rotação, no sentido horário **(Fig. 3.94)**.

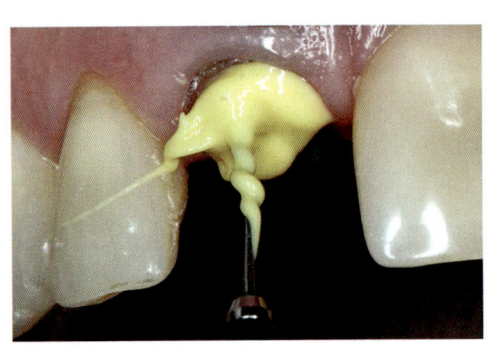

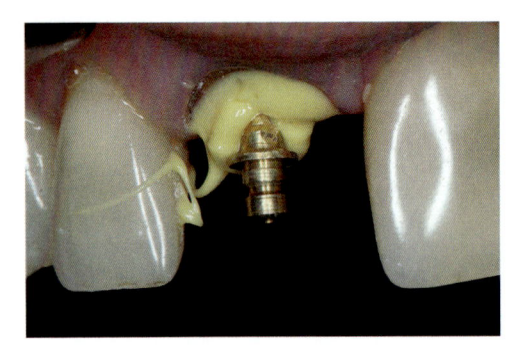

▲ Figura **3.94**
Inserção do elastômero no conduto radicular com broca Lentulo e inserção do pino no conduto (suporte intraconduto).

4 Uma vez retirada a broca Lentulo, coloca-se no interior do conduto o suporte intracanal. Se necessário, com uma seringa de moldagem, aplica-se material de moldagem leve ao redor do dente.

5 Coloca-se na boca a moldeira com a silicona pesada, carregada com material leve, reposicionando-a sobre o conjunto de silicona fluido e o suporte; aguarda-se o tempo de polimerização, obtendo-se a moldagem final **(Fig. 3.95)**.

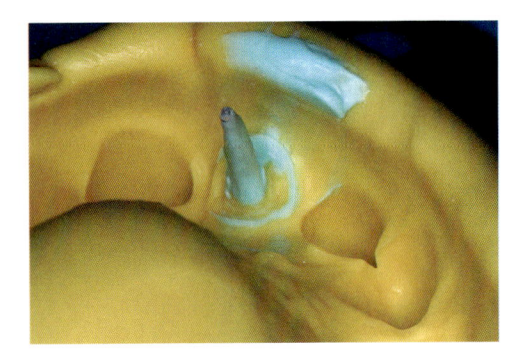

◀ Figura **3.95**
Molde do conduto radicular.

6 O vazamento do gesso especial (tipo IV) deve ser feito imediatamente, se for empregada silicona de condensação; se for utilizada a silicona por adição, convém esperar entre 30 e 40 minutos desde o momento em que se realizou a moldagem, para que o material consiga liberar todo o hidrogênio produzido durante sua polimerização **(Fig. 3.96)**.

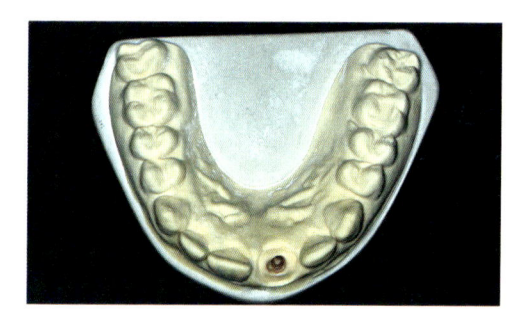

◄ **Figura 3.96**
Modelo de gesso com a cópia do conduto radicular.

7. Para confecção do padrão de resina acrílica, seguem-se os mesmos passos recomendados para sua confecção na técnica direta **(Fig. 3.97)**.

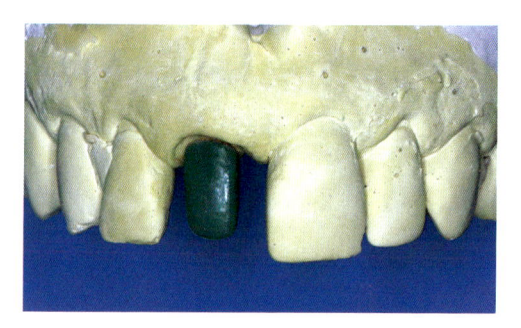

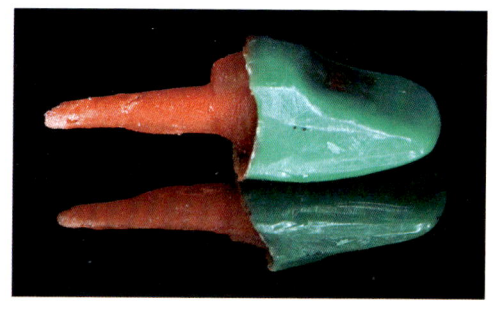

▲ **Figura 3.97**
Modelagem do núcleo sobre o modelo de gesso e núcleo encerado.

8. O núcleo modelado segue para fundição no laboratório de prótese dentária **(Fig. 3.98)**.

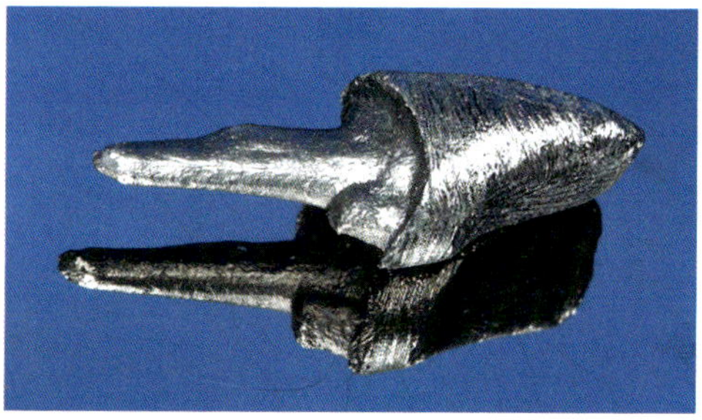

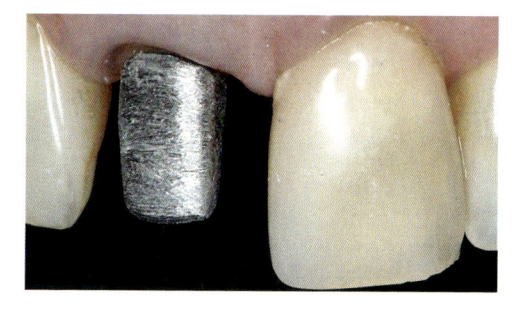

▲ **Figura 3.98**
Núcleo metálico fundido e núcleo cimentado.

▶ Caso 7
Utilizando a técnica indireta em múltiplos dentes

Nessa técnica moldam-se os condutos e a porção coronária remanescente com elastômero, para que os núcleos sejam esculpidos em cera ou resina acrílica no laboratório e, depois, sejam fundidos. Esse método tem como vantagem a modelagem de vários condutos ao mesmo tempo, o que reduz o tempo clínico, além de ser utilizado para dentes com raízes divergentes **(Figs. 3.99 a 3.105)**.

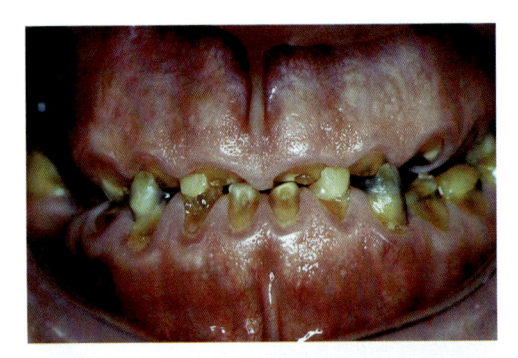

◀ Figura **3.99**
Foto inicial.
(Caso gentilmente cedido pelo professor Henrique Hollweg.)

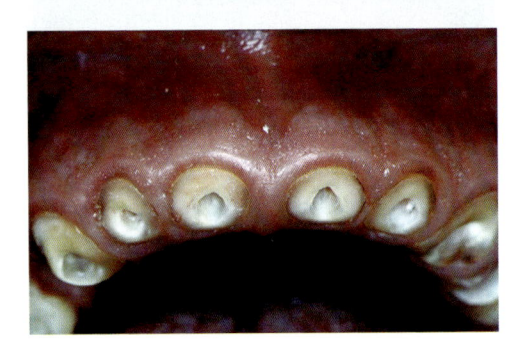

◀ Figura **3.100**
Remanescentes dentários preparados.

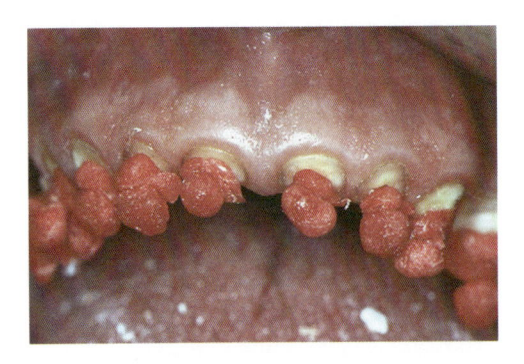

◀ Figura **3.101**
Modelagem dos condutos com DuraLay.

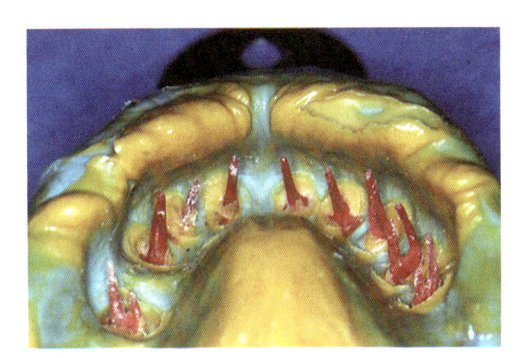

Retentores intrarradiculares ◄ 85

◄ Figura **3.102**
Moldagem com silicona de adição.

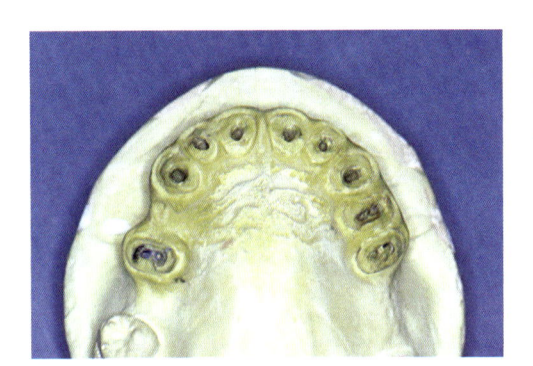

◄ Figura **3.103**
Confecção do modelo sobre o qual serão desenvolvidos os padrões de resina acrílica ou cera.

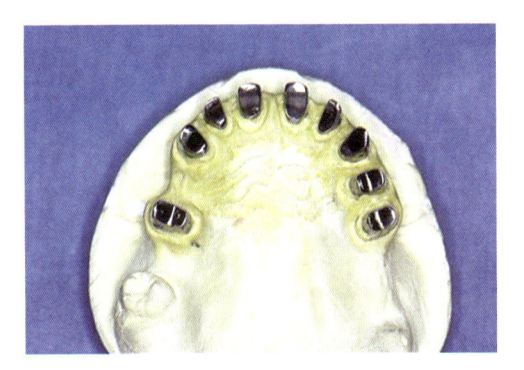

◄ Figura **3.104**
Núcleos metálicos fundidos provados no modelo.

▲ Figura **3.105**
Núcleos metálicos fundidos cimentados e caso finalizado.

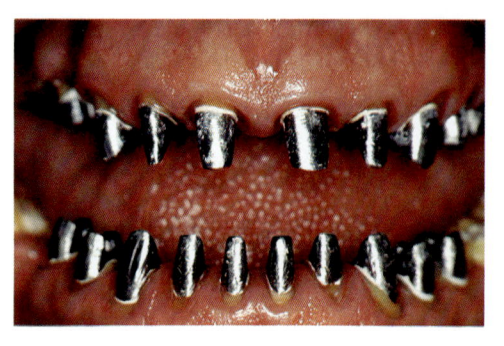

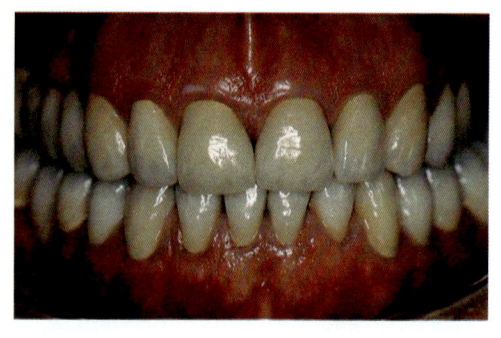

Utilizando a técnica indireta em dentes uni e birradiculares

▶ **Caso 8**

▶ **Passo 1: preparo do conduto**

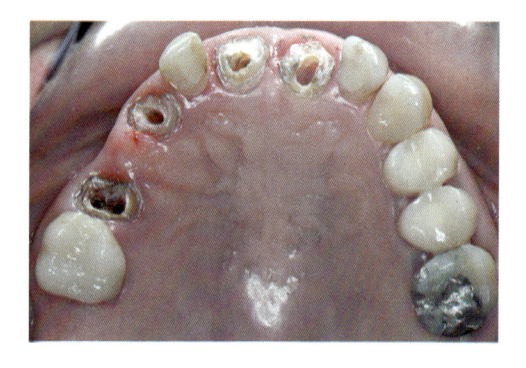

◀ Figura **3.106**
Remanescentes dentários preparados.

Retentores intrarradiculares ◄ 87

▶ **Passo 2: obtenção dos padrões de acrílico**

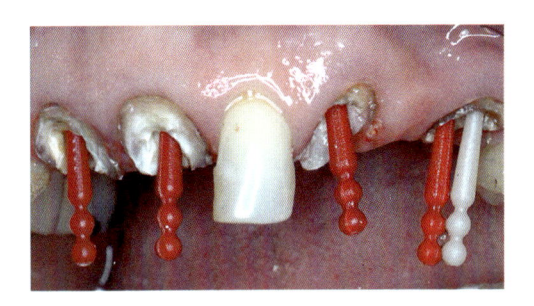

◄ Figura **3.107**
Prova dos pinos (Pinjet®) que servirão de sustentação para o material de moldagem.

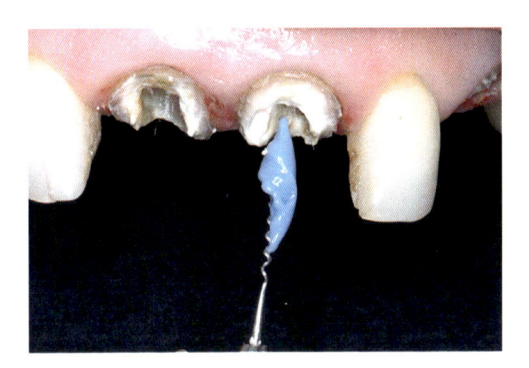

◄ Figura **3.108**
Lentulo levando o material de moldagem ao canal.

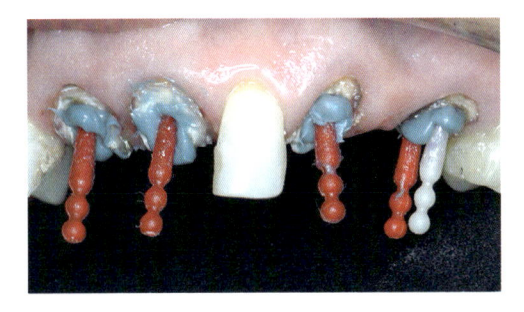

◄ Figura **3.109**
Colocação dos Pinjet® para dar sustentação ao material de moldagem.

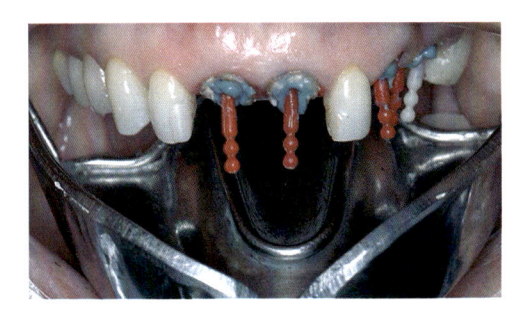

◄ Figura **3.110**
Prova da moldeira que levará o material de moldagem pesado para capturar a moldagem dos condutos.

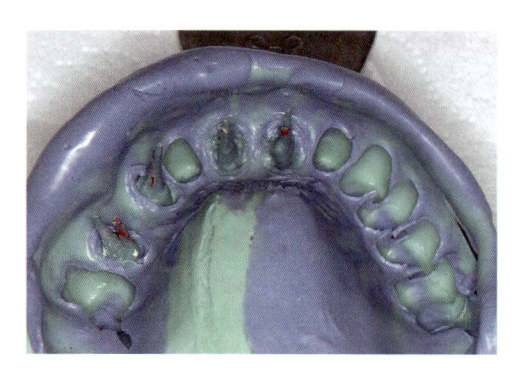

◄ **Figura 3.111**
Moldagem dos condutos.

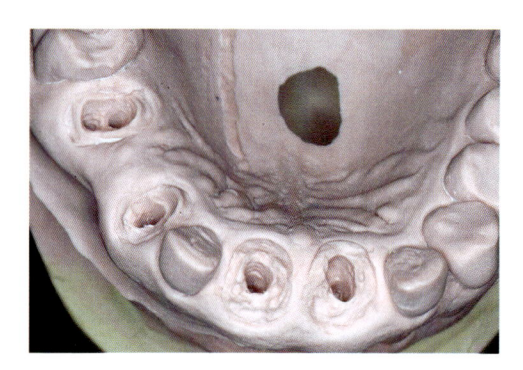

◄ **Figura 3.112**
Modelo em que serão confeccionados os padrões de acrílico e/ou cera.

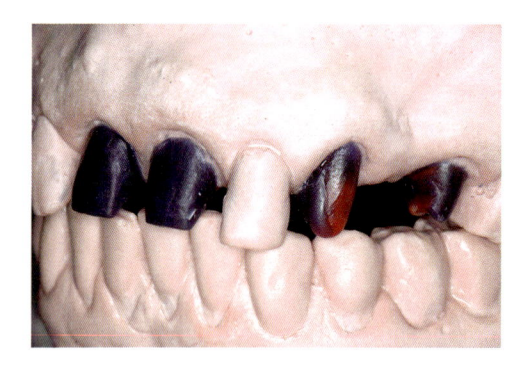

◄ **Figura 3.113**
Padrões de acrílico no modelo.

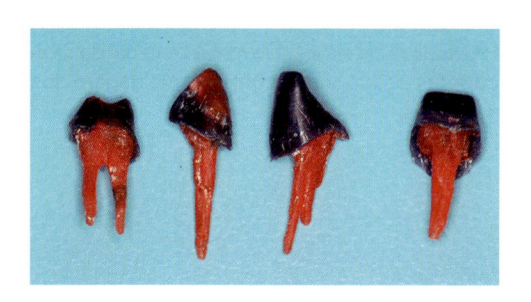

◄ **Figura 3.114**
Padrões de acrílico para serem provados em boca.

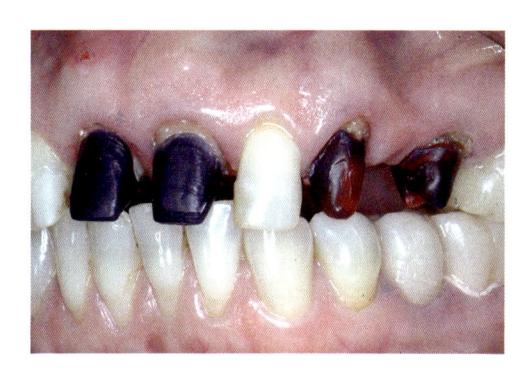

◄ **Figura 3.115**
Padrões de acrílico provados em boca. Após a verificação da adaptação, são encaminhados para fundição.

▶ **Passo 3: prova e instalação dos núcleos**

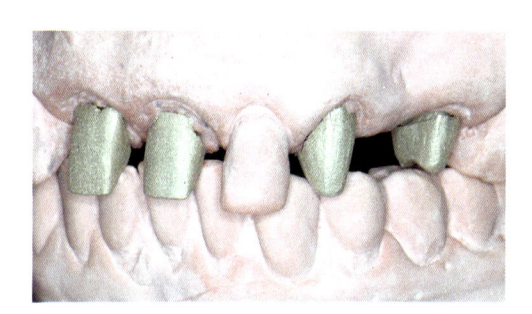

◄ **Figura 3.116**
Núcleos metálicos fundidos no modelo.

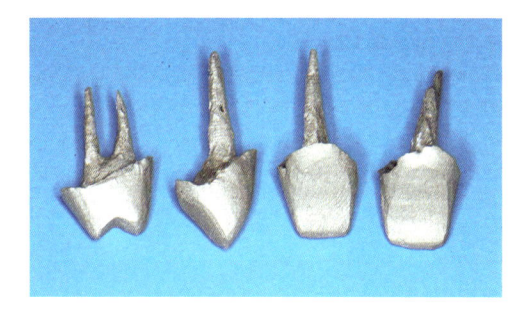

◄ **Figura 3.117**
Núcleos para serem provados em boca.

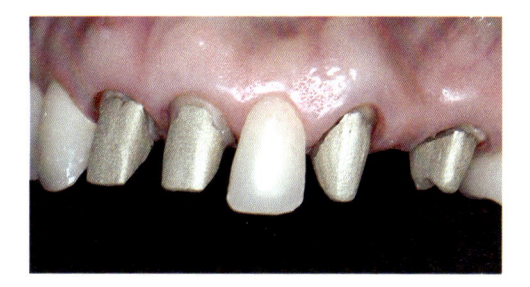

◄ **Figura 3.118**
Prova dos núcleos em boca.

Durante a prova dos núcleos, verificou-se que o do elemento 11 estava muito retentivo. Para remover a retenção aplicou-se carbono líquido no pino, o qual foi levado ao canal. Ao remover o pino, a região onde não havia carbono apontava a região que estava deixando o pino retentivo, que precisou ser desgastada **(Figs. 3.119 e 3.120)**.

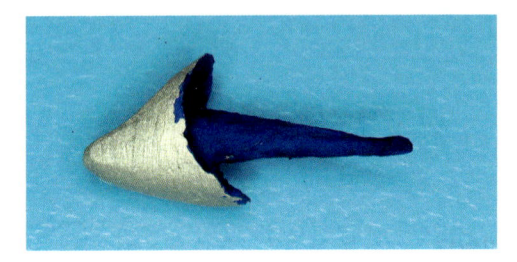

◄ Figura **3.119**
Pino com carbono líquido.

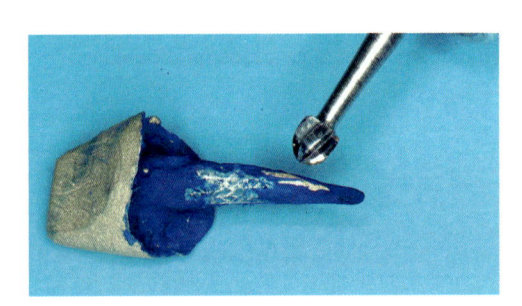

◄ Figura **3.120**
Broca desgastando a região retentiva.

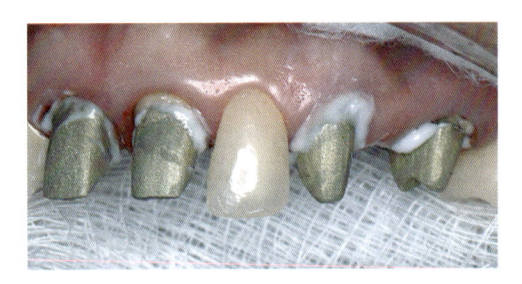

◄ Figura **3.121**
Cimentação dos pinos com RelyX® Luting, cimento ionomérico quimicamente ativado.

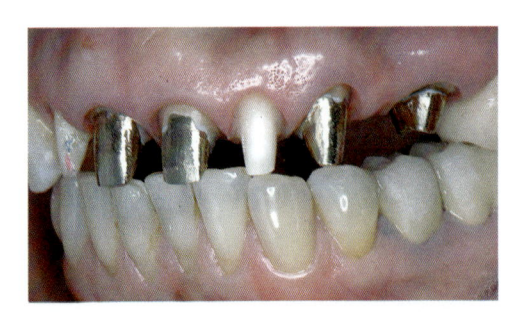

◄ Figura **3.122**
Dentes repreparados após a colocação dos pinos.

Núcleos bipartidos

Dentes com raízes divergentes também podem ser restaurados com núcleos metálicos fundidos. Estes, porém, são feitos em duas partes, motivo pelo qual recebem o nome de núcleos bipartidos ou divididos.

O núcleo será confeccionado em duas partes: a primeira será produzida nas raízes mais curtas e menos volumosas, enquanto a segunda será confeccionada na raiz mais volumosa (inferior distal, superior palatina). A segunda parte apresentará uma saliência em sua porção interna e oclusal (porção macho do núcleo), que se encaixará no nicho desenvolvido na primeira parte do núcleo (porção fêmea dele). Inicialmente será cimentada a porção fêmea para, em seguida, ser cimentada a porção macho, que estabilizará a primeira parte do núcleo.

▶ **Caso 9**
Utilizando a técnica direta para dentes multirradiculares com raízes divergentes em manequim

▶ **Passo 1: preparo do conduto**

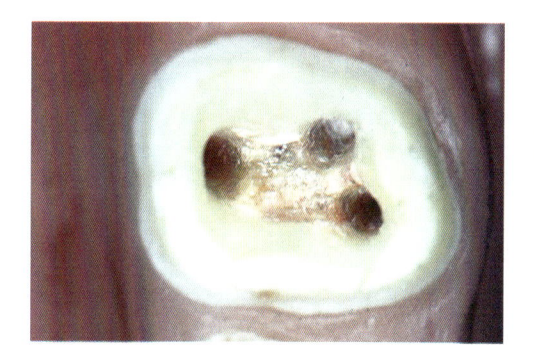

◀ Figura **3.123**
Remanescente radicular do dente a ser restaurado com um núcleo metálico fundido. Nota-se a divergência das raízes.
(Caso gentilmente cedido pelo professor Henrique Hollweg.)

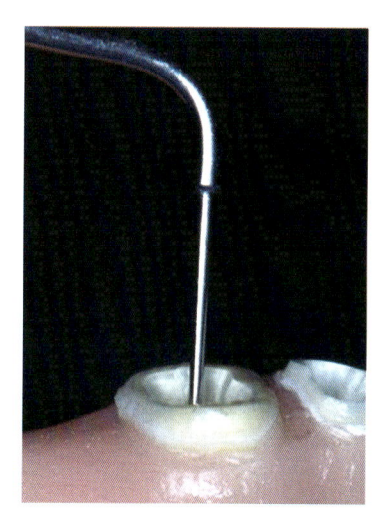

▶ Figura **3.124**
Remoção da guta-percha com pontas Rhein.

Passo 2: obtenção dos padrões de acrílico

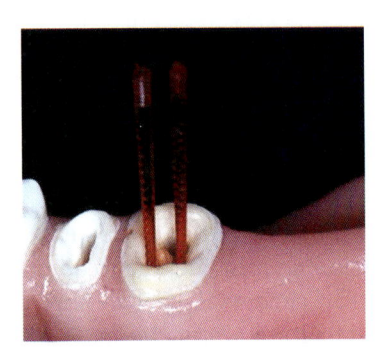

◄ **Figura 3.125**
Pinjet® no interior dos dois condutos menos volumosos.

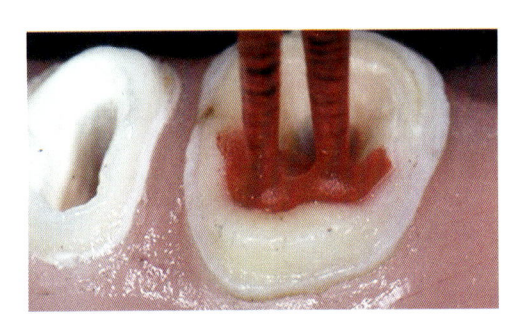

◄ **Figura 3.126**
Inserção da resina acrílica no interior do conduto com broca Lentulo e, em seguida, inserção dos dois pinos umedecidos por monômero.

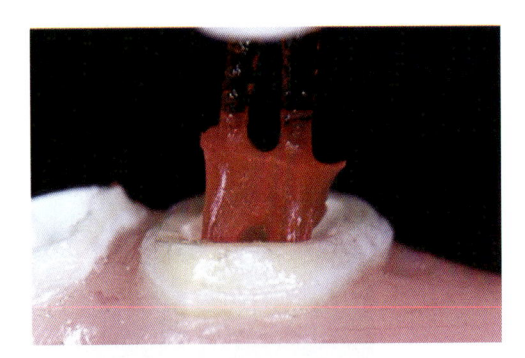

◄ **Figura 3.127**
Remoção de aproximadamente 1 mm do Pinjet® do conduto para que não fique preso caso haja alguma retenção.

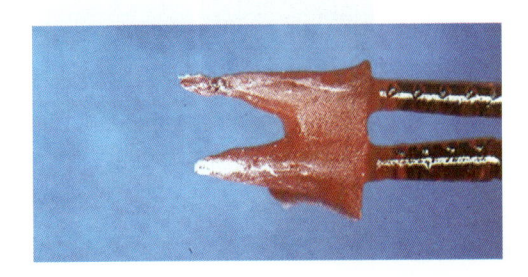

◄ **Figura 3.128**
Modelagem dos dois condutos radiculares menos volumosos e convergentes para oclusal.

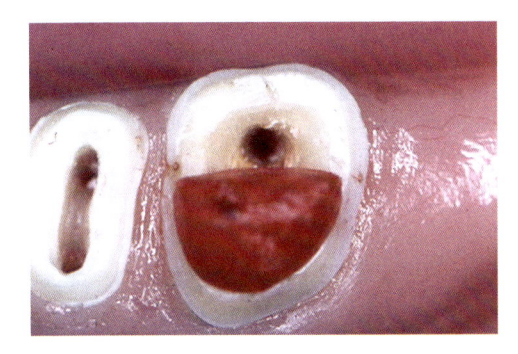

Retentores intrarradiculares ◄ 93

◄ Figura **3.129**
Preparo coronal do padrão de resina acrílica.

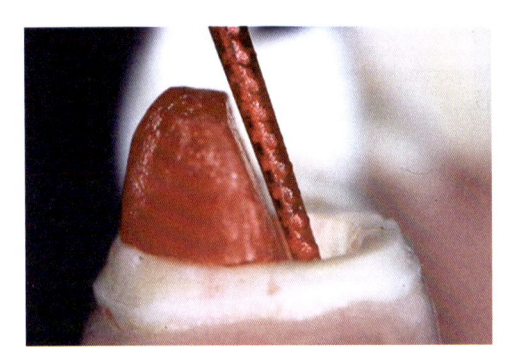

◄ Figura **3.130**
Preparo da metade coronal do padrão de resina acrílica mantendo uma inclinação de acordo com a inclinação da raiz que receberá a outra porção do núcleo, para que, dessa forma, a confecção do pino no conduto mais volumoso seja facilitada.

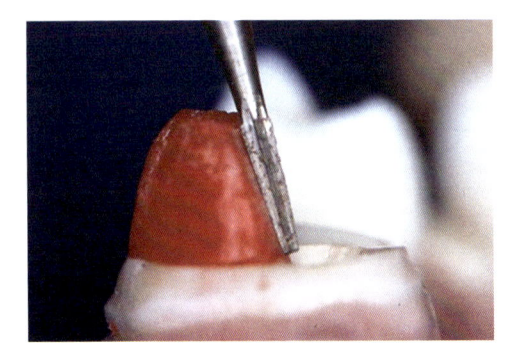

◄ Figura **3.131**
Preparo da parte fêmea do encaixe do núcleo bipartido, com profundidade de 3 a 4 mm e espessura de 1 a 2 mm.

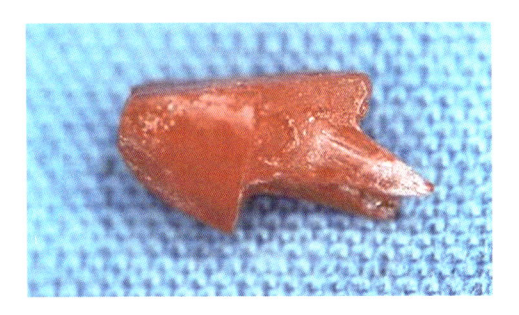

◄ Figura **3.132**
Visão lateral da porção fêmea do núcleo bipartido.

◄ **Figura 3.133**
Porção fêmea do núcleo bipartido com profundidade de 3 a 4 mm e espessura de 1 a 2 mm. Note-se que o encaixe deve ser convergente no sentido ocluso-gengival.

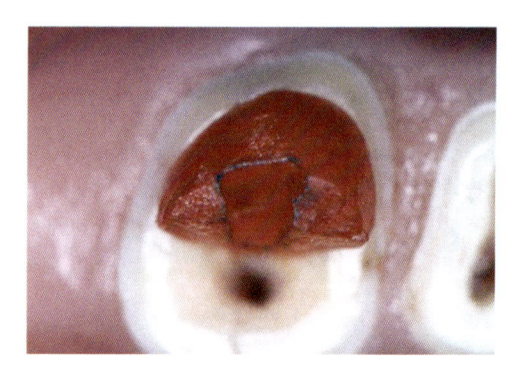

◄ **Figura 3.134**
Visão oclusal da porção fêmea do núcleo bipartido.

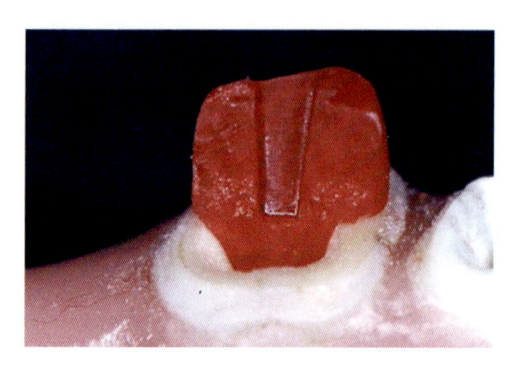

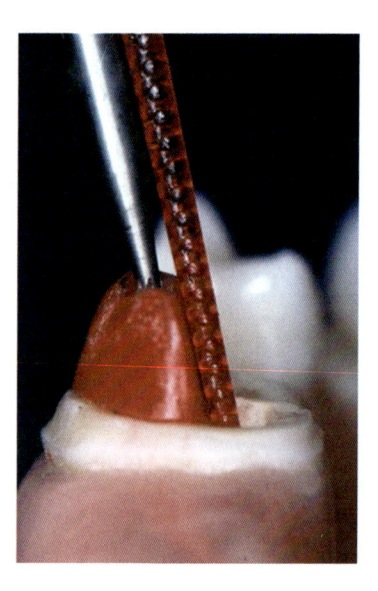

◄ **Figura 3.135**
A porção fêmea do núcleo bipartido deve ter a mesma inclinação do canal mais volumoso.

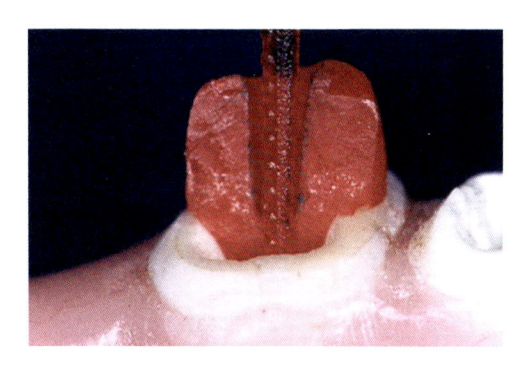

◀ **Figura 3.136**
Prova do Pinjet® no canal mais volumoso.

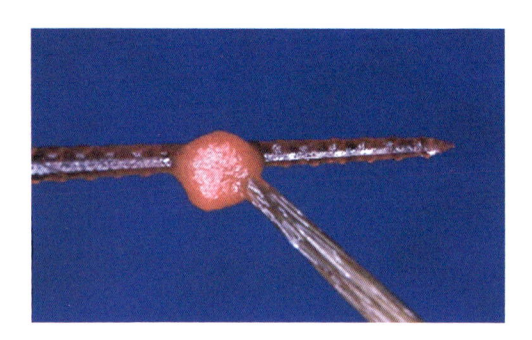

◀ **Figura 3.137**
Colocação de resina acrílica no Pinjet®.

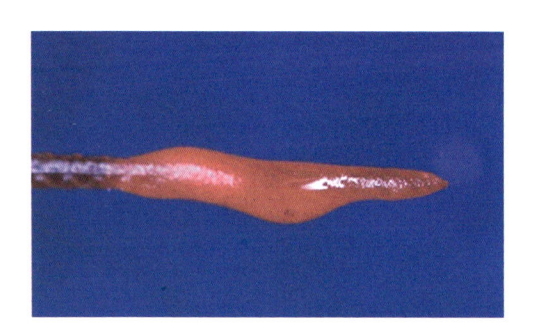

◀ **Figura 3.138**
Pincel revestido por resina acrílica.

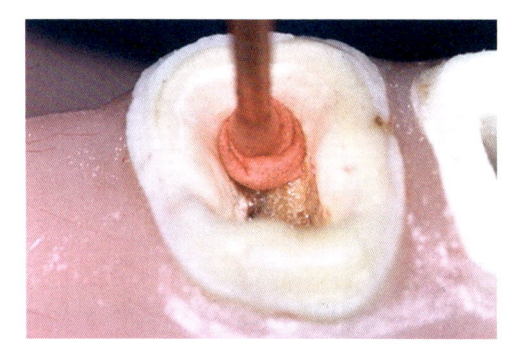

◀ **Figura 3.139**
O pino de acrílico é envolvido pela resina acrílica e adaptado ao canal radicular.

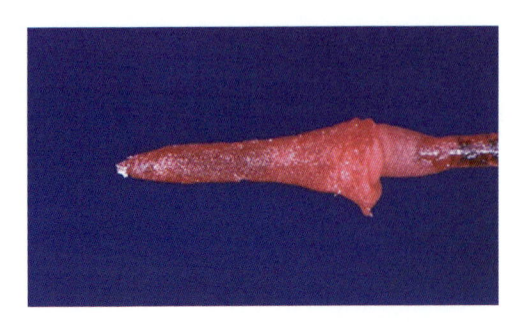

◄ **Figura 3.140**
Modelagem do conduto mais volumoso finalizada.

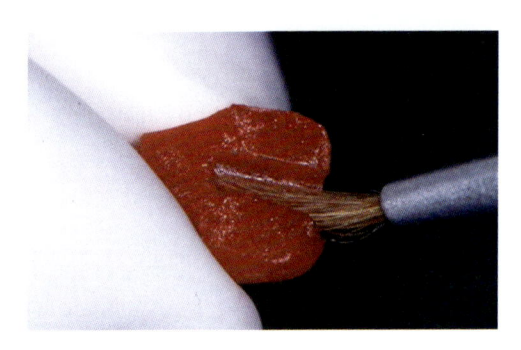

◄ **Figura 3.141**
Aplica-se vaselina na porção fêmea do núcleo bipartido.

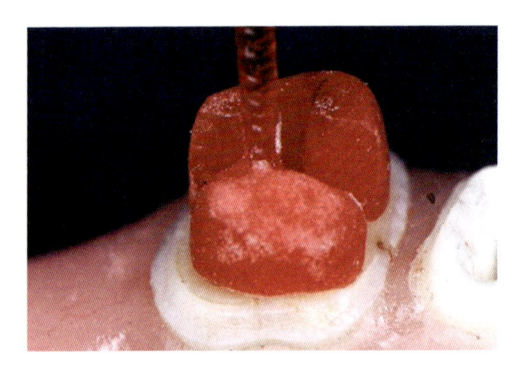

◄ **Figura 3.142**
Confecciona-se a parte coronária do pino mais volumoso com a porção fêmea em posição, levando-se a resina acrílica com pincel.

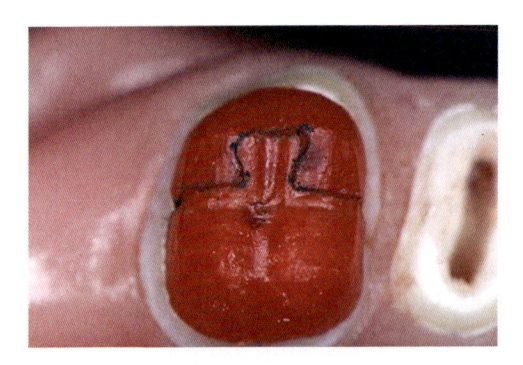

◄ **Figura 3.143**
Visão oclusal do núcleo bipartido.

Retentores intrarradiculares ◄ 97

◄ Figura **3.144**
Visão lateral do núcleo bipartido. Deve-se verificar o preparo dentário pronto para receber uma coroa protética.

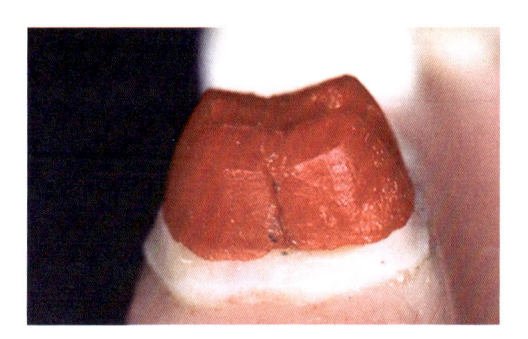

◄ Figura **3.145**
Visão latero-oclusal do núcleo bipartido.

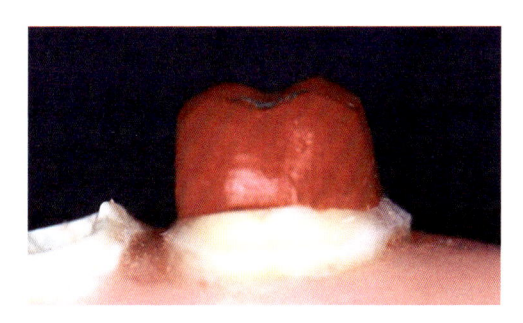

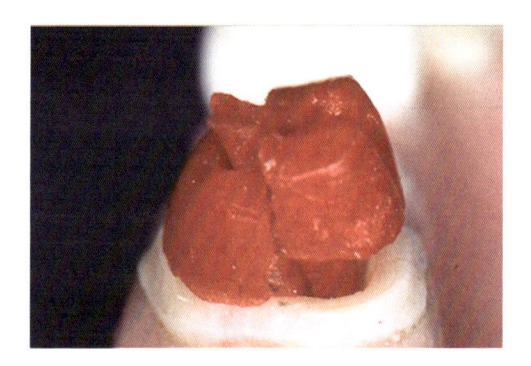

◄ Figura **3.146**
Visão da porção macho do núcleo bipartido encaixando-se na porção fêmea.

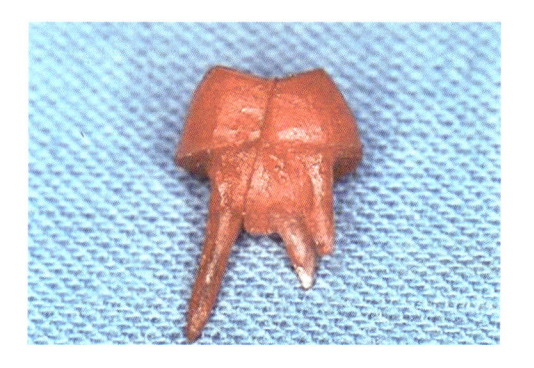

◄ Figura **3.147**
Núcleo bipartido finalizado.

◄ Figura **3.148**
Porção macho e porção fêmea do núcleo bipartido.

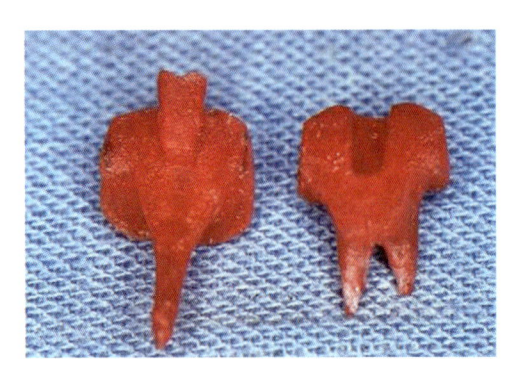

▶ Caso 10
Pino transpassado: utilizando a técnica indireta para dentes multirradiculares com raízes divergentes em dente posterior

Outra forma de obter um núcleo metálico fundido em dentes com raízes divergentes é por meio do pino transpassado. Primeiramente, confecciona-se o pino no canal mais volumoso e este é transpassado através do núcleo metálico fundido confeccionado nos condutos menos volumosos **(Figs. 3.149 a 3.159)**.

▶ Passo 1: preparo do conduto

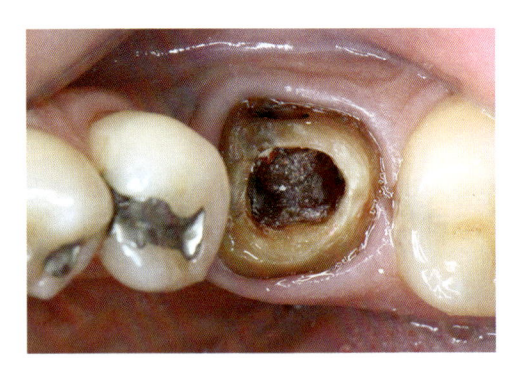

◄ Figura **3.149**
Remanescente dentário após preparo de um dente com raízes divergentes, que será restaurado com um núcleo metálico fundido com pino transpassado.

▶ Passo 2: obtenção do padrão de acrílico

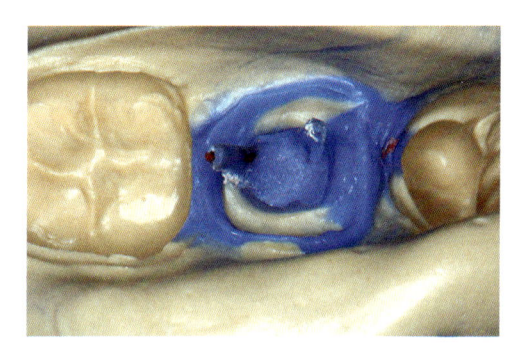

◀ Figura **3.150**
Molde com silicone e suporte intraconduto como descrito anteriormente.

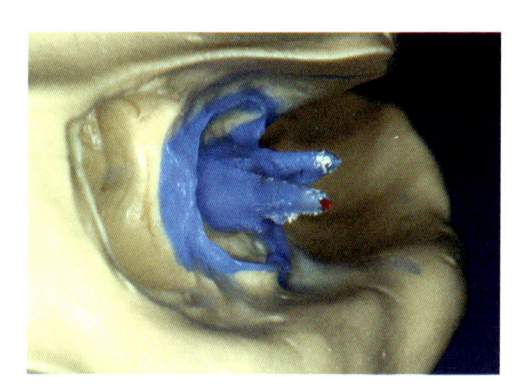

◀ Figura **3.151**
Visão lateral do molde com silicone e suporte intraconduto.

▶ Passo 3: prova e cimentação dos pinos

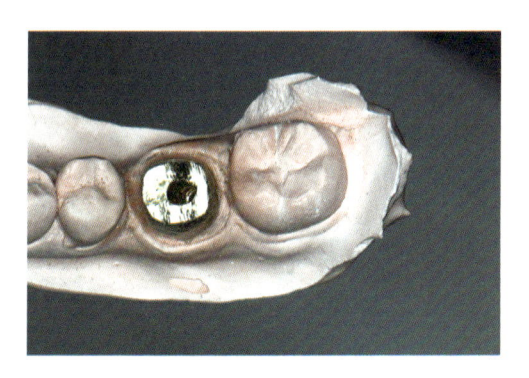

◀ Figura **3.152**
Núcleo metálico fundido sendo provado no modelo de trabalho sem o pino transpassado.

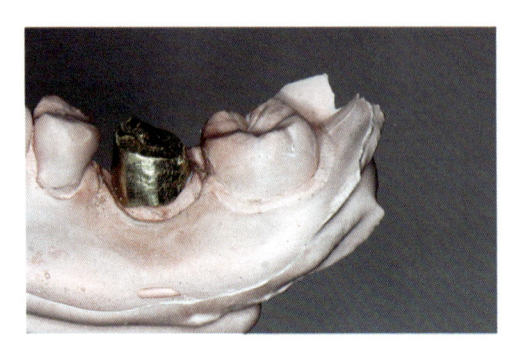

◄ **Figura 3.153**
Núcleo metálico fundido.

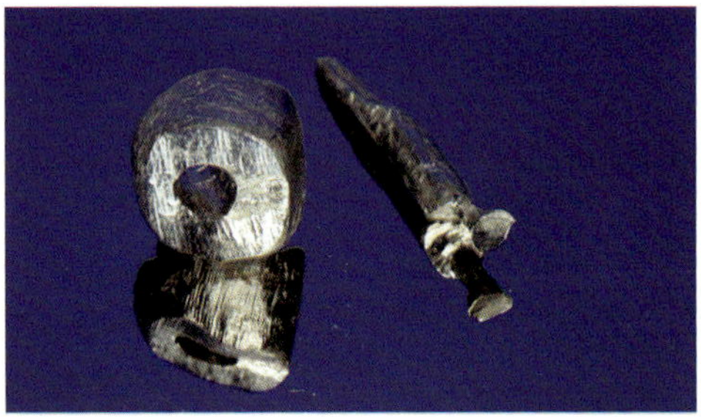

◄ **Figura 3.154**
As duas partes do núcleo. Núcleo metálico fundido e pino transpassado.

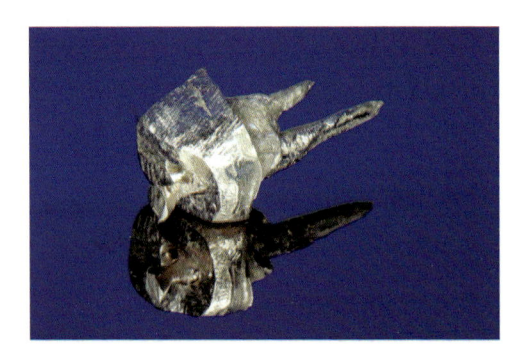

◄ **Figura 3.155**
Pino transpassado no núcleo metálico fundido.

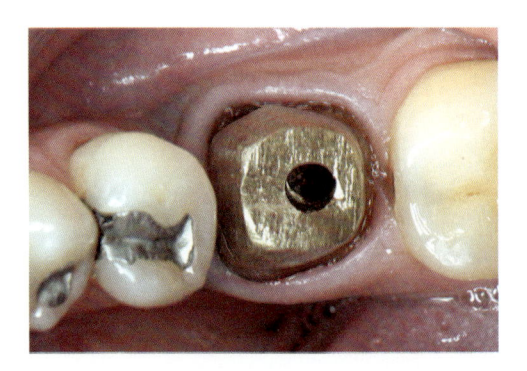

◄ **Figura 3.156**
Núcleo metálico fundido (nos condutos menos volumosos) sendo provado em boca sem o pino transpassado.

Retentores intrarradiculares ◀ 101

◀ Figura **3.157**
Pino transpassado no núcleo metálico fundido sendo provado em boca.

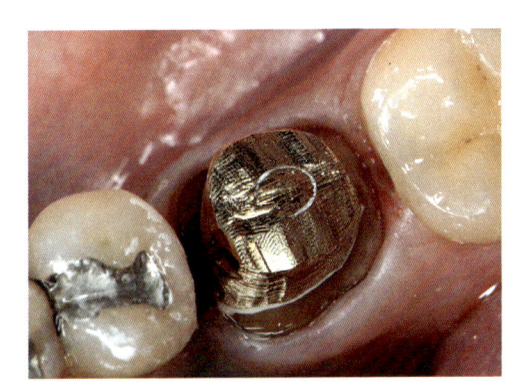

◀ Figura **3.158**
Núcleo metálico fundido e pino transpassado cimentados.

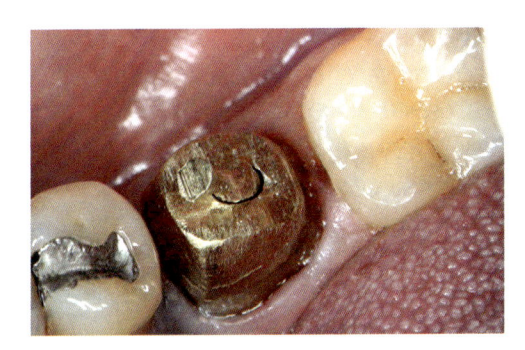

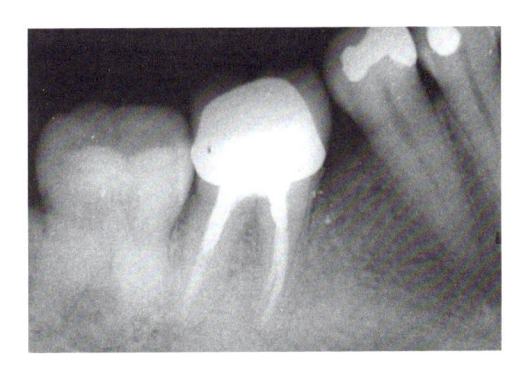

◀ Figura **3.159**
Radiografia final.

► Caso 11
Pino transpassado: utilizando a técnica direta para dentes multirradiculares com raízes divergentes em molar

► Passo 1: preparo do conduto

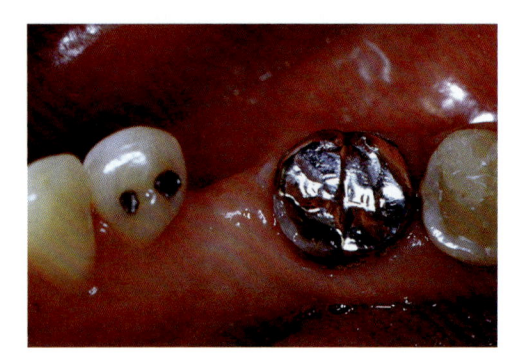

◄ Figura **3.160**
Coroa metálica a ser substituída.

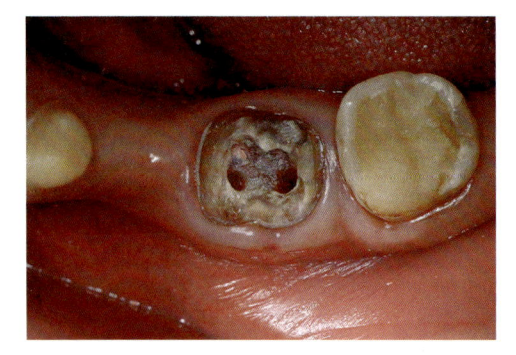

◄ Figura **3.161**
Dente após a remoçao da coroa e com os dois canais mais calibrosos já preparados.

► Passo 2: obtenção do padrão de acrílico

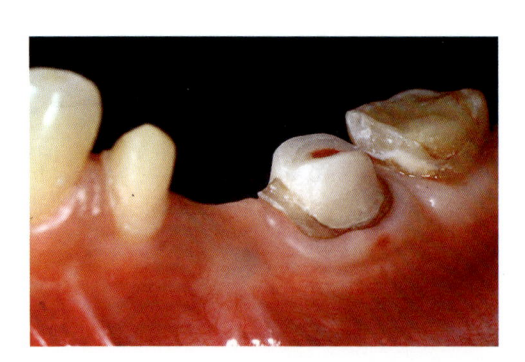

◄ Figura **3.162**
Padrão de acrílico, vista vestibular.

Retentores intrarradiculares ◄ 103

◄ Figura **3.163**
Padrão de acrílico, vista oclusal.

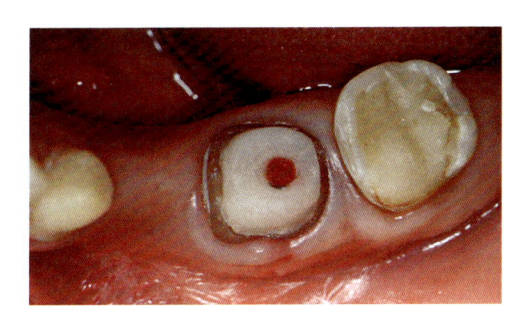

▶ **Passo 3: Prova e cimentação do pino**

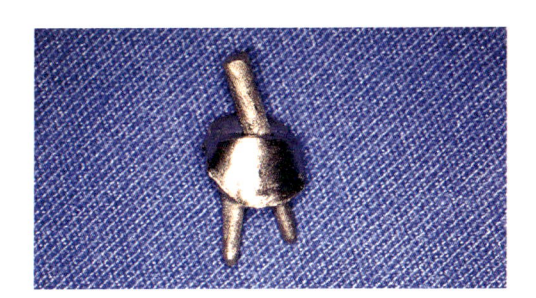

◄ Figura **3.164**
Pino transpassado para ser provado.

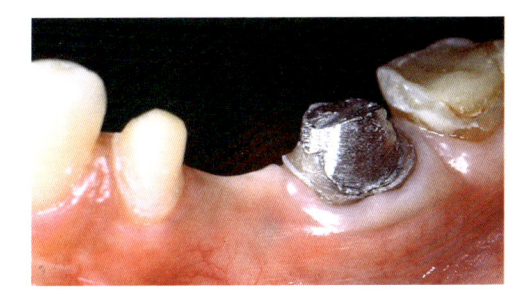

◄ Figura **3.165**
Prova e cimentação do pino transpassado em boca.

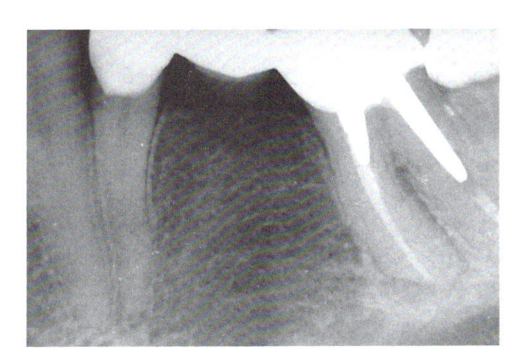

◄ Figura **3.166**
Radiografia final do caso: pino transpassado e coroa definitiva já instalados.

▶ Caso 12
Utilizando a técnica direta para dentes multirradiculares com raízes divergentes em pré-molar

Uma maneira de realizar a técnica do núcleo bipartido é confeccionar primeiramente a porção fêmea do núcleo até a fundição e, em seguida, confeccionar a porção macho do núcleo **(Figs. 3.167 a 3.179)**.

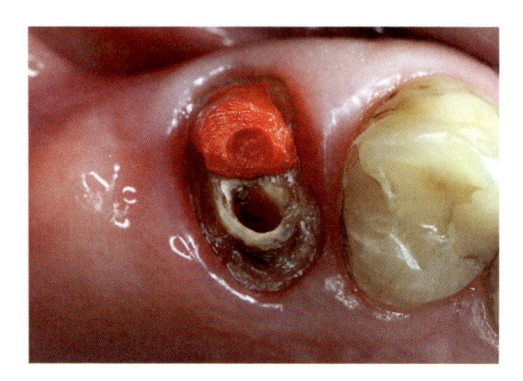

◀ Figura **3.167**
Preparo da porção fêmea do padrão de resina acrílica.

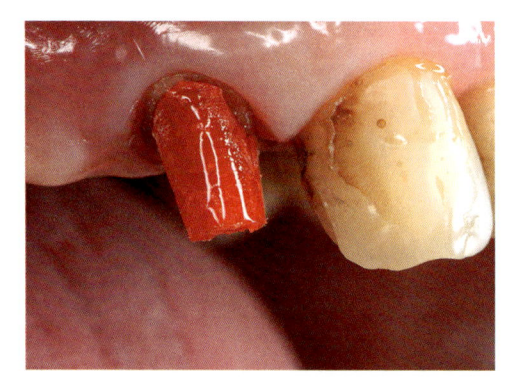

◀ Figura **3.168**
Visão vestibular da porção fêmea do padrão de resina acrílica.

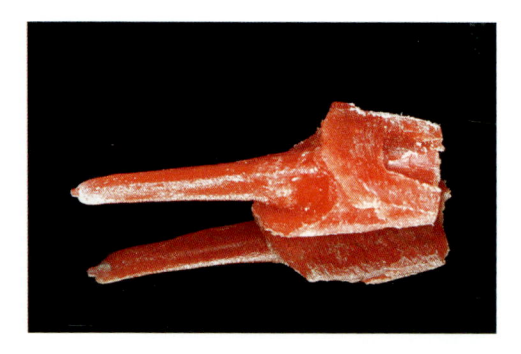

◀ Figura **3.169**
Porção fêmea do padrão de resina acrílica finalizada.

Retentores intrarradiculares ◄ 105

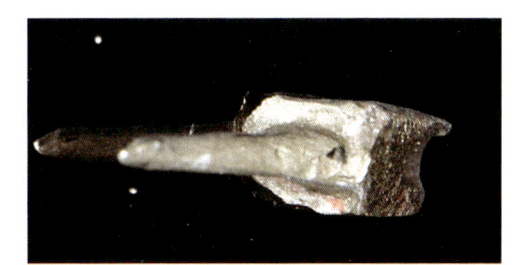

◄ **Figura 3.170**
Núcleo metálico fundido – porção fêmea.

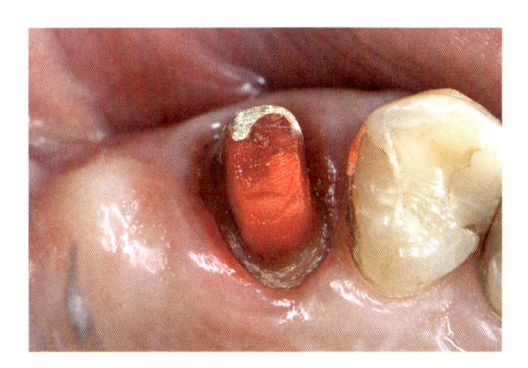

◄ **Figura 3.171**
Confecção da porção macho do padrão de resina acrílica sobre a porção fêmea anteriormente fundida.

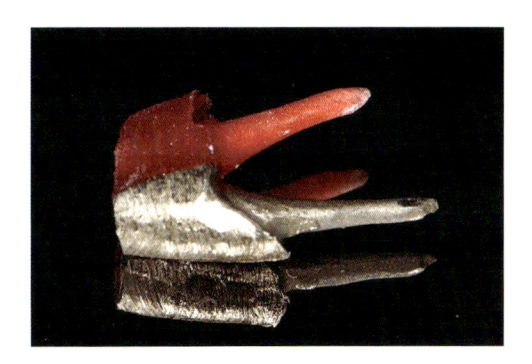

◄ **Figura 3.172**
Porção macho em resina acrílica encaixada na porção fêmea já fundida.

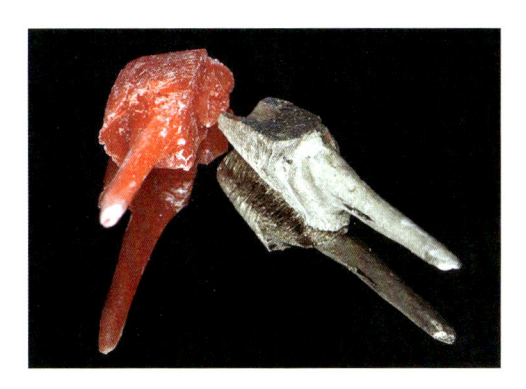

◄ **Figura 3.173**
Porção macho do núcleo metálico fundido em resina acrílica e porção fêmea já fundida em liga de Co-Al.

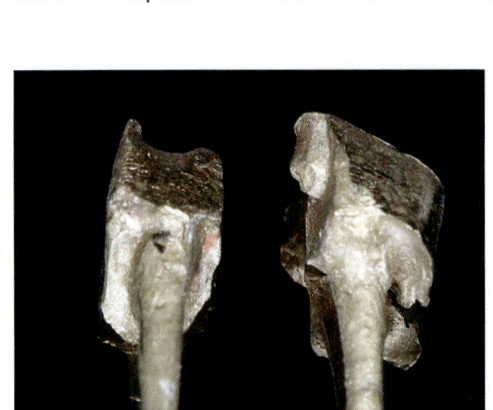

◄ **Figura 3.174**
Porções macho e fêmea do núcleo metálico fundido.

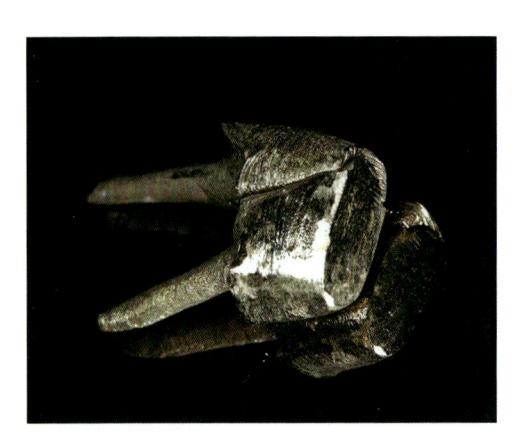

◄ **Figura 3.175**
Porções macho e fêmea do núcleo metálico fundido encaixadas.

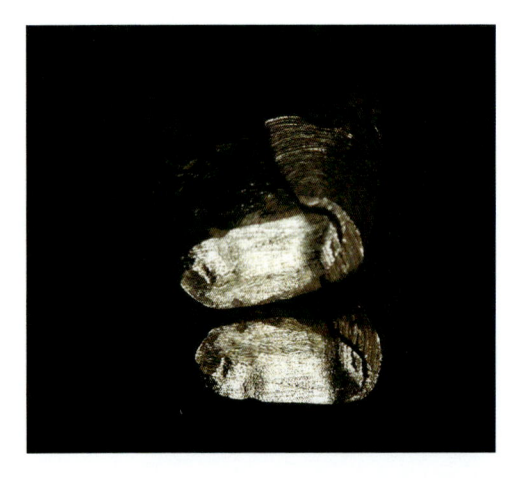

◄ **Figura 3.176**
Visão oclusal das porções macho e fêmea do núcleo metálico fundido.

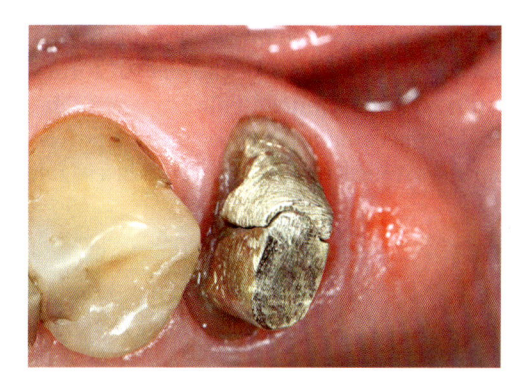

◄ Figura **3.177**
Vista oclusal das porções macho e fêmea do núcleo metálico fundido provadas em boca.

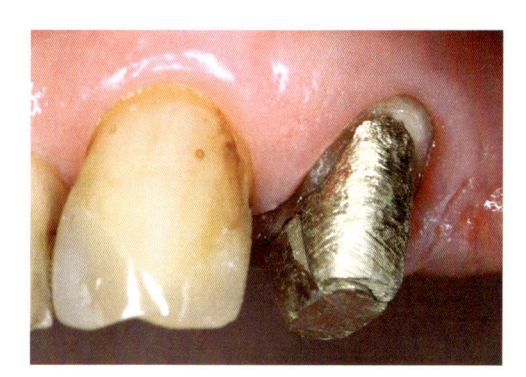

◄ Figura **3.178**
Vista vestibular das porções macho e fêmea do núcleo metálico fundido provadas em boca.

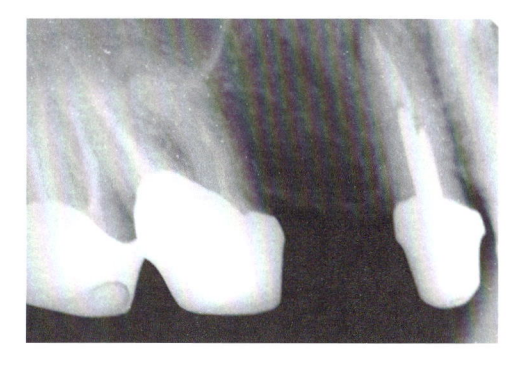

◄ Figura **3.179**
Radiografia final.

Núcleos metálicos fundidos com recobrimento de porcelana na porção coronária

Atualmente a exigência estética tomou conta de todas as classes sociais. Coroas livres de metal estão cada vez mais presentes nos consultórios odontológicos. Para acompanhar essa tendência, foram lançados no mercado os pinos estéticos. No entanto, em alguns casos, a falta de remanescente dentário coronal impede que esses tipos de pinos sejam utilizados, e isso faz com que os núcleos metálicos fundidos sejam a melhor opção. Dessa forma, teremos como única desvantagem a falta de estética proporcionada pela cor escura das ligas metálicas. Assim, preconizou-se a aplicação de uma camada cerâmica sobre a porção coronária do núcleo metálico fundido para melhorar a estética, técnica apresentada a seguir **(Figs. 3.180 a 3.196)**.

▶ Caso 13
Utilizando pino metálico fundido recoberto por porcelana em dente posterior

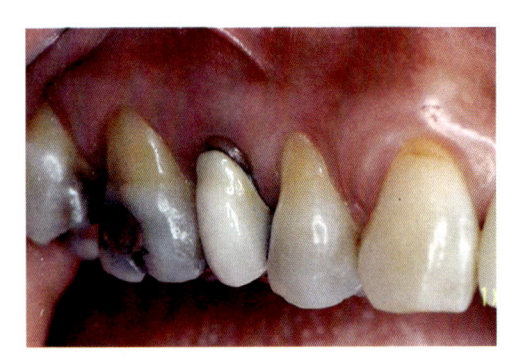

◀ Figura **3.180**
Foto inicial na qual se podem observar uma coroa metalocerâmica mal-adaptada, presença de retração gengival e estética deficiente.
(Caso gentilmente cedido pelo professor Henrique Hollweg.)

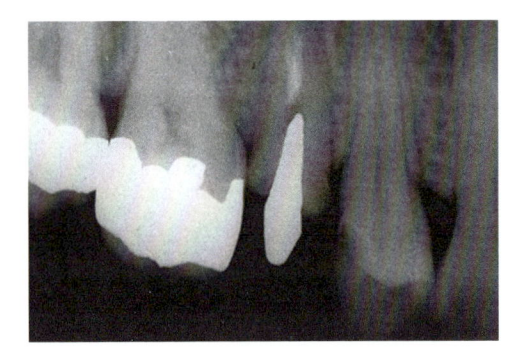

◀ Figura **3.181**
Na radiografia inicial observa-se a necessidade de refazer o núcleo metálico fundido por este estar mal-adaptado e com comprimento aquém do preconizado.

Retentores intrarradiculares ◄ 109

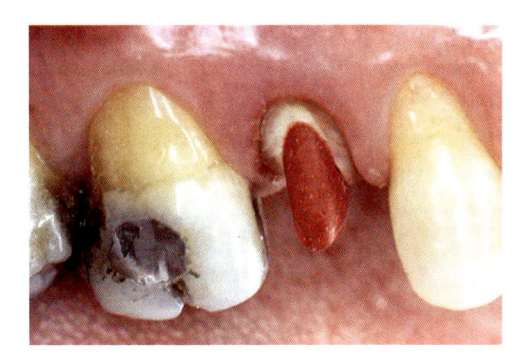

◄ Figura **3.182**
Confecção do padrão de resina acrílica vermelha (DuraLay).

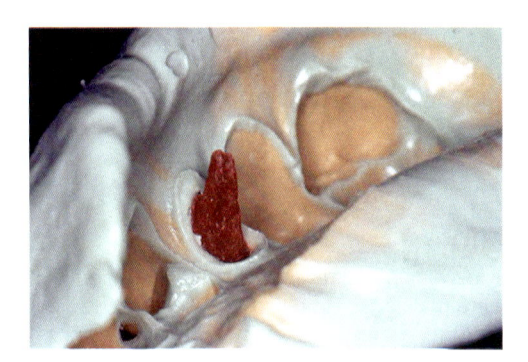

◄ Figura **3.183**
Moldagem com silicona de adição.

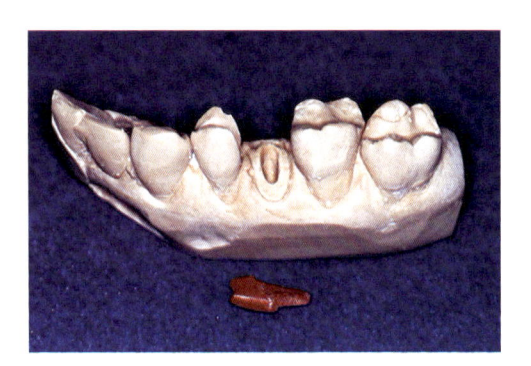

◄ Figura **3.184**
Confecção do modelo sobre o qual será aplicada a porcelana após a fundição do núcleo.

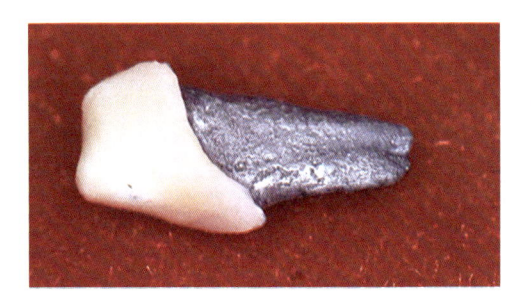

◄ Figura **3.185**
Núcleo com porção coronária recoberta por porcelana.

◄ **Figura 3.186**
Núcleo com porção coronária recoberta por porcelana cimentado.

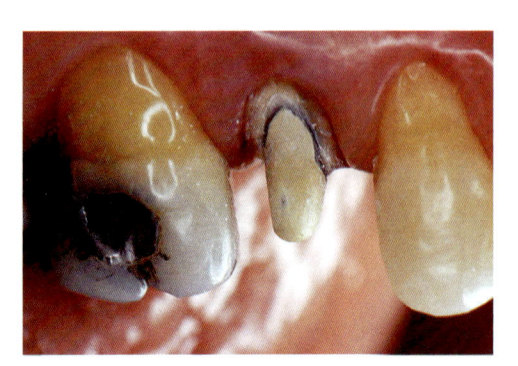

► **Caso 14**
Utilizando pino metálico fundido recoberto por porcelana em dente anterior

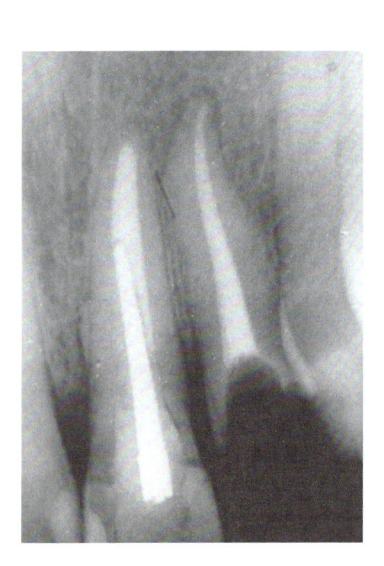

◄ **Figura 3.187**
Na radiografia inicial observam-se tratamentos endodônticos satisfatórios para realização de outros núcleos intrarradiculares.

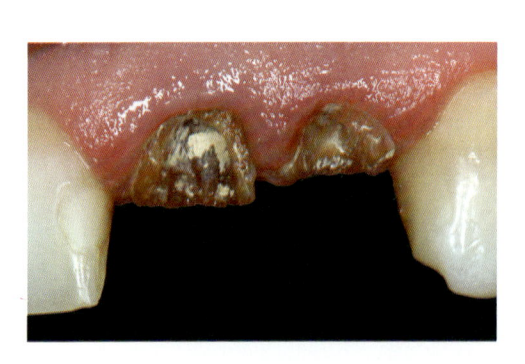

◄ **Figura 3.188**
Foto inicial após remoção das coroas protéticas deficientes.

Retentores intrarradiculares ◄ 111

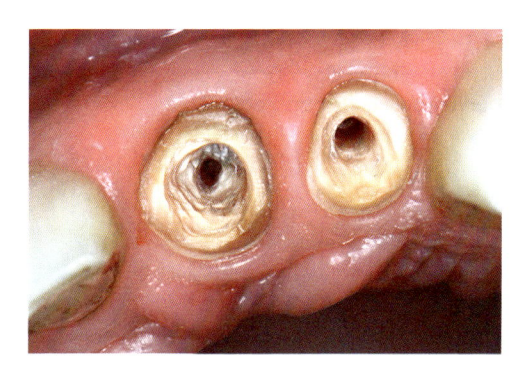

◄ Figura **3.189**
Remanescente dentário após o preparo.

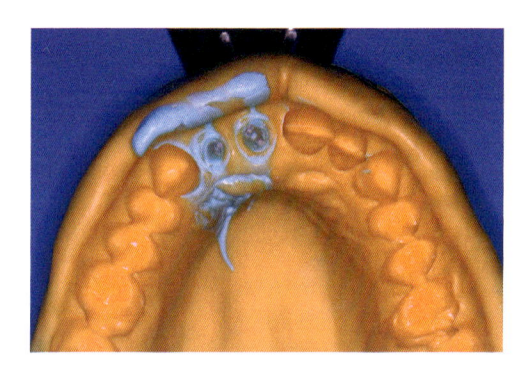

◄ Figura **3.190**
Moldagem dos condutos com silicone de adição para confecção dos núcleos por meio da técnica indireta.

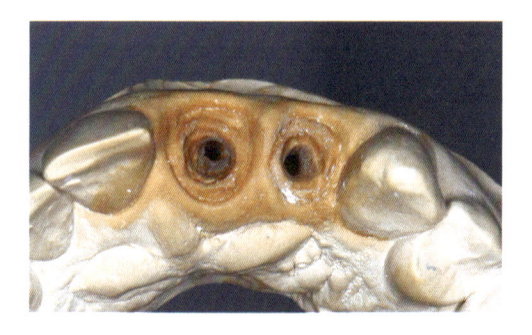

◄ Figura **3.191**
Confecção do modelo sobre o qual será aplicada a porcelana após a fundição dos núcleos.

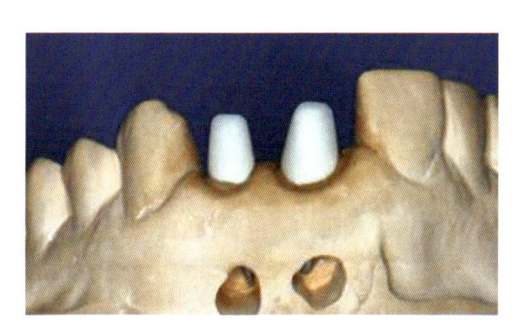

◄ Figura **3.192**
Núcleos com porção coronária recoberta por porcelana sobre o modelo de gesso.

◄ **Figura 3.193**
Vista vestibular dos núcleos com porção coronária recoberta por porcelana.

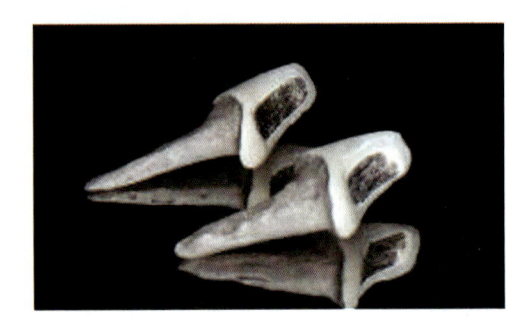

◄ **Figura 3.194**
Vista palatal dos núcleos com porção coronária recoberta por porcelana.

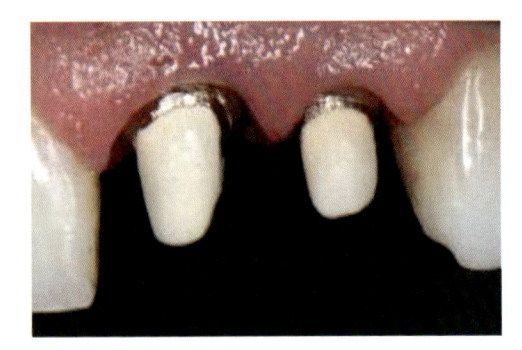

◄ **Figura 3.195**
Núcleos com porção coronária recoberta por porcelana cimentados.

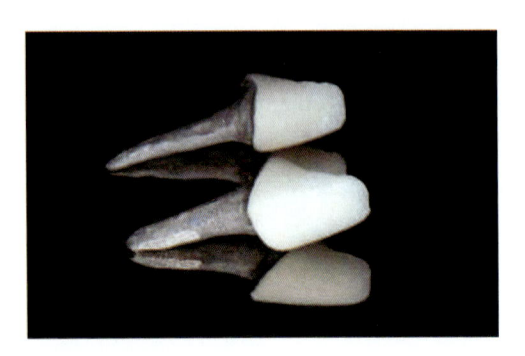

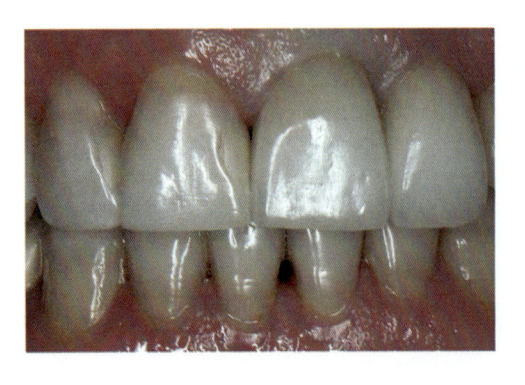

◄ **Figura 3.196**
Próteses finalizadas.

Referências

1. Shillingburg HT, Kessler JC. Restoration of endodontically treated tooth. Chicago: Quintessence; 1982.p. 12-44.

2. Lewis R, Smith BG. A clinical survey of failed post retained crowns. Br Dent J. 1988 Aug 6;165(3):95-7.

3. Torbjörner A, Karlsson S, Odman PA. Survival rate and failure characteristics for two post designs. J Prosthet Dent. 1995 May;73(5):439-44.

4. Mason PN. Contributo sperimentale alla ricerca sul legame Composipost-endodonto. In: Atti Simposio Intern Odontoiatria Adesiva e Riconstruttiva Milano: Hippocrates Edizione Medico-Scientifiche SRL; 1997.p.18-24.

5. Nicholls JI. An engineering approach to the rebuilding of endodontically treated teeth. J Clin Dent. 1988;1:41-4.

6. Standlee J, Caputo A. Biomechanics. J Calif Dent Assoc. 1988 Nov;16(11):49-58.

7. Galhano GA, Valandro LF, de Melo RM, Scotti R, Bottino MA. Evaluation of the flexural strenght of carbon fiber-, quartz fiber-, and glass fiber-based posts. J Endod. 2005 Mar;31(3):209-11.

8. Duret B. Composipost: filosofia, tecnica e prospettive cliniche. In: Atti Simposio Intern Odontoiatria Adesiva e Riconstruttiva Milano: Hippocrates Edizione Medico-Scientifiche SRL; 1997.p. 11-7.

9. Hu YH, Pang LC, Hsu CC, Lau YH. Fracture resistance of endodontically treated anterior teeth restored with four post-and-core systems. Quintessence Int. 2003 May;34(5):349-53.

10. Duret B, Duret F, Reynaud M. Long-life physical property preservation and postendodontic rehabilitation with the Composipost. Compend Contin Educ Dent Suppl. 1996;(20):S50-6.

11. Shillingburg HT Jr, Fisher DW, Dewhirst RB. Restoration of endodontically treated posterior teeth. J Prosthet Dent. 1970 Oct;24(4):401-9.

12. Pegoraro LF, Valle AL, Araújo CRP, Bonfante G, Conti PCR, Bonachela V. Prótese fixa. São Paulo: Artes Médicas; 2000. (Série EAP-APCD; vol.7)

13. Heydecke G, Butz F, Hussein A, Strub JR. Fracture strength after dynamic loading of endodontically treated teeth restored with different post-and-core systems. J Prosthet Dent. 2002 Apr;87(4):438-45.

14. Sorensen JA, Martinoff JT. Intracoronal reinforcement and coronal coverage: a study of endodontically treated teeth. J Prosthet Dent. 1984 Jun;51(6):780-4.

15. Ho MH, Lee SY, Chen HH, Lee MC. Three-dimensional finite element analysis of the effects of posts on stress distribution in dentin. J Prosthet Dent. 1994 Oct;72(4):367-72.

16. Giovani AR, Vansan LP, de Sousa Neto MD, Paulino SM. In vitro fracture resistance of glass-fiber and cast metal posts with different lengths. J Prosthet Dent. 2009 Mar;101(3):183-8.

17. Braga NM, Paulino SM, Alfredo E, Sousa-Neto MD, Vansan LP. Removal resistance of glass-fiber and metallic cast posts with different lengths. J Oral Sci. 2006 Mar;48(1):15-20.

4

Pinos pré-fabricados metálicos

Jefferson Ricardo Pereira
Eduardo A. Ayub
Karen Ayub
Jonas Alves de Oliveira
Jefferson Tomio Sanada
Janaina Salomon Ghizoni
Lucas Villaça Zogheib

Introdução

O uso de sistemas de pinos pré-fabricados simplifica o processo restaurador, pois todos os passos necessários para sua confecção podem ser desenvolvidos em uma única sessão.[1-6] Alguns autores[1,3,4] têm demonstrado que os núcleos metálicos fundidos utilizados na restauração de dentes tratados endodonticamente provocam um estresse interno significativamente maior do que os pinos pré-fabricados.

A restauração de dentes tratados endodonticamente usando pinos pré-fabricados e resina composta é uma técnica viável que apresenta sucesso clínico comprovado.[7,8] Alguns autores[7-10] observaram que, quando se utiliza esse tipo de restauração, a falha mais comum é a fratura do material restaurador. No entanto, quando o núcleo metálico fundido é o material de escolha, a falha mais comum é a fratura da raiz.

Como já dito no capítulo 2, um elemento-chave no preparo dentário quando se utiliza um pino intrarradicular pré-fabricado, seja qual for seu material, é a incorporação de uma férula.[3-6,11,12] O termo férula é derivado da palavra *ferum*, do latim, que significa aço e "viriola", esta, por sua vez, significando pulseira. A denominação férula é dada à característica de abraçamento realizada na estrutura dentária coronal remanescente pela coroa utilizada na restauração.

A efetividade da férula tem sido avaliada por uma série de métodos, incluindo teste de fratura,[3,13] teste de impacto,[14] teste de fadiga[15] e análise fotoelástica.[16] Vários autores[17-19] têm sugerido que um dente deveria ter uma quantidade mínima de 2 mm de estrutura coronal acima da junção cemento-esmalte para garantir uma forma de resistência adequada para o dente. Essa estrutura coronal providenciará um efeito férula com a coroa artificial, que prevenirá o deslocamento do pino e a fratura, a qual pode ser radicular.

Os pinos pré-fabricados podem ser classificados conforme a configuração de superfície, forma anatômica e material de confecção.

Considerando o material de confecção, é possível encontrar pinos pré-fabricados metálicos (titânio e aço inoxidável) e não metálicos (fibra de vidro, fibra de carbono e cerâmicos). Neste capítulo serão abordados os pinos pré-fabricados metálicos.

Composição do pino

Os pinos pré-fabricados são encontrados em metal: feitos de aço inoxidável, recobertos com uma camada de ouro e confeccionados de titânio **(Fig. 4.1)**.

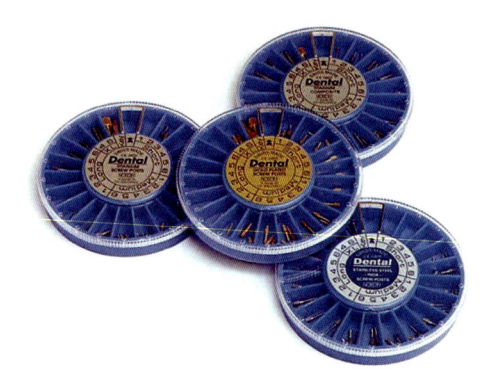

◀ Figura **4.1**
Vários sistemas de pinos metálicos pré-fabricados.

Os pinos metálicos de aço inoxidável recobertos ou não com ouro **(Figs. 4.2 e 4.3)** foram os primeiros pinos pré-fabricados desenvolvidos e ainda são amplamente utilizados devido a sua biocompatibilidade.

Retentores intrarradiculares ◄ 117

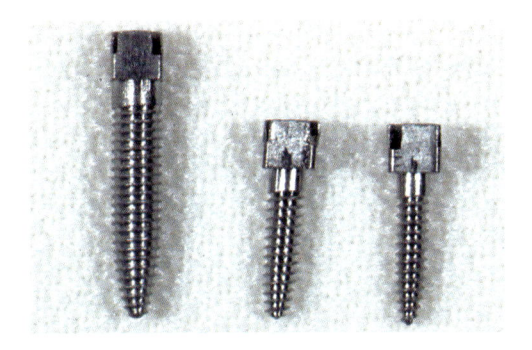

▲ Figura **4.2**
Pino pré-fabricado de aço inoxidável.

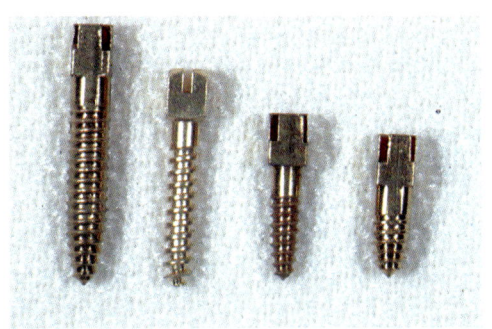

▲ Figura **4.3**
Pino pré-fabricado metálico de aço inoxidável eletroliticamente recoberto com uma fina camada de ouro 24 K.

Os pinos de titânio **(Fig. 4.4)** foram bem-aceitos por serem biocompatíveis e oferecerem adequada resistência.[20] Entretanto, assim como os pinos de aço inoxidável **(Fig. 4.2)**, apresentam módulo de elasticidade maior que o da dentina, sendo 10 e 20 vezes maior, respectivamente. Pinos com alto módulo de elasticidade não se flexionam quando submetidos a carregamento, podendo induzir o desenvolvimento de fraturas radiculares.[21]

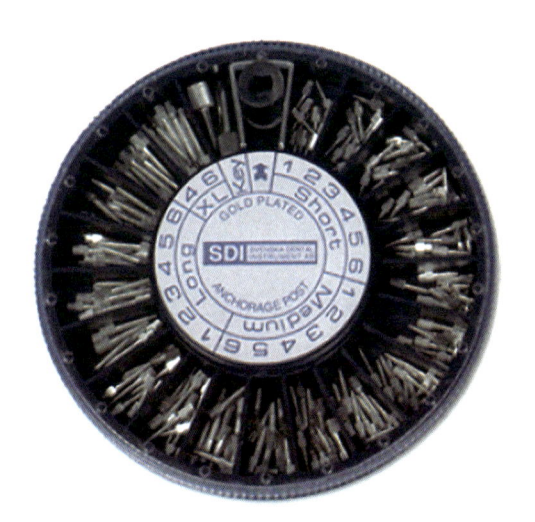

◄ Figura **4.4**
Pino pré-fabricado de titânio.

No entanto, alguns autores[9,17,22] acreditam que, independentemente do tipo de pino utilizado, é a quantidade de remanescente dental que prediz o sucesso do tratamento. Como comentado nos capítulos anteriores, o pino pré-fabricado metálico permite desgaste em sua estrutura, adaptando-se ao canal radicular e permitindo, dessa forma, menor remoção de estrutura dentária. Consequentemente, observam-se maior resistência e longevidade do dente tratado.

Configuração do pino

Considerando a forma anatômica, existem os pinos pré-fabricados cônicos e os paralelos de extremidade cônica, ambos com roscas e ponta ativa **(Fig. 4.5)**. Os pinos cônicos têm como principal vantagem a mínima remoção de estrutura dentária; contudo, como desvantagem, apresentam pior retenção. Para minimizar esse problema, a escolha de pinos mais longos e delgados possibilita melhor distribuição de tensões[23,24] e preservação de estrutura dental sadia.[25] Os pinos paralelos com extremidade cônica permitem maior volume de dentina na porção média e apical da raiz, reduzindo o risco de fratura do elemento dentário,[20,26] e, ao mesmo tempo, proporcionam retenção adequada à restauração devido a suas paredes paralelas.

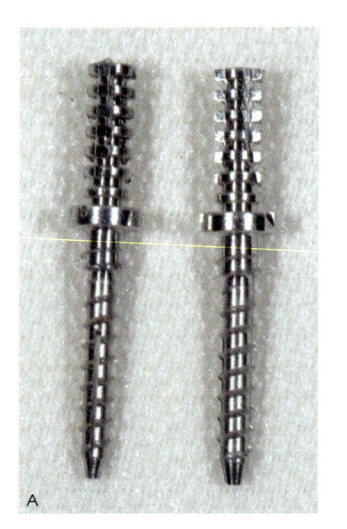

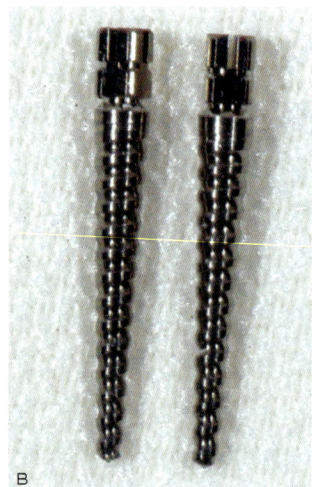

▲ Figura **4.5**
Pinos pré-fabricados de aço inoxidável.
A Pino paralelo com extremidade cônica.
B Pino cônico.

Ativos ou passivos?

Os pinos pré-fabricados metálicos foram idealmente produzidos para serem utilizados de forma ativa, ou seja, rosqueados na raiz. Por esse motivo, esses pinos possuem roscas no corpo e ponta ativa **(Fig. 4.6)**.

Porém, observou-se que a pior situação de estresse de instalação é produzida pelos pinos rosqueáveis, os quais, ao serem rosqueados, geram muita tensão nas paredes do canal radicular. Sorensen e Martinoff[27] apontaram um alto índice de fratura com esses pinos, e todos falharam por fraturas verticais da raiz. A fim de minimizar o estresse causado durante a instalação do pino, algumas empresas desenvolveram pinos com canaleta vertical. Essa canaleta impede que as roscas deem a volta completa ao redor do pino, diminuindo o estresse durante a instalação **(Fig. 4.7)**.

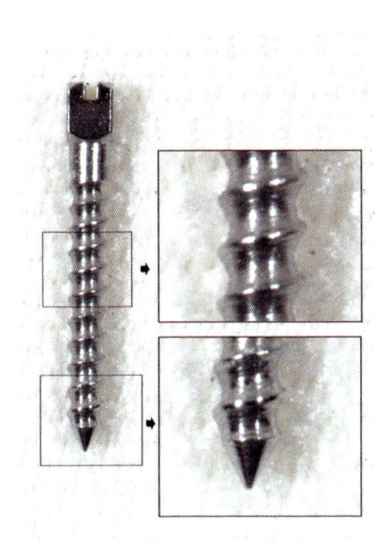

▲ Figura **4.6**
Pino metálico pré-fabricado: corpo com roscas e ponta ativa.

Assim, sugere-se a utilização desses pinos de maneira passiva. Para tanto, deve-se fazer um preparo prévio do conduto, respeitando a anatomia do canal, ou seja, o preparo deve ter no máximo um terço do diâmetro da raiz e apresentar dois terços do comprimento; em seguida, é preciso cimentar o pino pré-fabricado passivamente.

O uso de pinos pré-fabricados rosqueáveis deve se restringir a casos em que a retenção seja muito precária, como o de raízes curtas ou curvas, em que se torna impossível conseguir retenção suficiente com um pino cimentado passivamente. Nesse caso, no momento da cimentação, após o completo travamento do pino, deve-se desrosquear um quarto de volta para minimizar a tensão residual gerada no momento do rosqueamento.

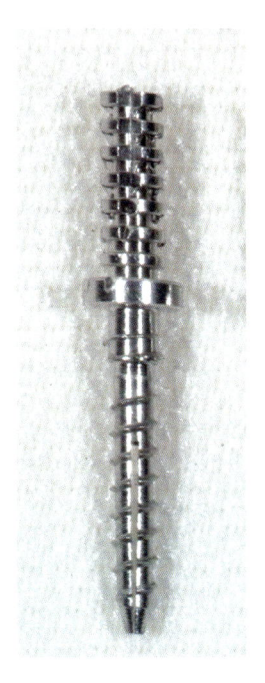

▲ Figura **4.7**
Pino com canaleta vertical.

Técnica de confecção

Preparo prévio

1. Primeiro deve-se realizar o exame radiográfico para observar o remanescente coronário, a saúde do tecido periodontal, a qualidade do tratamento endodôntico, o comprimento, diâmetro e forma da raiz, e a inclinação mésio-distal **(Fig. 4.8)**.

2. Depois, procede-se ao preparo da estrutura coronária remanescente, regularizando a estrutura dentária e removendo tecidos cariados ou amolecidos, preservando o máximo de estrutura remanescente sadia, o que ajuda a diminuir a concentração de tensão e de forças na margem gengival e a prevenir fraturas **(Fig. 4.9)**.

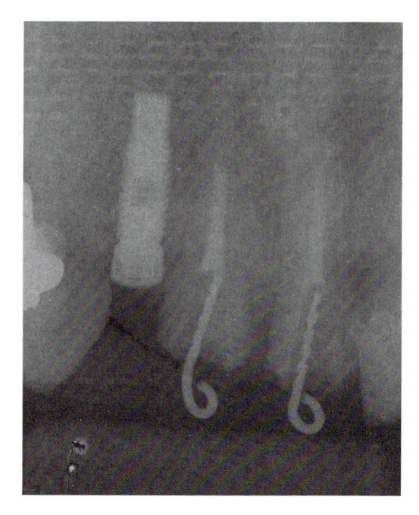

▲ Figura **4.8**
Radiografia inicial mostrando tratamento endodôntico satisfatório.

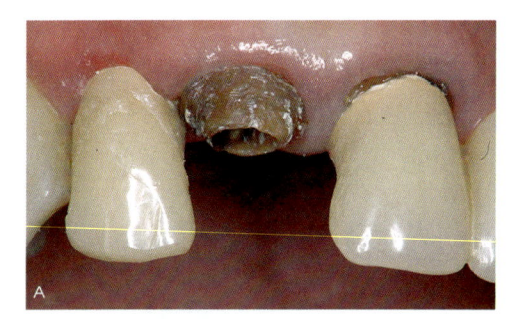

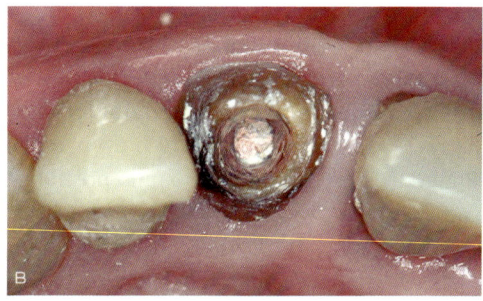

▲ Figura **4.9**
A Vista vestibular do dente a ser restaurado após o preparo do remanescente coronal, preservando o máximo de estrutura dental possível.
B Vista oclusal do dente a ser restaurado após o preparo do remanescente coronal, preservando o máximo de estrutura dental possível.

3 Preparo do conduto.

a Estabelecimento do comprimento do pino (nova tomada radiográfica após o preparo do remanescente coronal) **(Fig. 4.10)**.

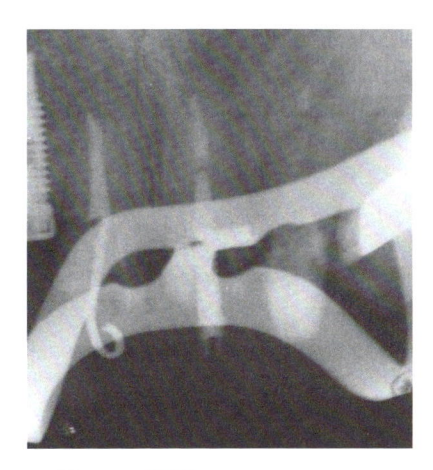

▲ Figura **4.10**
Radiografia e verificação do comprimento do pino.

b Seleção do pino **(Fig. 4.11)**.

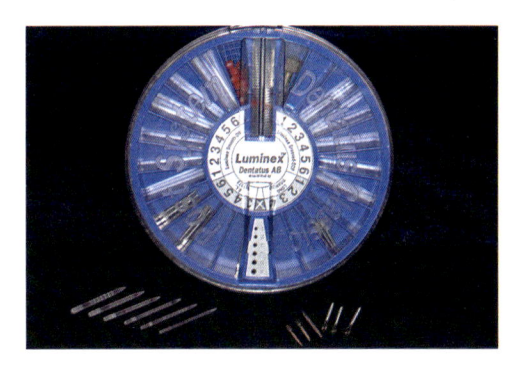

▲ Figura **4.11**
Seleção do pino pré-fabricado.

c A desobturação do conduto deve ser realizada com pontas Rhein aquecidas, de calibre menor ou ligeiramente mais estreito, aumentando de modo gradual com diâmetros escalonados, até que o orifício obtido seja compatível com a morfologia e o diâmetro que apresenta o conduto. Dessa maneira, obtém-se a melhor forma de resistência, até atingir o comprimento preestabelecido. Quando não for possível remover todo o material com esses instrumentos, usam-se brocas específicas do kit utilizado ou ainda brocas Gates ou Largo de diâmetro apropriado ao conduto, com guia de penetração **(Fig. 4.12)**. O alargamento do conduto radicular tem de coincidir com sua anatomia, não devendo exceder mais de um ou dois tamanhos da lima utilizada para o tratamento endodôntico; seu diâmetro deve ser suficiente para permitir a retenção do pino.

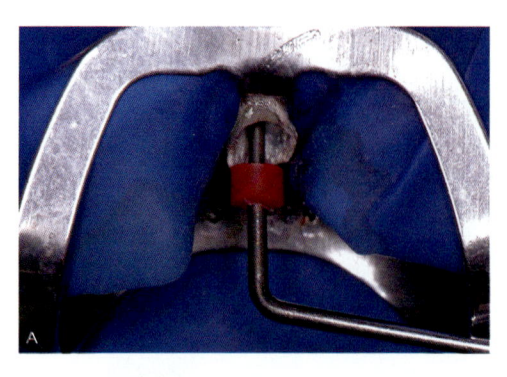

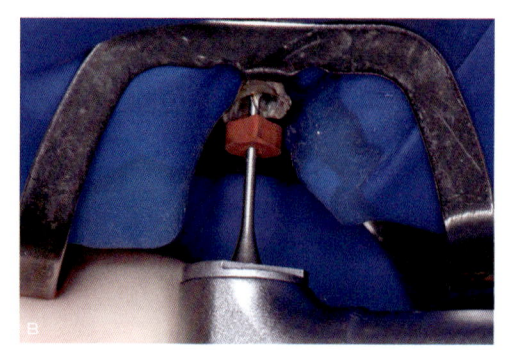

▲ Figura **4.12**
A Após o preparo do remanescente coronal, realiza-se a remoção do material obturador com pontas Rhein.
B Uma broca específica do kit de pinos, com diâmetro referente ao do pino escolhido, é utilizada na extensão determinada para o seu comprimento.

d Nesse momento deve-se provar o pino selecionado no interior do conduto preparado **(Fig. 4.13)** e verificar se todo o seu comprimento foi por ele alcançado. É preciso, ainda, conferir o remanescente da obturação, que não deve ser menor que 3 mm, para garantir um selamento efetivo da área. Para isso, torna-se necessária outra tomada radiográfica.

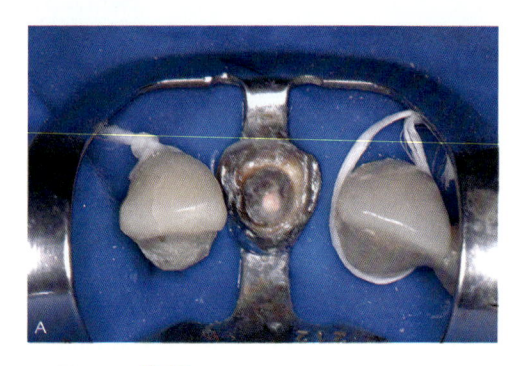

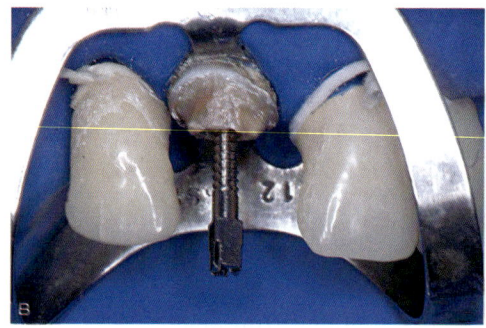

▲ Figura **4.13**
A Conduto preparado e prova do pino pré-fabricado.
B Pode-se observar que o pino não está completamente assentado no interior do conduto.

Quando o pino pré-fabricado metálico não se apresentar adequadamente assentado no interior do conduto, deve-se desgastar sua ponta, sempre mantendo uma parte da porção que possui roscas, até que o pino se adapte completamente no conduto radicular **(Fig. 4.13)**. A porção remanescente das roscas deve proporcionar uma leve retenção na porção apical do conduto, melhorando significativamente, dessa forma, o prognóstico do tratamento, já que o sucesso da retenção do pino não será somente dependente do cimento utilizado. Assim, consegue-se adaptar o pino de aço, sem haver necessidade de maiores desgastes na região apical do conduto radicular, evitando, desse modo, o enfraquecimento do remanescente dentário **(Figs. 4.14 e 4.15)**.

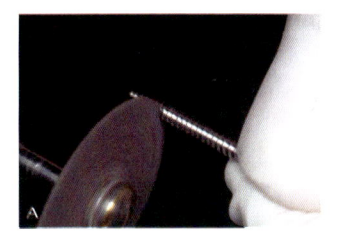

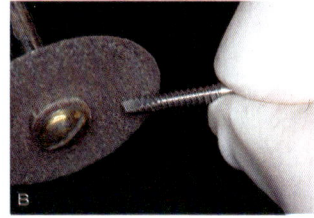

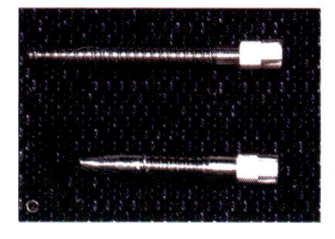

▲ Figura **4.14**
A Corte de parte da porção apical do pino com disco de carborundum para diminuir seu comprimento.
B Afilamento da porção apical do pino para que este se adapte à anatomia cônica da raiz, sem haver maior necessidade de desgaste dentário nessa região.
C Pino original e pino adaptado ao conduto radicular.

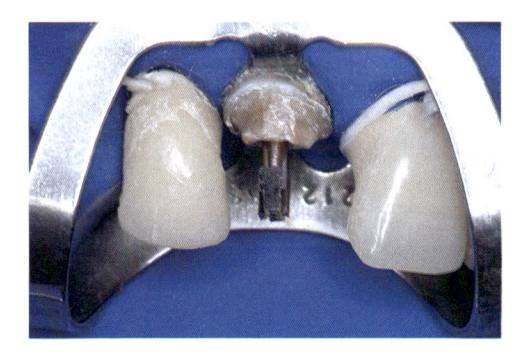

◄ Figura **4.15**
Pino intrarradicular adaptado ao conduto radicular.

Nesse momento, deve-se tirar uma radiografia periapical para verificar o completo assentamento do pino intrarradicular **(Fig. 4.16)**.

◄ Figura **4.16**
Radiografia para verificar o completo assentamento do pino.

Cimentação do pino

1 Previamente à cimentação, isola-se o campo operatório com isolamento absoluto, se possível, ou isolamento relativo, seguido da limpeza do conduto com líquido desengordurante, para remoção de impurezas provenientes de lubrificações realizadas. Seca-se completamente, utilizando-se cones de papel absorvente **(Fig. 4.17)**.

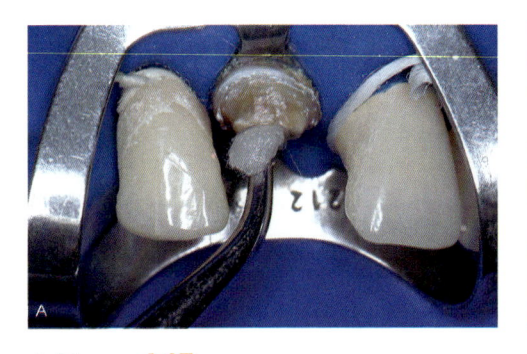

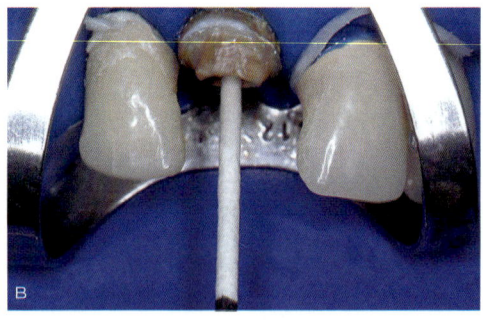

▲ Figura **4.17**
A Limpeza do conduto com solução desengordurante.
B Secagem do conduto com papel absorvente.

Retentores intrarradiculares ◄ **125**

2 Após selecionar o cimento a ser utilizado, deve-se manipulá-lo segundo as especificações do fabricante, pincelá-lo no pino e introduzi-lo no conduto com uma broca Lentulo **(Figs. 4.18 a 4.27)**.

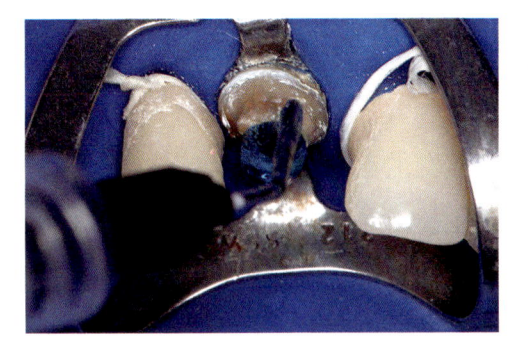

◄ Figura **4.18**
Aplicação do ataque ácido com ácido fosfórico a 37%.

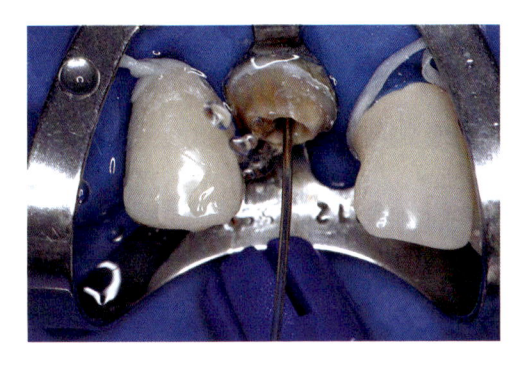

◄ Figura **4.19**
Lavagem do conduto durante 30 segundos.

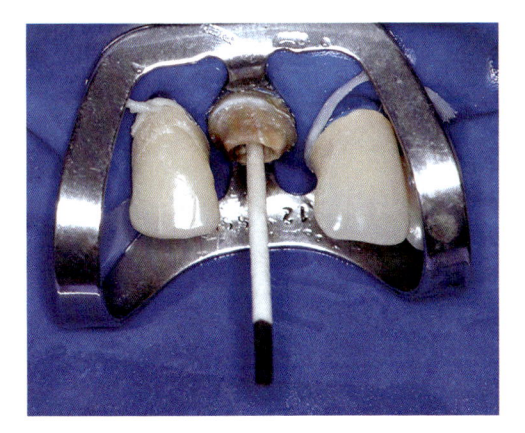

◄ Figura **4.20**
Secagem do conduto para aplicação do sistema adesivo.

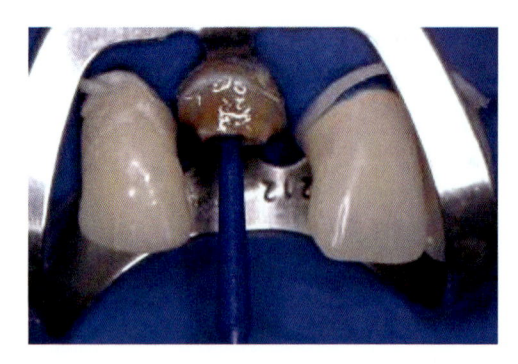

◀ **Figura 4.21**
Aplicação do sistema adesivo no conduto radicular.

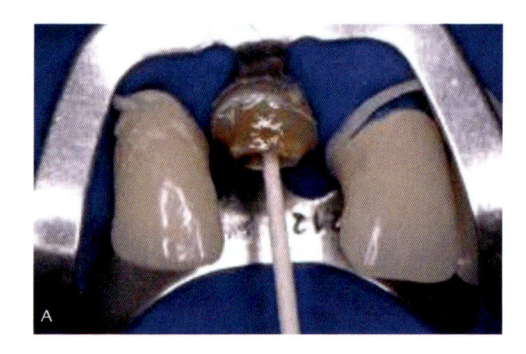

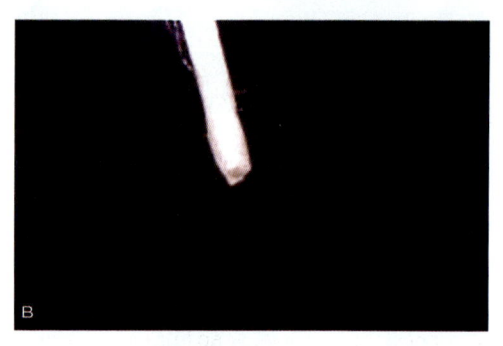

▲ **Figura 4.22**
A Remoção do excesso de adesivo com cones de papel absorvente.
B Excesso de adeviso na ponta do papel absorvente.

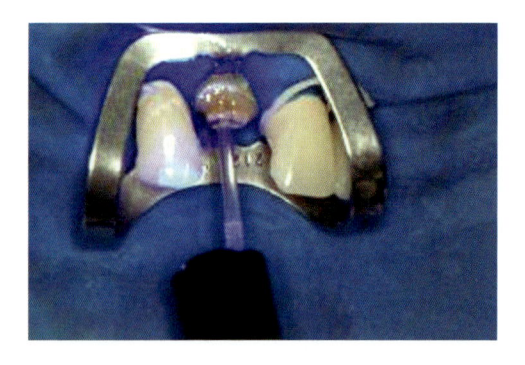

◀ **Figura 4.23**
Fotopolimerização do adesivo durante 40 segundos com auxílio do transiluminador Luminex.

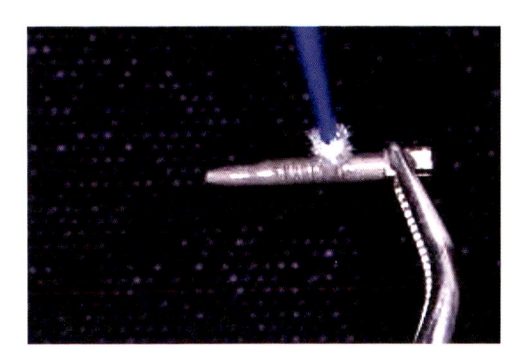

◀ **Figura 4.24**
Aplicação do Silano no pino de aço.

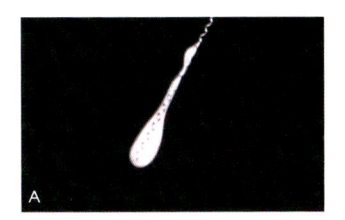

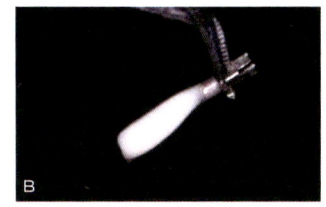

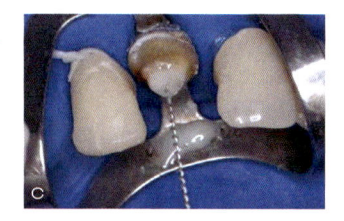

▲ **Figura 4.25**
A   A broca Lentulo será utilizada para levar o cimento resinoso ao inteior do conduto.
B   Colocação do cimento ao redor do pino pré-fabricado.
C   Cimento sendo levado ao interior do conduto com a broca Lentulo girando no sentido horário.

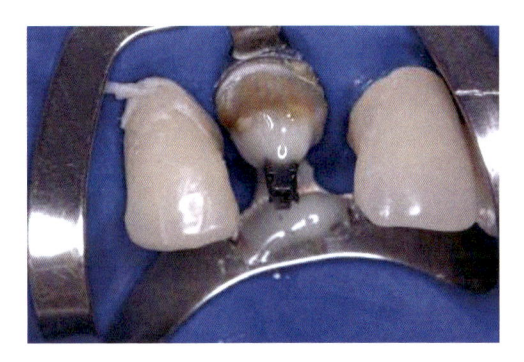

◀ **Figura 4.26**
Pino sendo cimentado no conduto radicular.

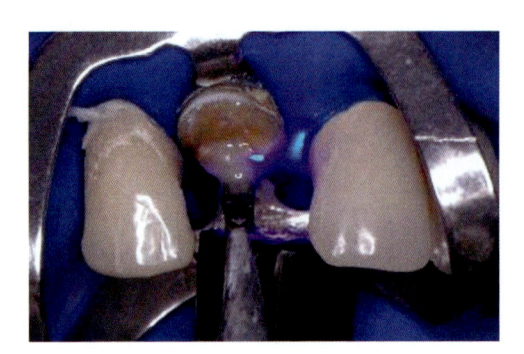

◀ **Figura 4.27**
Pino pré-fabricado sendo mantido em posição e sob pressão por meio da ponta da pinça clínica, e cimento sendo fotopolimerizado.

Confecção do núcleo de preenchimento e finalização do tratamento

1. Após a presa ou polimerização final, os excessos de cimento são removidos. Faz-se o ataque ácido do remanescente dental com ácido fosfórico a 37% durante 30 segundos, lava-se com jatos de ar e, em seguida, faz-se uma leve secagem para a aplicação do sistema adesivo, para que, após sua polimerização, seja feita a modelagem da porção coronária do núcleo com resina composta (núcleo de preenchimento), utilizando a técnica incremental **(Figs. 4.28 a 4.30)**.

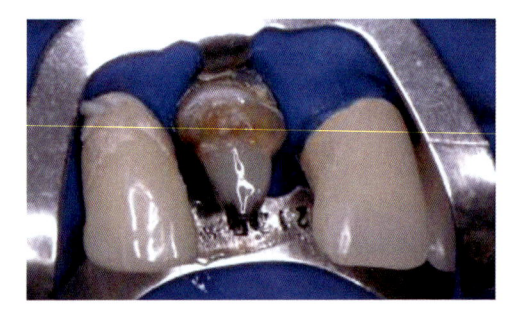

◀ **Figura 4.28**
Inserção da resina composta pela técnica incremental.

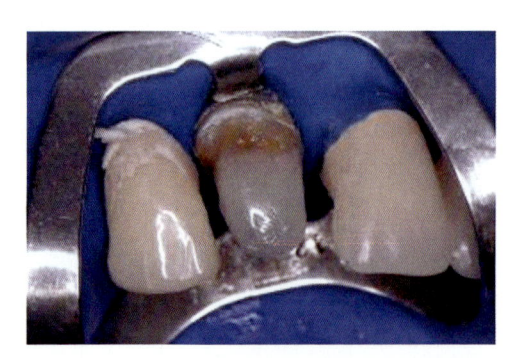

◀ **Figura 4.29**
Esboço da parte coronária reconstruída com resina composta.

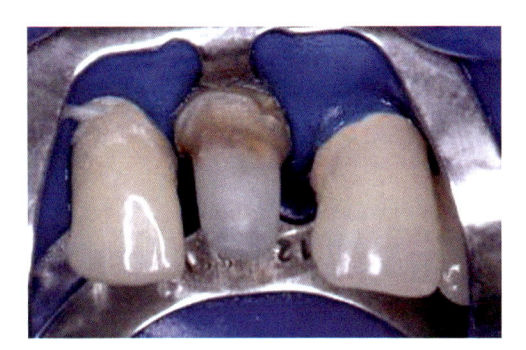

◄ Figura **4.30**
Núcleo de preenchimento finalizado.

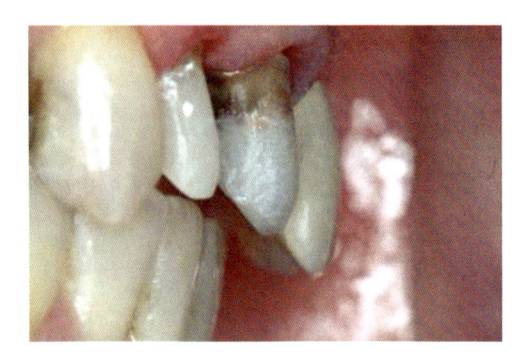

◄ Figura **4.31**
Porção coronária reconstruída com resina composta, com contorno apropriado do preparo para retentor de uma prótese fixa.

2 Após a finalização do preparo da parte coronal, confecciona-se a coroa provisória, observando-se a sequência dos passos protéticos necessários para a finalização do tratamento.

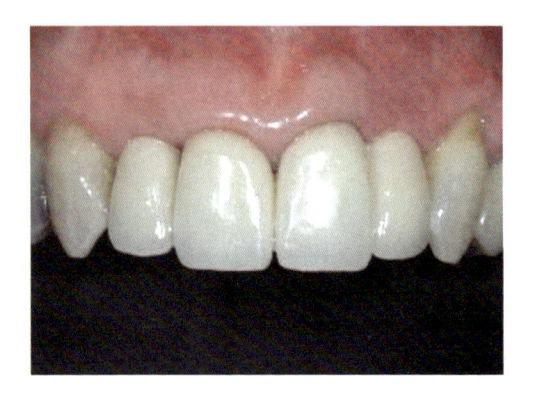

◄ Figura **4.32**
Tratamento finalizado.

Referências

1. do Valle AL, Pereira JR, Shiratori FK, Pegoraro LF, Bonfante G. Comparison of the fracture resistance of endodontically-treated teeth restored with prefabricated post and composite resin core with different post lengths. J Appl Oral Sci. 2007 Feb;15(1):29-32.

2. Zogheib LV, Pereira JR, do Valle AL, de Oliveira JA, Pegoraro LF. Fracture resistance of weakened roots restored with composite resin and glass fiber post. Braz Dent J. 2008;19(4):329-33.

3. Pereira JR, de Ornelas F, Conti PC, do Valle AL. Effect of a crown ferrule on the resistance of endodontically treated teeth restored with prefabricated posts. J Prosthet Dent. 2006 Jan;95(1):50-4.

4. Pereira JR, Neto Tde M, Porto Vde C, Pegoraro LF, do Valle AL. Influence of the remaining coronal structure on the resistance of teeth with intraradicular retainer. Braz Dent J. 2005;16(3):197-201.

5. Pereira JR, Valle AL, Shiratori FK, Ghizoni JS, Melo MP. Influence of intraradicular post and crown ferrule on the fracture strength of endodontically treated teeth. Braz Dent J. 2009;20(4):297-302.

6. de Oliveira JA, Pereira JR, Lins do Valle A, Zogheib LV. Fracture resistance of endodontically treated teeth with different heights of crown ferrule restored with prefabricated carbon fiber post and composite resin core by intermittent loading. Oral Surg Oral Med Oral Pathol Oral Radiol Endod. 2008 Nov;106(5):e52-7.

7. Stockton LW. Factors affecting retention of post systems: a literature review. J Prosthet Dent. 1999 Apr;81(4):380-5.

8. Torbjörner A, Fransson B. A literature review on the prosthetic treatment of structurally compromised teeth. Int J Prosthodont. 2004 May-Jun;17(3):369-76.

9. Assif D, Oren E, Marshak BL, Aviv I. Photoelastic analysis of stress transfer by endodontically treated teeth to the supporting structure using different restorative techniques. J Prosthet Dent. 1989 May;61(5):535-43.

10. Fraga RC, Chaves BT, Mello GS, Siqueira JF Jr. Fracture resistance of endodontically treated roots after restoration. J Oral Rehabil. 1998 Nov;25(11):809-13.

11. Pereira JR. Influência do remanescente dentário coronal na avaliação de dentes tratados endodonticamente restaurados com pinos pré-fabricados e resina composta[dissertação]. Bauru: Faculdade de Odontologia de Bauru, Universidade de São Paulo; 2003.

12. Pereira JR. Efeito do pino intraradicular e da presença de férula na resistência de dentes tratados endodonticamente [tese]. Bauru: Faculdade de Odontologia de Bauru, Universidade de São Paulo; 2007.

13. Gegauff AG. Effect of crown lengthening and ferrule placement on static load failure of cemented cast post-cores and crowns. J Prosthet Dent. 2000 Aug;84(2):169-79.

14. Cathro PR, Chandler NP, Hood JA. Impact resistance of crowned endodontically treated central incisors with internal composite cores. Endod Dent Traumatol. 1996 Jun;12(3):124-8.

15. Isidor F, Brøndum K, Ravnholt G. The influence of post length and crown ferrule on the resistance to cyclic loading of bovine teeth prefabricated titanium post. Int J Prosthodont. 1999 Jan-Feb;12(1):78-82.

16. Loney RW, Kotowicz WE, McDowell GC. Three-dimensional photoelastic stress analysis of the ferrule effect in cast post and cores. J Prosthet Dent. 1990 May;63(5):506-12.

17. Sorensen JA, Engelman MJ. Ferrule design and fracture resistance of endodontically treated teeth. J Prosthet Dent. 1990 May;63(5):529-36.

18. Trabert KC, Caput AA, Abou-Rass M. Tooth fracture-a comparison of endodontic and restorative treatments. J Endod. 1978 Nov;4(11):341-5.

19. Wagnild GW, Mueller KL. Restoration of the endodontically treated tooth. In: Cohen, S, Burns RC, editors. Pathways of the pulp. 8th ed. St. Louis: Elvevier; 2001. p.765-95.

20. Christensen GJ. Posts: necessary or unnecessary? J Am Dent Assoc. 1996 Oct;127(10):1522-4, 1526.

21. Dean JP, Jeansonne BG, Sarkar N. In vitro evaluation of a carbon fiber post. J Endod. 1998 Dec;24(12):807-10.

22. Morgano SM, Milot P. Clinical success of cast metal post and cores. J Prosthet Dent. 1993 Jul;70(1):11-6.

23. Holmes DC, Diaz-Arnold AM, Leary JM. Influence of post dimension on stress distribution in dentin. J Prosthet Dent. 1996 Feb;75(2):140-7.

24. Peters MC, Poort HW, Farah JW, Craig RG. Stress analysis of a tooth restored with a post and core. J Dent Res. 1983 Jun;62(6):760-3.

25. Trope M, Maltz DO, Tronstad L. Resistance to fracture of restored endodontically treated teeth. Endod Dent Traumatol. 1985 Jun;1(3):108-11.

26. Pao YC, Reinhardt RA, Krejci RF. Root stresses with tapered-end post design in periodontally compromised teeth. J Prosthet Dent. 1987 Mar;57(3):281-6.

27. Sorensen JA, Martinoff JT. Intracoronal reinforcement and coronal coverage: a study of endodontically treated teeth. J Prosthet Dent. 1984 Jun;51(6):780-4.

Leituras recomendadas

Baraban DJ. A simplified method for making posts and cores. J Prosthet Dent. 1970 Sep;24(3):287-97.

Baraban DJ. Immediate restoration of pulpless teeth. J Prosthet Dent. 1972 Dec;28(6):607-12.

Bergman B, Lundquist P, Sjögren U, Sundquist G. Restorative and endodontic results after treatment with cast and cores. J Prosthet Dent. 1989 Jan;61(1):10-5.

Bex RT, Parker MW, Judkins JT, Pelleu GB Jr. Effect of dentinal bonded resin post-core preparations on resistance to vertical root fracture. J Prosthet Dent. 1992 Jun;67(6):768-72.

Federick DR. An application of the dowel and composite resin core technique. J Prosthet Dent. 1974 Oct;32(4):420-4.

Frank AL. Protective coronal coverage of the pulpless tooth. J Am Dent Assoc. 1959 Nov;59:895-900.

Gelfand M, Goldman M, Sunderman EJ. Effect of complete veneer crowns on the compressive strength of endodontically treated posterior teeth. J Prosthet Dent. 1984 Nov;52(5):635-8.

Johnson JK, Schwartz NL, Blackwell RT. Evaluation and restoration of endodontically treated posterior teeth. J Am Dent Assoc. 1976 Sep;93(3):597-605.

Oliveira Fde C, Denehy GE, Boyer DB. Fracture resistance of endodontically prepared teeth using various restorative materials. J Am Dent Assoc. 1987 Jul;115(1):57-60.

Perel ML, Muroff FI. Clinical criteria for posts and cores. J Prosthet Dent. 1972 Oct;28(4):405-11.

Plasmans PJ, Visseren LG, Vrijhoef MM, Kayser AF. In vitro comparison of dowel and core techniques for endodontically treated molars. J Endod. 1986 Sep;12(9):382-7.

Silverstein WH. The reinforcement of weakened pulpless teeth. J Prosthet Dent. 1964 Mar;14(2):371-82.

Stern N, Hirshfeld Z. Principles of preparing endodontically treated teeth for dowel and core restorations. J Prosthet Dent. 1973 Aug;30(2):162-5.

5

Pinos pré-fabricados não metálicos

Jefferson Ricardo Pereira
Eduardo A. Ayub
Accácio Lins do Valle
Estevam A. Bonfante
Alvaro Della Bona
Karen Ayub
Juliano Scolaro
Jefferson Tomio Sanada
Thiago A. Pegoraro
Jonas Alves de Oliveira
Lucas Villaça Zogheib

Introdução

O surgimento de pinos intrarradiculares e núcleos de preenchimento com coloração mais próxima à do dente natural ocorreu apenas a partir da década de 1960, impulsionado principalmente pela limitação estética dos pinos metálicos quando utilizados sob coroas cerâmicas livres de metal.[1-5] A facilidade do uso, aliada à estética, fez com que os pinos pré-fabricados não metálicos ganhassem popularidade rapidamente. Os pinos cerâmicos, em especial aqueles à base de zircônia, apareceram no final da década de 1980 e, pouco tempo mais tarde, surgiram os pinos à base de fibras de carbono e de vidro.[6]

Com a introdução dos pinos reforçados por fibra, surgiu um novo conceito de sistema restaurador em que os vários componentes da restauração (sistema adesivo, agente cimentante, pino e material de preenchimento) constituem, em teoria, um complexo estrutural mecanicamente homogêneo. Como esse sistema restaurador utiliza materiais com propriedades físicas semelhantes às da dentina,[3,7-9] espera-se um comportamento funcional similar àquele de um dente íntegro.[5,10] Tal observação tem sido corroborada por estudos clínicos que reportam ausência de fratura radicular com o uso de pinos de fibra.[11-13] No entanto, a alta sensibilidade do procedimento de cimentação resinosa desses pinos pode resultar em falha na interface cimento-dentina radicular. Têm sido relatadas dificuldades para obtenção do grau de umidade ideal do canal protético para posterior aplicação do sistema adesivo e para a remoção do excesso dos componentes do sistema adesivo do interior do canal protético. Além disso, a contração de polimerização do cimento resinoso também pode induzir à falha adesiva na interface dentina-adesivo. Mais informações sobre cimentação serão apresentadas no capítulo 7.

É importante ressaltar que os pinos pré-fabricados, tanto os estéticos quantos os metálicos, só devem ser usados na presença de no mínimo 2 mm de férula. A utilização desses pinos em dentes com remanescente dentário coronal menor que 2 mm apresenta alta probabilidade de falha adesiva.[14]

Tipos de pinos pré-fabricados estéticos

A restauração de dentes tratados endodonticamente com materiais livres de metal, que possuam propriedades físicas similares às da dentina, tem sido utilizada na odontologia restauradora.[6] Alguns autores têm dado ênfase ao uso de pinos feitos com materiais que apresentem propriedades biomecânicas similares às do dente.[6,8] Outros sugerem que não só o desenho, mas também o material do pino e do núcleo afetam a resistência a fraturas de dentes submetidos a tratamento endodôntico.[6]

Até recentemente, todos os pinos pré-fabricados disponíveis eram compostos de ligas metálicas, resultando em uma combinação restauradora de estrutura heterogênea (dentina, pino metálico, cimento e material restaurador).[6] Pinos com propriedades muito diferentes das da dentina e outros materiais envolvidos na restauração têm como principal desvantagem concentrar estresse em áreas não controladas e vitais para a manutenção da resistência de um dente tratado endodonticamente.[6] Os pinos de fibra de vidro, por apresentarem módulo de elasticidade mais próximo ao da dentina, distribuem o estresse sobre uma área de superfície mais ampla, diminuindo o risco de fratura radicular.[7,8,11,15]

De acordo com o material

▶ Pinos de fibra de carbono

Os pinos de fibra de carbono foram introduzidos por Duret e colaboradores.[16] Os autores utilizaram um material não metálico, fibra de carbono, para reforçar o pino.[16] Conhecidos como "composipost", esses pinos foram um dos primeiros a surgir no mercado. Seu módulo de elasticidade é semelhante ao da dentina e são envolvidos por uma matriz de Bis-GMA, permitindo aderência do pino ao material de preenchimento e, por consequência, ao dente.

Porém, esses pinos mostravam uma deficiência estética por possuir cor preta (coloração apresentada pelas fibras de carbono), o que forçou o desenvolvimento de fibras translúcidas e da cor do dente. Por isso, a demanda por pinos à base de fibra de carbono diminuiu muito, embora a real implicação estética seja questionável do ponto de vista clínico **(Fig. 5.1)**, como comentado no capítulo 2.

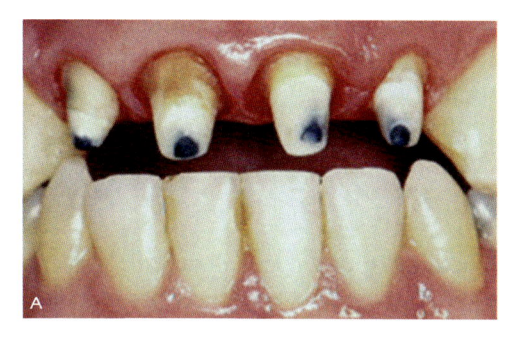

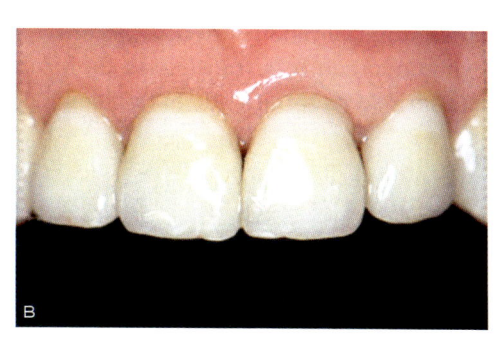

▲ Figura **5.1**
A Dentes restaurados com pinos pré-fabricados de carbono e núcleos de preenchimento em resina composta.
B Pode-se observar que a estética não é prejudicada pela utilização de um pino pré-fabricado de fibra de carbono.

▶ Pinos de resina reforçados por fibras de vidro e de quartzo

Os pinos pré-fabricados de resina reforçados por fibra de vidro foram introduzidos em 1992. Esses pinos são compostos de fibras de vidro unidirecionais envolvidas numa matriz epóxica resinosa que reforça o pino sem comprometer seu módulo de elasticidade **(Fig. 5.2)**.[15]

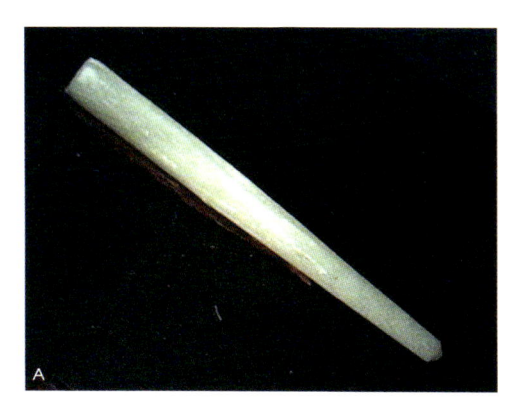

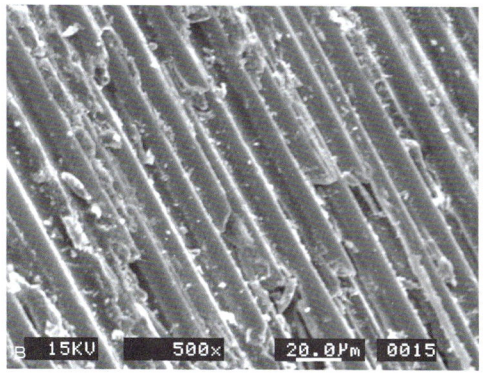

▲ Figura **5.2**
(A) Fotografia e **(B)** imagem de microscopia eletrônica de varredura de pino de fibra de vidro, mostrando características da disposição unidirecional das fibras.

Os pinos de fibras de vidro e de quartzo, além de serem estéticos, podem ser unidos adesivamente ao tecido dentinário e apresentam módulo de elasticidade similar ao da dentina, distribuindo os estresses à estrutura dental de forma mais favorável e diminuindo, assim, o risco de fratura radicular.[17] Possuem também uma redução da incidência de fraturas, não são corrosivos, são biocompatíveis e de fácil remoção, caso haja necessidade.[18,19] Além disso, apresentam elevada resistência mecânica e translucidez, portanto, são fototransmissores, permitindo não só a transmissão da luz durante a fotopolimerização, mas também não interferindo na refração da luz ambiente da restauração final.[6,20,21]

▶ **Pinos de porcelana**

Os pinos de cerâmica oferecem excelente desempenho estético, com potencial de mimetização, mas deixam a desejar com relação ao requisito mecânico, pois são extremamente rígidos, apresentando alto módulo de elasticidade (aproximadamente 200 GPa), que é bem superior ao da dentina (18 GPa). A diferença entre os módulos de elasticidade da dentina e do material do pino é uma fonte de estresse para as estruturas radiculares, proporcionando risco de fratura.[22] Para melhorar a retenção e minimizar o estresse na raiz, os pinos cerâmicos são utilizados com cimentos que aderem tanto à dentina radicular quanto à estrutura do pino, embora também possam ser usados com os convencionais.[23] Os pinos cerâmicos apresentam ainda a desvantagem da dificuldade de remoção, uma vez que, no caso de retratamento, o acesso aos canais radiculares é extremamente difícil **(Fig. 5.3)**.[24]

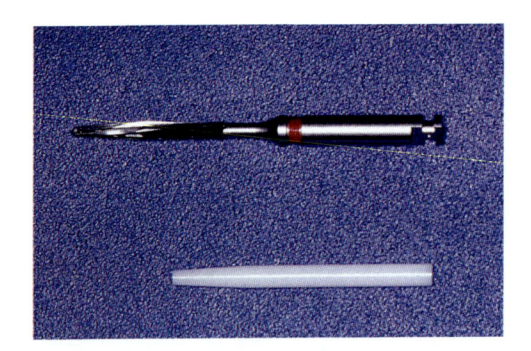

◀ Figura **5.3**
Pino à base de zircônia e broca para preparo do canal protético.

De acordo com a configuração

Entre os sistemas de pinos pré-fabricados intrarradiculares, os mais retentivos são os pinos paralelos serrilhados.[25-28] A maior retenção apresentada pelos pinos paralelos é justificada pelo fato de esses pinos apresentarem embricamento mecânico com as paredes do canal protético a partir do terço médio[30] e distribuírem o estresse de maneira mais uniforme que os pinos cônicos.[29] Isso porque as serrilhas fazem com que a carga do cimento se encontre na margem onde as fibras foram seccionadas, aumentando, assim, a retenção.[31] Os pinos paralelos, porém, necessitam de maior desgaste do tecido dentário no preparo do canal protético, tornando a raiz mais vulnerável.

Os pinos cônicos só apresentam esse embricamento a partir do terço apical,[30] o que provavelmente faz com que esse sistema possua menor retenção. Outra explicação possível relacionada à menor retenção dos pinos lisos e cônicos é que esses pinos possuem adaptação maior no terço apical, justamente na região em que há maior dificuldade de acesso da luz do fotoativador, ficando a polimerização por conta da reação química.[28]

Os pinos paralelos de extremidade cônica oferecem as vantagens de ambos os tipos de pinos citados – apresentam o embricamento do pino paralelo sem necessitar do desgaste apical demasiado, uma vez que nessa região o pino é cônico, requerendo menor desgaste no canal protético. Por esses motivos, são os mais indicados.

De acordo com o tratamento de superfície

Quanto ao tratamento de superfície, existem os tratamentos mecânicos (jateamento e serrilhas) e o químico (Silano). Molinari e Albuquerque[32] compararam pinos lisos e serrilhados com duas diferentes formas de tratamento do pino: o jateamento com óxido de alumínio e a silanização. Obtiveram maiores médias no teste de tração para os pinos serrilhados e pinos lisos e jateados. Spazzin e colaboradores[33] obtiveram diferença estatística entre os grupos com e sem Silano, e concluíram que a silanização, ou a associação desse tratamento a outros, resultou em aumento da resistência de união, comparada à dos grupos nos quais o Silano não foi utilizado.

De acordo com a instalação

Os pinos pré-fabricados estéticos são instalados após preparo do canal protético, ou seja, são pinos passivos e não devem produzir estresse durante a instalação.

O passo a passo para a confecção de um núcleo intrarradicular utilizando pinos pré-fabricados não metálicos

▶ **Caso 1**
Pino pré-fabricado de fibra de vidro

▶ **Passo 1: preparo do canal protético**

1. Realizar exame radiográfico para observar o remanescente coronário, a qualidade do tratamento endodôntico, o comprimento, a forma da raiz e a inclinação mésio-distal **(Fig. 5.4)**.

2. Realizar o preparo da estrutura coronária remanescente, regularizando a estrutura dentária e removendo tecidos cariados ou amolecidos, preservando o máximo de estrutura remanescente sadia, o que ajuda a diminuir a concentração de tensão na margem gengival, minimizando a possibilidade de fraturas. Requer no mínimo 2 mm de remanescente coronário em todas as paredes circundantes **(Figs. 5.5 e 5.6)**.

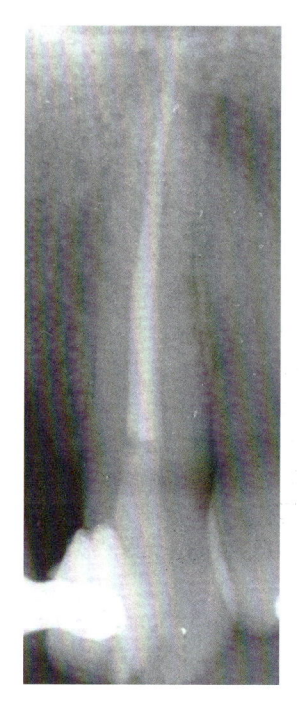

▲ Figura **5.4**
Exame radiográfico inicial.

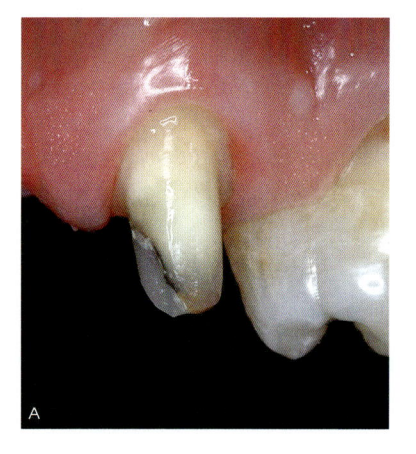

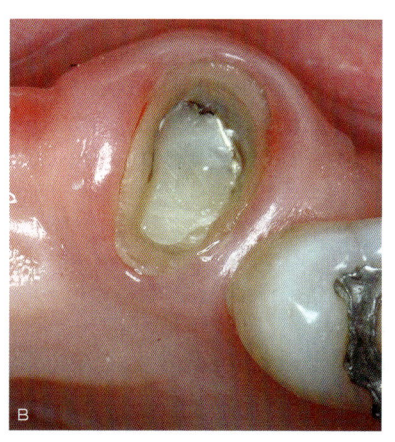

▲ Figura **5.5**
Imagem vestibular **(A)** e oclusal **(B)** inicial do incisivo central superior direito a ser restaurado antes do preparo de remanescente coronal e remoção da restauração de resina acrílica antiga.

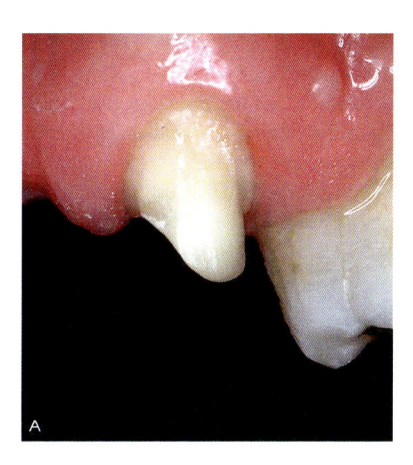

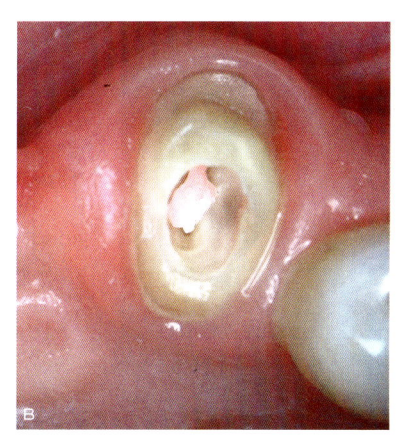

▲ Figura **5.6**
Imagem vestibular **(A)** e oclusal **(B)** do remanescente coronal preparado, preservando o máximo de estrutura dental possível.

3 A preparação do canal protético, propriamente dita, deve seguir alguns critérios:

a Estabelecimento do comprimento do pino (nova tomada radiográfica após o preparo do remanescente coronal). Deve-se notar que a profundidade do preparo do canal protético só é estabelecida após a remoção de cárie e o preparo coronário **(Fig. 5.7)**.

b Seleção do pino intrarradicular de acordo com o caso a ser restaurado **(Fig. 5.8)**.

c Desobturação do conduto realizada com pontas Rhein aquecidas, de calibre menor ou ligeiramente mais estreito, aumentando gradualmente com diâmetros escalonados, até que o orifício obtido seja compatível com a morfologia e o diâmetro que apresenta o conduto. Dessa maneira, obtém-se a melhor forma de resistência, até atingir o comprimento preestabelecido. Quando não for possível remover todo o material com esses instrumentos, devem ser usadas brocas específicas do kit de pinos utilizado ou ainda brocas Gates ou Largo de diâmetro apropriado ao conduto, com guia de penetração. O alargamento do conduto radicular precisa coincidir com sua anatomia, não devendo exceder mais de um ou dois ta-

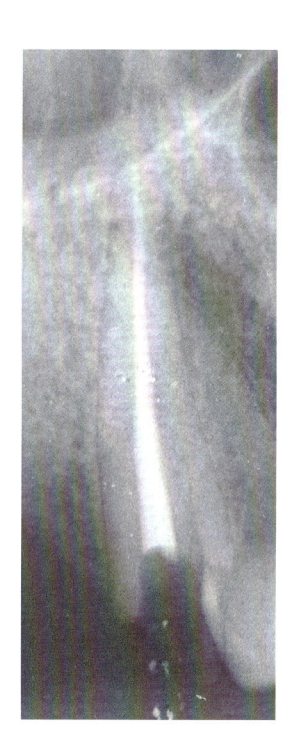

▲ Figura **5.7**
Tomada radiográfica após preparo do remanescente radicular.

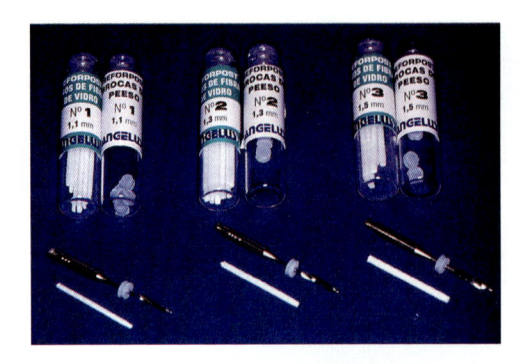

◄ **Figura 5.8**
Seleção do pino de fibra de vidro. Existem várias larguras de pinos de fibra de vidro; será selecionado o que melhor se adequar à anatomia do canal radicular, evitando-se ao máximo que os preparos comprometam a integridade estrutural do remanescente. É importante sempre adaptar o pino ao conduto, e não o inverso.

manhos da lima utilizada para o tratamento endodôntico. Além disso, seu diâmetro deve ser suficiente para permitir a retenção do pino **(Fig. 5.9)**.

d Avaliação, na prova do pino selecionado, da quantidade de material obturador remanescente no conduto[34-38] e do comprimento do preparo do canal protético, que não deve ser menor que 4 mm para garantir um selamento apical efetivo **(Fig. 5.10)**. Para isso, torna-se necessária outra tomada radiográfica **(Fig. 5.11)**.

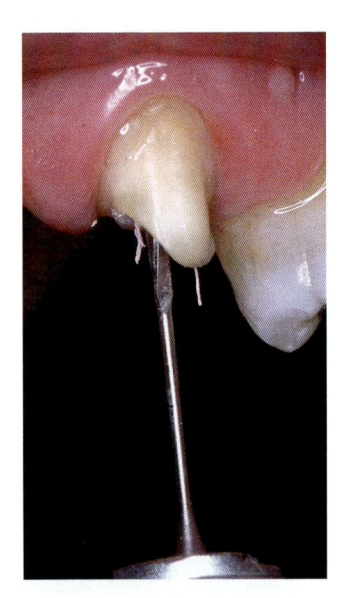

▲ **Figura 5.9**
Após a remoção do material obturador com pontas Rhein, uma broca específica do kit de pinos, com diâmetro referente ao do pino escolhido, é utilizada na extensão determinada para seu comprimento.

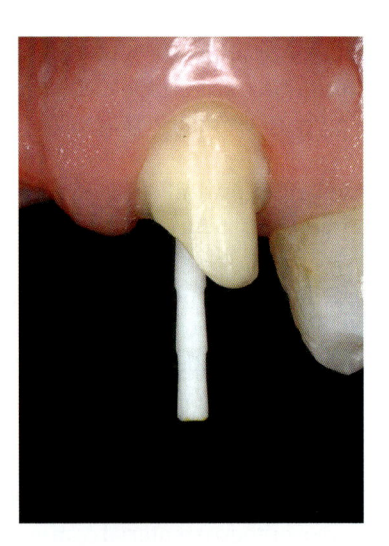

▲ **Figura 5.10**
Prova do pino pré-fabricado de fibra de vidro no canal protético.

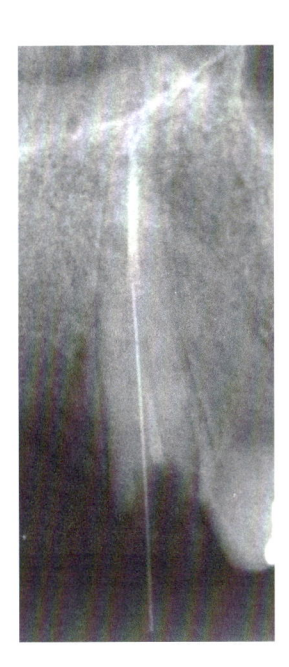

◀ Figura **5.11**
Tomada radiográfica para verificar o comprimento final do pino. Observar que alguns fabricantes inserem no pino de fibra um filete metálico para verificação durante a tomada radiográfica.

▶ **Passo 2: cimentação do pino**

1 Após a prova, corta-se a parte excedente do pino pré-fabricado com uma broca diamantada em alta rotação ou com um disco diamantado. Deve-se manter coronalmente a quantidade de pino suficiente para acomodar o núcleo de preenchimento, ou seja, aproximadamente 2 mm menor do que o tamanho da coroa prótética **(Fig. 5.12)**.

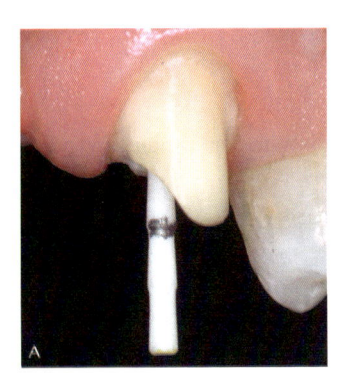

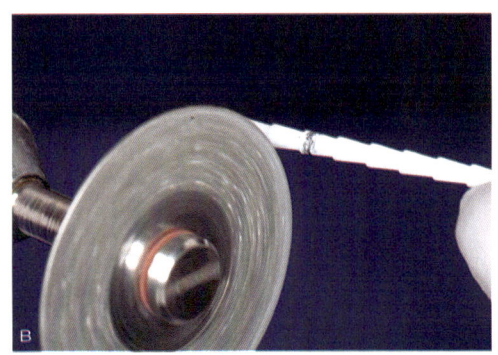

▲ Figura **5.12**
A Prova do pino no canal protético.
B Corte do excedente do pino após a prova. Isso sempre deve ser feito antes da cimentação, para evitar a vibração e estresse do corte pós-cimentação em uma interface crítica.

2 O campo operatório é isolado de forma absoluta sempre que possível, e a limpeza do canal protético é realizada. O agente para limpeza será selecionado de acordo com o cimento a ser utilizado, sendo que para o resinoso a limpeza deverá ser feita com ácido fosfórico a 37% por 15 segundos; no caso de cimento ionomérico convencional, a limpeza será feita com o ácido poliacrílico. O agente de limpeza deverá ser aplicado no canal protético com auxílio de uma seringa; a remoção é realizada com jato de água, utilizando-se uma seringa com agulha que possa alcançar toda a extensão do canal protético. Deve-se lavar abundantemente por 30 segundos e remover os excessos com cones de papel absorvente.[39] Se for aplicado ácido fosfórico, o uso do digluconato de clorexidina a 2% auxiliará na fixação das fibras colágenas que, eventualmente, não sejam hibridizadas pelo sistema adesivo, prevenindo a degradação do colágeno em longo prazo. O excesso desse material deve ser removido com cones de papel absorvente. Para aplicação do agente adesivo é fundamental o uso de um micropincel que possa atingir a região apical do canal protético. No caso do uso de um agente adesivo de três passos, deve-se permitir a evaporação do solvente do *primer* (em torno de 1 minuto). Obviamente, todos os materiais utilizados nos procedimentos requerem a observância das recomendações dos fabricantes.

3 O cimento a ser utilizado deve ser compatível com o sistema adesivo adotado. O pino intrarradicular escolhido pode precisar de tratamento superficial, conforme o cimento a ser utilizado e as recomendações do fabricante do pino. Esses tratamentos superficiais são mais relevantes nos casos de cimentação resinosa, cuja adesão pode ser aumentada com uso de mecanismos de união mecânica (por exemplo, o jateamento com partículas de alumina) e de união química (como a aplicação de Silano). Sabe-se, no entanto, que a interface adesiva mais crítica é a dentina-adesivo-cimento, e não a interface cimento-pino.

O cimento deve ser preparado segundo as especificações do fabricante, pincelado sobre o pino e aplicado no interior do canal protético com seringa ou Lentulo **(Fig. 5.13)**.

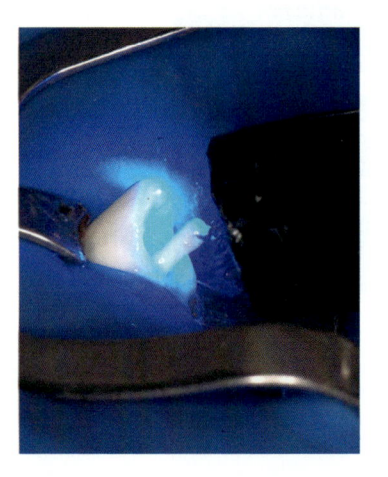

◀ Figura **5.13**
Cimentação do pino de fibra de vidro com cimento resinoso.

▶ **Passo 3: confecção do núcleo de preenchimento e finalização do tratamento**

1 Após a presa ou polimerização final, os excessos de cimento são removidos. Faz-se o condicionamento ácido do remanescente dental com ácido fosfórico, de acordo com as orientações do fabricante, eliminando completamente o ácido com jatos de água por 30 segundos e o excesso de água com um papel absorvente, para a aplicação do sistema adesivo. Concluída a aplicação, a porção coronária será preenchida com resina composta (núcleo de preenchimento), utilizando a técnica incremental, de forma a obter um adequado preparo coronário **(Fig. 5.14)**.

2 Após a finalização do preparo da parte coronal, confecciona-se a coroa provisória e observa-se a sequência dos passos protéticos necessários para a conclusão do tratamento.

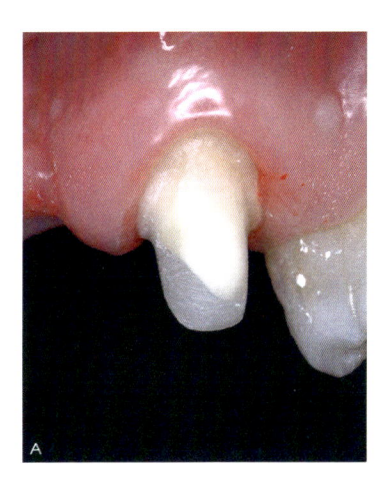

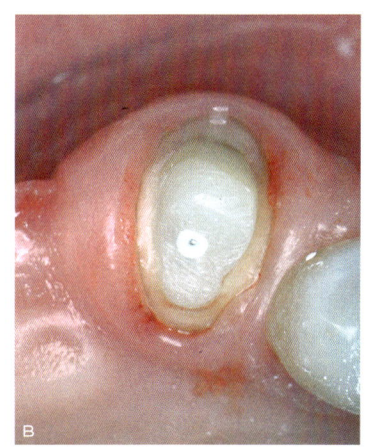

▲ Figura **5.14**
Imagem vestibular **(A)** e oclusal **(B)** da porção coronária do núcleo de preenchimento reconstruída com resina composta, com contorno apropriado do preparo para retentor de uma prótese fixa unitária.

▶ **Caso 2**
Pino pré-fabricado de fibra de carbono

O preparo do canal protético desse caso **(Fig. 5.15)** segue os mesmos requisitos apresentados para o caso anterior utilizando pino de fibra de vidro.

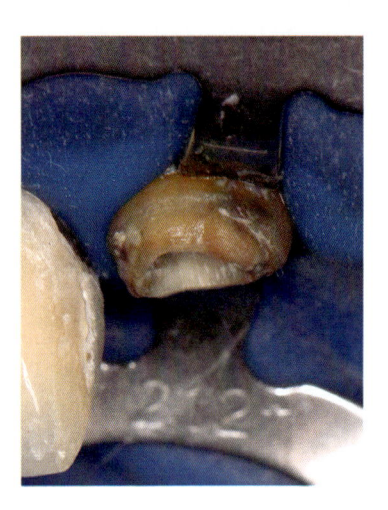

◀ Figura **5.15**
Imagem inicial vestibular do caso a ser restaurado usando pino intrarradicular de fibra de carbono. Note-se a presença do mínimo de 2 mm de férula, que será alcançada após a realização do preparo subgengival.

A seleção do pino à base de fibra de carbono segue os mesmos princípios gerais descritos no caso anterior **(Fig. 5.16)**. Assim, seleciona-se aquele que melhor se ajusta à anatomia do canal, evitando ao máximo que os preparos comprometam a integridade estrutural do remanescente. É importante sempre adequar o pino ao canal, e não o inverso.

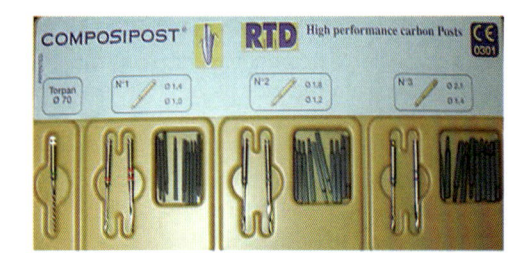

◀ Figura **5.16**
A seleção do pino de fibra de carbono depende da diversidade apresentada pelo sistema de pinos escolhido e do canal radicular a ser preenchido.

Retentores intrarradiculares ◄ 145

A desobturação do conduto e o preparo do canal protético **(Fig. 5.17)** também seguem os princípios apresentados no caso anterior.

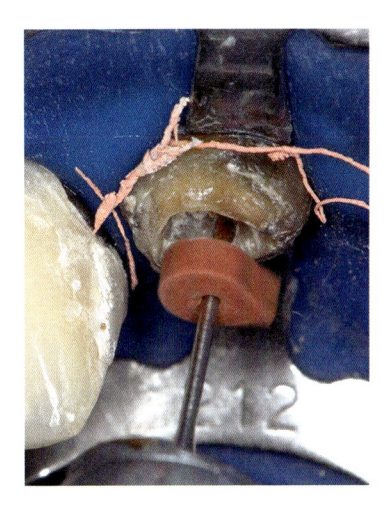

◄ Figura **5.17**
Após o preparo do remanescente coronal e da remoção do material obturador com pontas Rhein, uma broca específica do kit de pinos, com diâmetro referente ao do pino escolhido, é utilizada na extensão determinada para seu comprimento.

Verifica-se a adaptação e o comprimento do pino ao canal protético, levando-se em consideração o remanescente obturador apical, que deve ser superior a 3 mm. Obtida uma adaptação adequada do pino, este deve ser marcado no comprimento pretendido e cortado **(Fig. 5.18)** seguindo as recomendações sugeridas para o caso clínico apresentado anteriormente.

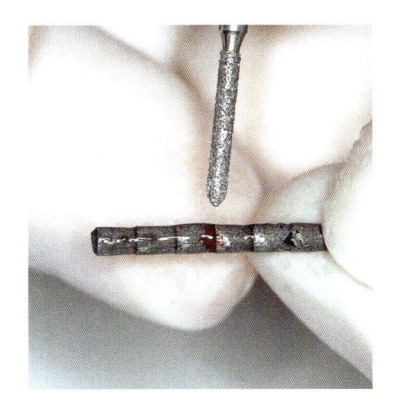

◄ Figura **5.18**
Corta-se o excedente do pino após a prova deste no canal protético. Isso sempre deve ser feito antes da cimentação, para evitar vibração e estresse pós-cimentação.

Os procedimentos e recomendações para a cimentação de pinos de fibra de carbono, confecção do núcleo de preenchimento, fabricação de provisórios, moldagens do preparo e restauração final da coroa são similares aos já descritos no caso 1 **(Figs. 5.19 a 5.21)**.

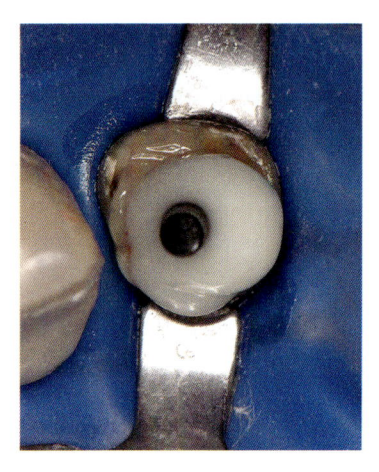

▲ **Figura 5.19**
Cimentação com cimento resinoso.

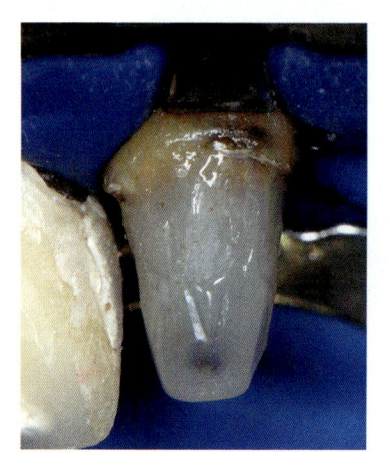

▲ **Figura 5.20**
Porção coronária sendo reconstruída com resina composta.

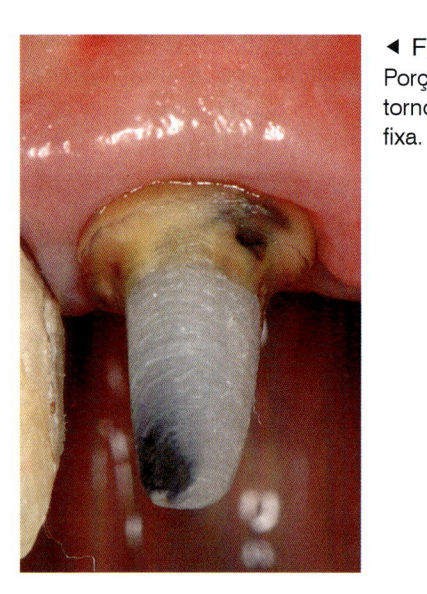

◄ **Figura 5.21**
Porção coronária reconstruída com resina composta com contorno apropriado do preparo para retentor de uma prótese fixa.

▶ Caso 3
Pino pré-fabricado de cerâmica à base de zircônia

No caso clínico que será descrito e ilustrado a seguir, foi utilizada uma abordagem estética multidisciplinar de toda a região do dente a ser restaurado com pino intrarradicular **(Figs. 5.22 a 5.47)**.

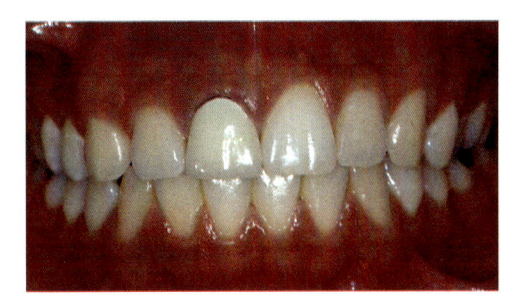

◀ Figura **5.22**
Vista frontal evidenciando os dentes 11, 12 e 13 com o nível da margem gengival 1 mm abaixo do nível dos dentes colaterais.

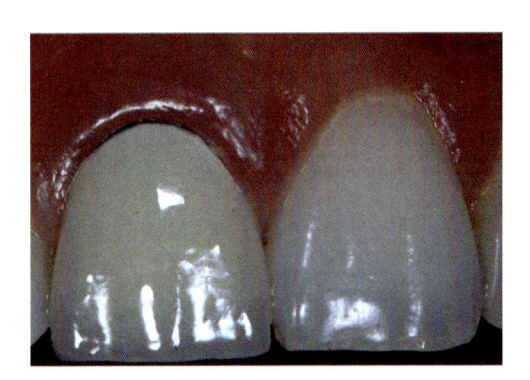

◀ Figura **5.23**
Vista aproximada dos dentes 11 e 12: coroa metalocerâmica com a margem metálica exposta e gengiva marginal com presença de inflamação.

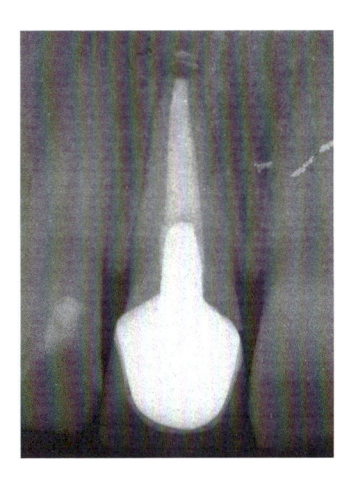

◀ Figura **5.24**
Radiografia periapical inicial: presença de núcleo metálico fundido com comprimento inadequado; observa-se formação incompleta do ápice radicular devido a trauma e tratamento endodôntico precoce (o paciente tinha 8 anos de idade).

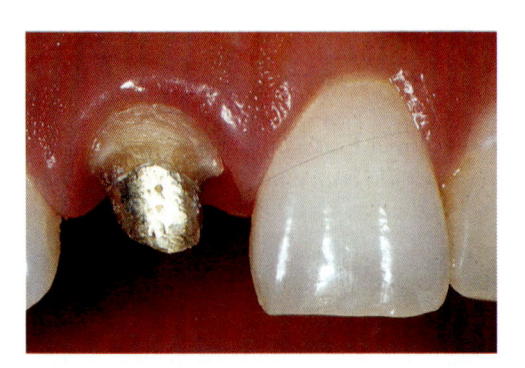

◀ **Figura 5.25**
Remoção da coroa metalocerâmica.

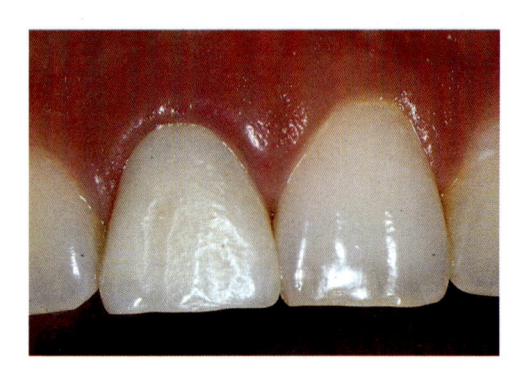

◀ **Figura 5.26**
Confecção e cimentação temporária de coroa provisória.

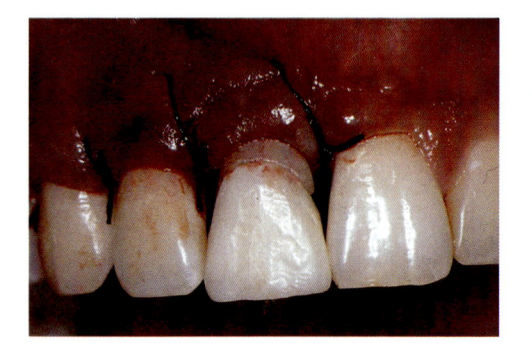

◀ **Figura 5.27**
Gengivoplastia: aumento de coroa clínica dos elementos 11, 12 e 13, regularizando a altura gengival.

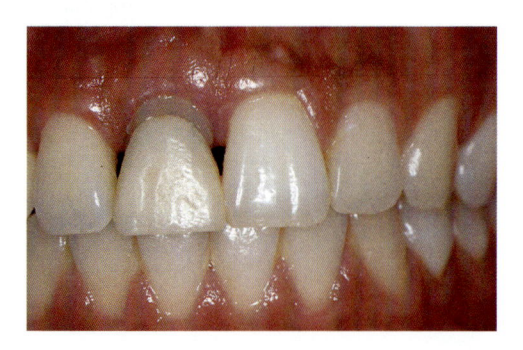

◀ **Figura 5.28**
Pós-operatório de 90 dias.

Retentores intrarradiculares ◄ **149**

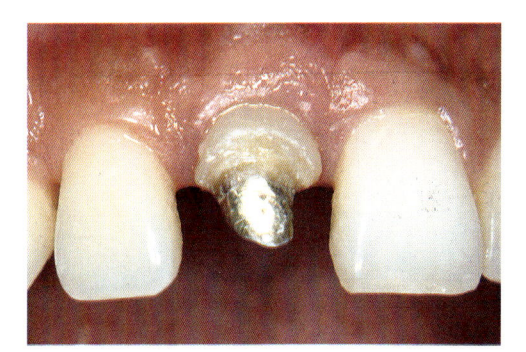

◄ Figura **5.29**
Observa-se aumento do remanescente dentário.

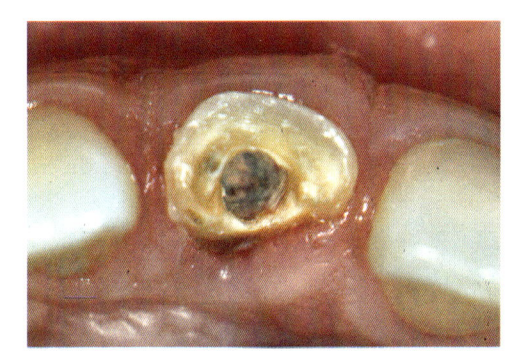

◄ Figura **5.30**
Vista oclusal após remoção do núcleo metálico fundido.

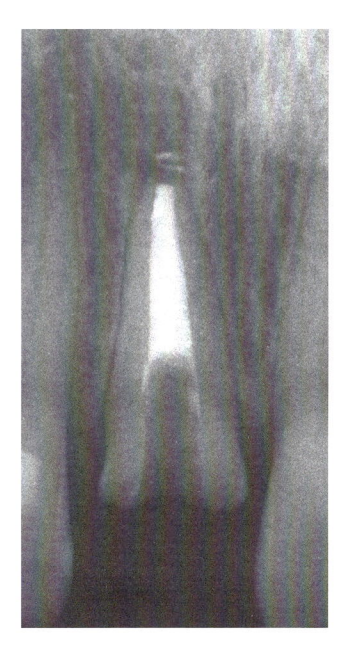

◄ Figura **5.31**
Radiografia após a remoção do núcleo metálico fundido.

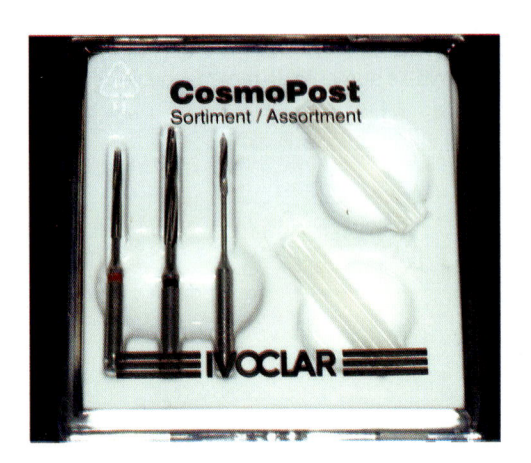

◄ **Figura 5.32**
Kit de brocas e pinos de zircônia (CosmoPost, Ivoclar).

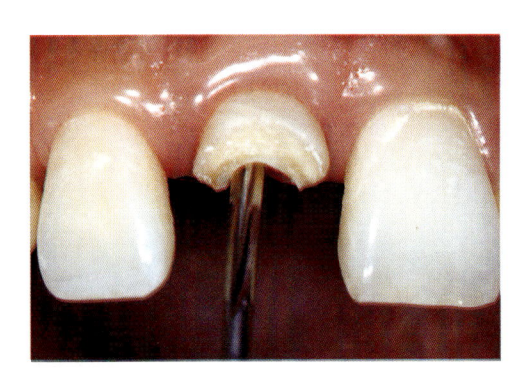

◄ **Figura 5.33**
Desobturação do conduto e repreparo do canal protético utilizando a sequência de brocas do sistema de pinos escolhido (CosmoPost, Ivoclar).

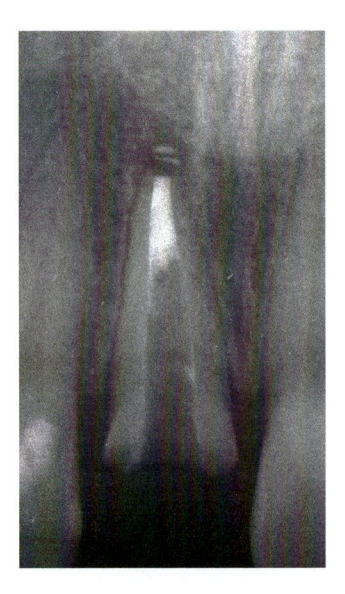

◄ **Figura 5.34**
Radiografia após a desobturação e preparo do canal protético; observa-se um comprimento de canal protético com aproximadamente dois terços do comprimento do remanescente e presença de 4 mm de material obturador endodôntico.

Retentores intrarradiculares ◄ 151

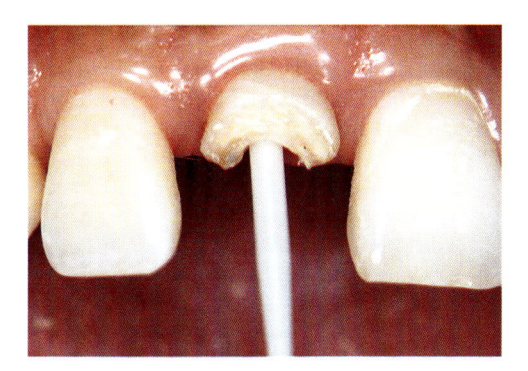

◄ **Figura 5.35**
Prova do pino de zircônia; observa-se que o pino foi introduzido no conduto por sua parte paralela, devido ao grande diâmetro do conduto já existente.

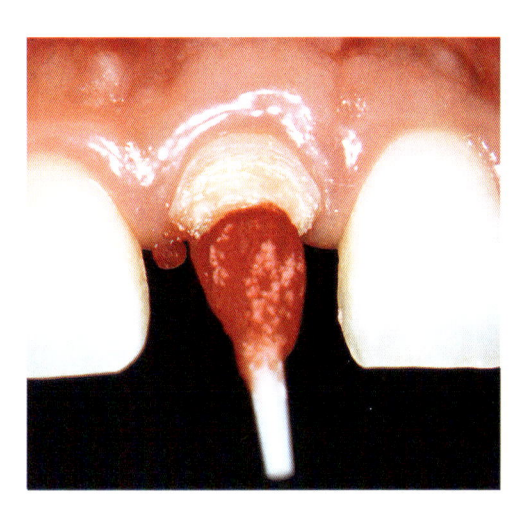

◄ **Figura 5.36**
Moldagem do canal protético com resina de baixa contração de polimerização (DuraLay). Esse procedimento é similar ao utilizado, tradicionalmente, na confecção de núcleo metálico fundido.

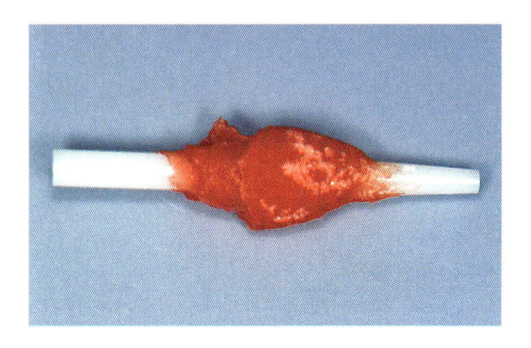

◄ **Figura 5.37**
O pino de zircônia reembasado com resina será usado como padrão na técnica de injeção de cerâmica à base de dissilicato de lítio (IPS Empress II, Ivoclar).

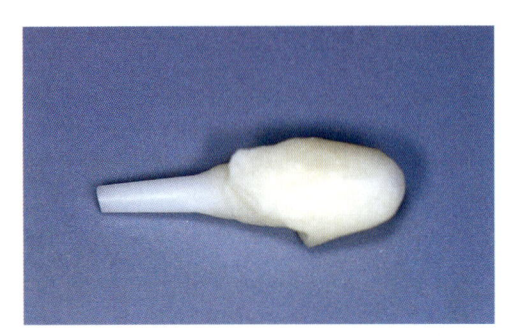

◄ **Figura 5.38**
A resina de preenchimento foi substituída pela cerâmica (IPS Empress II, Ivoclar), resultando em um núcleo de preenchimento totalmente cerâmico.

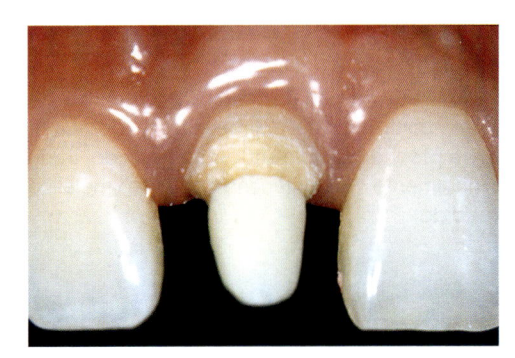

◄ **Figura 5.39**
Prova do pino cerâmico.

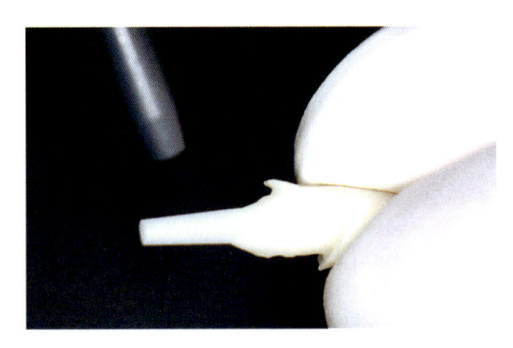

◄ **Figura 5.40**
A porção radicular do pino cerâmico (zircônia) é jateada com partículas de alumina.

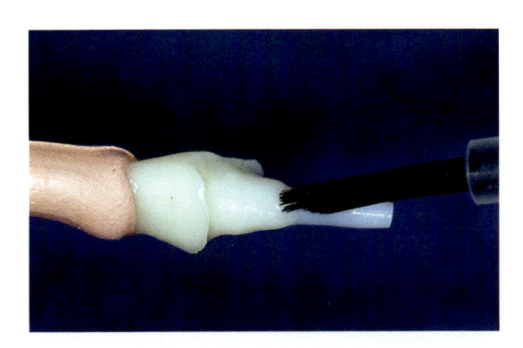

◄ **Figura 5.41**
Aplicação do sistema adesivo (Panavia F, Kuraray) na superfície jateada do pino de zircônia.

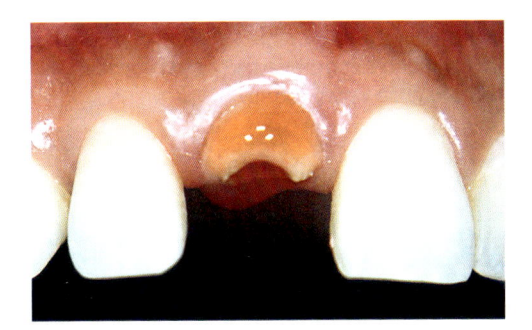

Retentores intrarradiculares ◄ 153

◄ Figura **5.42**
Isolamento relativo criterioso e condicionamento ácido do remanescente dentário.

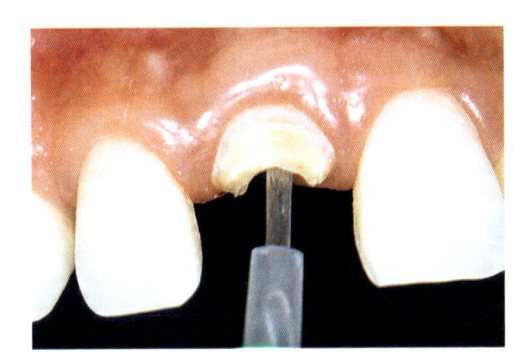

◄ Figura **5.43**
Aplicação do sistema adesivo (Panavia F, Kuraray).

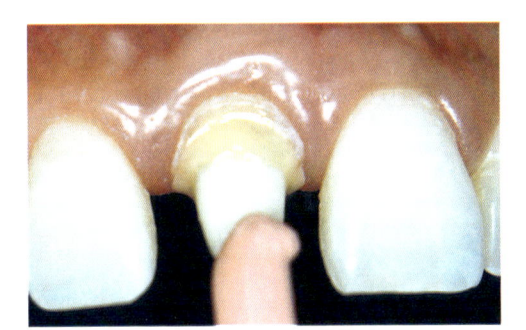

◄ Figura **5.44**
Cimentação do núcleo cerâmico com cimento resinoso (Panavia F, Kuraray).

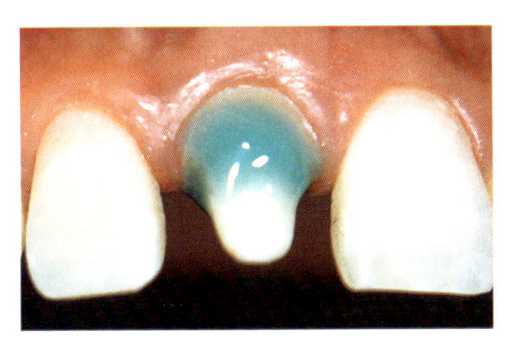

◄ Figura **5.45**
Aplicação do Oxyguard sobre a linha de cimentação para possibilitar a polimerização total do cimento resinoso, visto que esse cimento polimeriza somente na ausência de oxigênio.

capítulo 5 ▶ Pinos pré-fabricados não metálicos

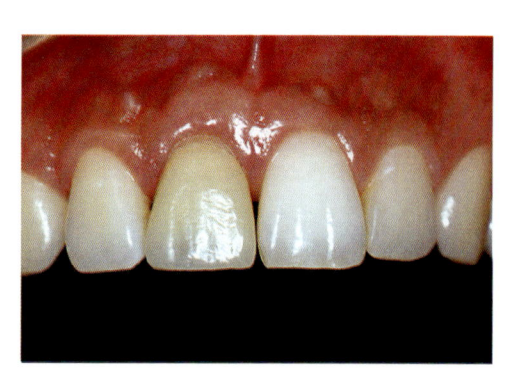

◀ **Figura 5.46**
Cimentação temporária da coroa provisória sobre o núcleo cerâmico.

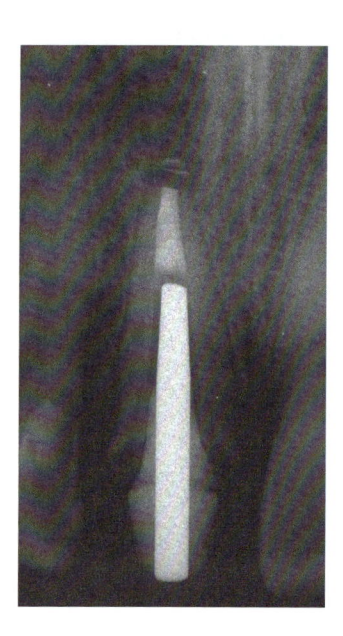

◀ **Figura 5.47**
Radiografia final da cimentação do pino de zircônia.

Referências

1. Akkayan B. An in vitro study evaluating the effect of ferrule length on fracture resistance of endodontically treated teeth restored with fiber-reinforced and zirconia dowel systems. J Prosthet Dent. 2004 Aug;92(2):155-62.

2. Al-harbi F, Nathanson D. In vitro assessment of four esthetic dowels to resin core foundation and teeth. J Prosthet Dent. 2003 Dec;90(6):547-55.

3. Newman MP, Yaman P, Dennison J, Rafter M, Billy E. Fracture resistance of endodontically treated teeth restored with composite post. J Prosthet Dent. 2003 Apr;89(4):360-7.

4. Non-metal post. Dent Adv [Internet]. 2003 [capturado em 09 mar. 2011];20(5):[aproximadamente 3 páginas]. Disponível em: http://www.cda-adc.ca/JCDA/vol-70/issue-8/521.pdf.

5. Pitel ML, Hicks NL. Evolving technology in endodontic post. Compend Contin Educ Dent. 2003 Jan;24(1):13-6, 18, 20.

6. Akkayan B, Gülmez T. Resistance to fracture of endodontically treated teeth restored with different post systems. J Prosthet Dent. 2002 Apr;87(4):431-7.

7. Asmussen E, Peutzfeldt A, Heitmann T. Stiffness, elastic limit and strength of newer types of endodontic post. J Dent. 1999 May;27(4):275-8.

8. Lassila LV, Tanner J, Le Bell AM, Narva K, Vallittu PK. Flexural properties of fiber reinforced root canal posts. Dent Mater. 2004 Jan;20(1):29-36.

9. Novais VR, Quagliatto PS, Bona AD, Correr-Sobrinho L, Soares CJ. Flexural modulus, flexural strength, and stiffness of fiber-reinforced posts. Indian J Dent Res. 2009 Jul-Sep;20(3):277-81.

10. Scotti R, Ferrari M. Pinos de fibra: considerações teóricas e aplicações clínicas. São Paulo: Artes Médicas; 2003.

11. Fredriksson M, Astbäck J, Pamenius M, Arvidson K. A retrospective study of 236 patients with teeth restored by carbon fiber- reinforced epoxy resin posts. J Prosthet Dent. 1998 Aug;80(2):151-7.

12. Malferrari S, Monaco C, Scotti R. Clinical evaluation of teeth restored with quartz fiber-reinforced epoxy resin posts. Int J Prosthodont. 2003 Jan-Feb;16(1):39-44.

13. Monticelli F, Grandini S, Goracci C, Ferrari M. Clinical behavior of translucent-fiber post: a 2-year prospective study. Int J Prosthodont. 2003 Nov-Dec;16(6):593-6.

14. Ferrari M, Vichi A, Mannocci F, Mason PN. Retrospective study of the clinical performance of fiber posts. Am J Dent. 2000 May;13(Spec No):9B-13B.

15. Usumez A, Cobankara FK, Ozturk N, Eskitascioglu G, Belli S. Microleakage of endodontically treated teeth with different dowel systems. J Prosthet Dent. 2004 Aug;92(2):163-9.

16. Duret B, Reynaud M, Duret F. New concept of coronoradicular reconstruction: the Composipost (1). Chir Dent Fr. 1990 Nov 22;60(540):131-41.

17. Qualtrough AJ, Mannocci F. Tooth-colored post systems: a review. Oper Dent. 2003 Jan-Feb;28(1):86-91.

18. Stewardson DA. Non-metal post systems. Dent Update. 2001 Sep;28(7):326-32, 334, 336.

19. Duke ES. New directions for post in restoring endodontically treated teeth. Compend Contin Educ Dent. 2002 Feb;23(2):116-8, 120, 122.

20. Berutti E, Chiandussi G, Gaviglio I, Ibba A. Comparative analysis of torsional and bending stresses in two mathematical models of nickel-titanium rotary instruments: ProTaper versus ProFile. J Endod. 2003 Jan;29(1):15-9.

21. Vichi A, Grandini S, Davidson CL, Ferrari M. An SEM evaluation of several adhesive system used for bonding fiber posts under clinical conditions. Dent Mater. 2002 Nov;18(7):495-502.

22. Mannocci F, Innocenti M, Ferrari M, Watson TF. Confocal and scanning electron microscopic study of teeth restored with fiber posts, metal posts, and composite resins. J Endod. 1999 Dec;25(12):789-94.

23. Gallo JR 3rd, Miller T, Xu X, Burgess JO. In vitro evaluation of the retention of composite fiber and stainless steel posts. J Prosthodont. 2002 Mar;11(1):25-9.

24. Ferrari M, Mannocci F, Vichi A, Cagidiaco MC, Mjör IA. Bonding to root canal: structural characteristics of the substrate. Am J Dent. 2000 Oct;13(5):255-60.

25. Johnson JK, Sakumura JS. Dowel form and tensile force. J Prosthet Dent. 1978 Dec;40(6):645-9.

26. Musikant BL, Deutsch AS. A new prefabricated post and core system. J Prosthet Dent. 1984 Nov;52(5):631-4.

27. Qualtrough AJ, Chandler NP, Purton DG. A comparison of the retention of tooth-colored posts. Quintessence Int. 2003 Mar;34(3):199-201.

28. Salgueiro MCC. Efeito da proporção entre pasta base e catalisadora do cimento resinoso e da forma de pinos pré-fabricados na resistência a tração [dissertação]. Piracicaba: Faculdade de Odontologia de Piracicaba, Universidade Estadual de Campinas; 2005.

29. Stockton LW. Factors affecting retention of post systems: a literature rewiew. J Prosthet Dent. 1999 Apr;81(4):380-5.

30. Cohen BI, Pagnillo MK, Newman I, Musikant BL, Deutsch AS. Retention of four endodontic posts cementes with composite resin. Gen Dent. 2000 May-Jun;48(3):320-4.

31. Le Bell AM, Tanner J, Lassila LV, Kangasniemi I, Vallittu P. Bonding of composite resin luting cement to fiber reinforced composite root canal posts. J Adhes Dent. 2004 Winter;6(4):319-25.

32. Molinari F, Albuquerque RC. Retenção de pinos de fibra de vidro: influência dos tratamentos de superfície e sistemas adesivos. Clín Int J Braz Dent. 2007;3(3): 282-7.

33. Spazzin AO, Galafassi D, Sartori R, Carlini Júnior B. Resistência à microtração de pinos de fibra de vidro em função do tratamento de superfície. Rev Dent Press Estét. 2006; Jan-Mar;3(1):83-8.

34. Kopper PM, Figueiredo JA, Della Bona A, Vanni JR, Bier CA, Bopp S. Comparative in vivo analysis of the sealing ability of three endodontic sealers in post-prepared root canals. Int Endod J. 2003 Dec;36(12):857-63.

35. Bier CA, Figueiredo JA, Della Bona A, Vanni JR, Bopp S. In vivo analysis of post space sealing with different adhesive materials. J Appl Oral Sci.2003 Jul-Sept;11(3):168-74.

36. Kopper PM, Vanni JR, Della Bona A Figueiredo JA, Porto S. In vivo evaluation of the sealing ability of two endodontic sealers in root canals exposed to the oral environment for 45 and 90. J Appl Oral Sci. 2006 Jan;14(1):43-8.

37. Gomes MS, Barletta FB, Della Bona A, Vanni JR, Pereira Cda C, de Figueiredo JA. Microbial leakage and apical inflammatory response in dog's teeth after root canal filling with different sealers, post space preparation and exposure to the oral environment. J Appl Oral Sci. 2007 Oct;15(5):429-36.

38. Pereira CC, de Oliveira EP, Gomes MS, Della-Bona A, Vanni JR, Kopper PM, et al. Comparative in vivo analysis of the sealing ability of three endodontic sealers in dog teeth after post-space preparation. Aust Endod J. 2007 Dec;33(3):101-6.

39. Pereira CC, Gomes MS, Della Bona A, Vanni JR, Kopper PM, de Figueiredo JA. Evaluation of two methods of measuring the absorbing capacity of paper points. Dent Mater. 2008 Mar;24(3):399-402.

6

Restaurações com pinos intrarradiculares em canais amplamente destruídos

Jefferson Ricardo Pereira
Osvaldo Bazzan Kaizer
Henrique Hollweg
Ana Maria Antonelli da Veiga
Estevam A. Bonfante
Eduardo A. Ayub
Karen Ayub
Accácio Lins do Valle

Introdução

Com frequência deparamos, na clínica odontológica, com dentes que possuem os canais amplamente destruídos, seja por cárie, seja por tratamento endodôntico invasivo, por preparo exagerado do conduto ou até mesmo ocasionados durante a remoção de um pino.

São considerados canais amplamente destruídos aqueles que possuem o diâmetro da luz do conduto maior que um terço do diâmetro da raiz. Essa destruição compromete a longevidade do dente e, uma vez que esta relaciona-se diretamente à preservação de estrutura dentária sadia, o clínico sempre tem um prognóstico duvidoso.

Em 2007, Bonfante e colaboradores[1] avaliaram a resistência a fraturas e o padrão de falhas de dentes com raízes debilitadas, reconstruídas com diferentes procedimentos: núcleo metálico fundido, pino de fibra de vidro de diâmetro menor que do conduto, pino de fibra de vidro de diâmetro menor que do conduto associado a fitas de fibra de vidro para unir o conjunto, pino de fibra de vidro de diâmetro menor que do conduto associado a pinos acessórios de fibra de vidro (como em uma obturação endodôntica) e pino anatômico (pino de fibra de vidro de diâmetro menor que do conduto, reembasado com resina composta de baixa viscosidade). Os pinos foram cimentados com cimento resinoso e a reconstrução da porção coronária dos núcleos, com resina composta. Sobre os núcleos, foram cimentadas coroas totais metálicas. Os dentes foram submetidos a cargas de compressão na máquina de ensaios e os maiores valores de resistência à fratura foram observados nos grupos restaurados com núcleo metálico fundido, seguidos, respectivamente, pelos pinos de fibra de vidro associados a pinos acessórios e pelos pinos anatômicos, considerando-se que esses valores não diferiram significativamente entre si. O fato mais importante, porém, foi que o modo de fratura mostrou-se bem diferente entre os dentes restaurados com núcleo metálico fundido e aqueles restaurados com pinos de fibra. Apesar da alta resistência frente à carga de compressão, todos os dentes restaurados com núcleos metálicos fundidos apresentaram fratura da raiz, e 70% das ocorrências foram irreversíveis do ponto de vista clínico (fratura oblíqua com extensão além do terço médio da raiz). Na maioria dos dentes restaurados com pinos de fibra de vidro o padrão de fratura foi favorável, apresentando fraturas do pino ou da raiz com extensão limitada apenas ao terço cervical da raiz. Isso indica que a utilização desse sistema poderia minimizar o risco de perdas dentárias, em dentes com condutos amplamente destruídos, por fratura radicular.

Assim, embora os núcleos metálicos fundidos venham sendo utilizados rotineiramente por mais de cinco décadas, várias pesquisas demonstraram que, além de não protegerem o remanescente dentário, eles tornam o dente mais suscetível a fraturas em razão da sua rigidez e da sua ação de cunha, principalmente quando significativa quantidade de estrutura dentária foi perdida.[2-5]

A evolução das técnicas adesivas e dos materiais resinosos – aliada ao desenvolvimento dos pinos à base de compósitos reforçados por fibras que associam um elemento de alta resistência (fibra de carbono, vidro ou quartzo) a matrizes resinosas, como foi citado anteriormente – tornou possível a confecção de uma restauração que gera menor nível de estresse à raiz. Para tanto, devem ser utilizados materiais com propriedades biomecânicas semelhantes às da estrutura dental, especialmente o módulo de elasticidade similar ao da dentina (18 GPa).[6]

É importante lembrar que as técnicas de restauração da estrutura dentinária radicular perdida propostas para essas situações, seja com ionômero de vidro, seja com resina composta, não são capazes de devolver ao dente sua resistência a fraturas. Essas técnicas visam ao preenchimento interno da raiz com um material restaurador que irá restabelecer o diâmetro interno da raiz e, a partir disso, a reabilitação segue de modo convencional, com a inserção de pino e coroa.[7,8]

Dessa forma, a existência de várias possibilidades para reabilitação de raízes debilitadas requer cuidados e técnicas específicos na abordagem clínica. Serão descritas algumas das técnicas utilizadas para a reconstrução de dentes tratados endodonticamente nessa situação de maior fragilidade e comprometimento estrutural.

Pino de fibra de vidro com pinos acessórios

Em canais amplamente alargados, os pinos pré-fabricados não se adaptam perfeitamente ao conduto, fazendo com que grande espessura de cimento seja utilizada. Disso resulta a diminuição da resistência a fraturas desse elemento dentário, pois, se o cimento possuir módulo de elasticidade significativamente diferente do módulo dos demais materiais restauradores e da dentina (em especial quando superior ao da dentina), o sistema pode apresentar um comportamento adverso e induzir a maior estresse na parede radicular, levando a fraturas radiculares.[9,10]

Recentemente, pinos de fibra de vidro denominados acessórios foram introduzidos no mercado para serem usados em conjunto com os pinos de fibra de vidro, visando diminuir a camada de cimento entre o pino e as paredes axiais do conduto radicular em canais alargados. Trata-se de uma técnica simples e direta que apresenta facilidade de manipulação e inserção, além de uma boa estética.[1,11-13]

Braz e colaboradores[11] avaliaram a resistência flexural de pinos de fibras de vidro combinados com pinos acessórios utilizados para reforço radicular, bem como a resistência a fraturas de raízes alargadas reforçadas com os mesmos materiais. Para o teste de resistência flexural, os dentes foram divididos em três grupos, de acordo com o tipo de pino utilizado: 1) pino de fibra de vidro e cimento resinoso dual; 2) pino de fibra de vidro e resina composta dual para núcleos de preenchimento; e 3) pino de fibra de vidro associado a três pinos acessórios. A resistência flexural do grupo 3 foi significativamente maior que a dos outros grupos. Para o teste de resistência a fraturas, os dentes também foram divididos em três grupos, nos quais utilizaram-se os mesmos materiais que no teste de resistência flexural. A média do grupo 1 foi significativamente menor que a dos demais grupos. Os autores concluíram que o pino de fibra de vidro, combinado com pinos acessórios, é o método de escolha para reforçar raízes debilitadas.

Martelli e colaboradores[12] verificaram a influência da utilização de pinos acessórios na presença de férula na resistência a fraturas de dentes bovinos submetidos à fragilização de seus condutos. Os grupos foram divididos em: 1) núcleo metálico fundido cimentado com cimento de fosfato de zinco; 2) pino de fibra de vidro; 3) pino de fibra de vidro associado a pinos acessórios; 4) pino de fibra de vidro na presença de 2 mm de remanescente coronário; e 5) pino de fibra de vidro associado a pinos acessórios com 2 mm de remanescente coronário. Os dentes foram submetidos ao teste de resistência à compressão, e a análise estatística não revelou diferença significativa no valor de resistência a fraturas entre os grupos analisados. Porém, em relação ao padrão de falha, houve diferença estatisticamente significativa. No grupo em que foi utilizado núcleo metálico fundido, em todos os casos ocorreram fratura radicular. Quando usado pino principal isoladamente e sem férula, metade dos casos apresentou fratura radicular. Ao acrescentar pinos acessórios, houve predominância de fraturas coronárias. Resultados semelhantes foram encontrados por Moosavi e colaboradores[13] quando avaliaram a resistência a fraturas de dentes tratados endodonticamente e restaurados com diferentes materiais: resina composta com auxílio de pinos transparentes para reconstrução do espaço radicular amplamente alargado; uso de dois pinos acessórios combinados com o pino principal; e pino de fibra de vidro com uma espessa camada de cimento resinoso. O grupo em que foi usado pino de fibra de vidro associado a pinos acessórios foi o único que apresentou todas as fraturas restauráveis.

Passo a passo

A seguir será descrita a técnica de utilização de pino de fibra de vidro associado a pinos acessórios.

▶ Passo 1: preparo do conduto

1 Fazer exame radiográfico para observar o remanescente coronário, a qualidade do tratamento endodôntico, o comprimento, a forma da raiz e a inclinação mésio-distal do dente.

2 Realizar o preparo da estrutura coronária remanescente, regularizando a estrutura dentária e removendo tecidos cariados ou amolecidos, preservando o máximo de estrutura remanescente sadia, o que ajuda a diminuir a concentração de tensão e de forças na margem gengival e a prevenir fraturas **(Figs. 6.1 a 6.4)**.

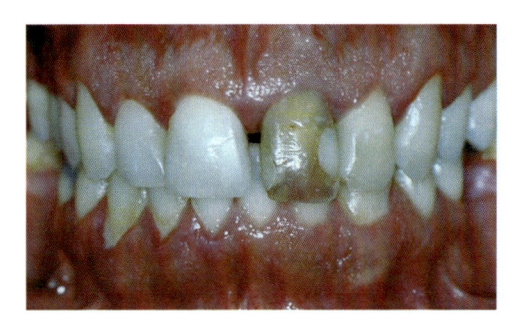

◀ Figura **6.1**
Fotos inicias do dente incisivo central esquerdo a ser restaurado antes do preparo de remanescente coronal.

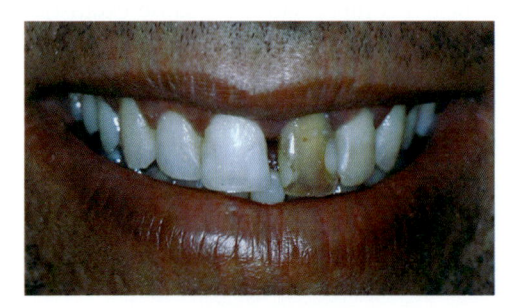

◀ Figura **6.2**
Sorriso mostra não só o comprometimento estético, mas também a presença de restaurações comprometendo a integridade da estrutura coronal do dente 21.

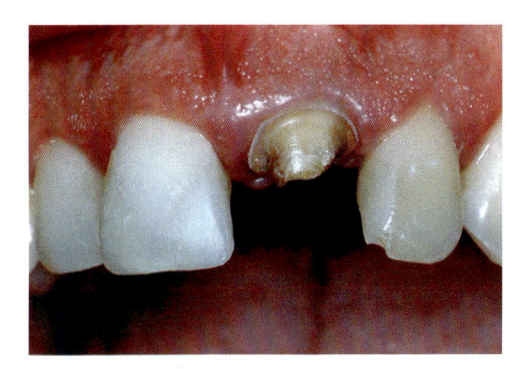

Retentores intrarradiculares ◄ 163

◄ Figura **6.3**
Incisivo central esquerdo a ser restaurado após o preparo de remanescente coronal.

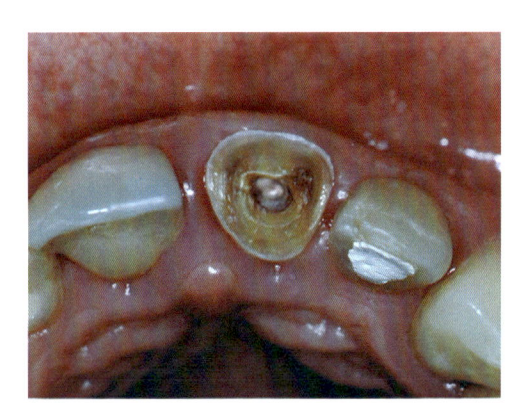

◄ Figura **6.4**
Vista oclusal do dente a ser restaurado após o preparo de remanescente coronal. Note-se que mesmo o uso de um pino de fibra de vidro com maior diâmetro resultaria em ampla camada de cimento.

3 Realizar o preparo do conduto:

a Estabelecer o comprimento do pino (nova tomada radiográfica após o preparo do remanescente coronal).

b Selecionar o pino **(Figs. 6.5 a 6.7)**.

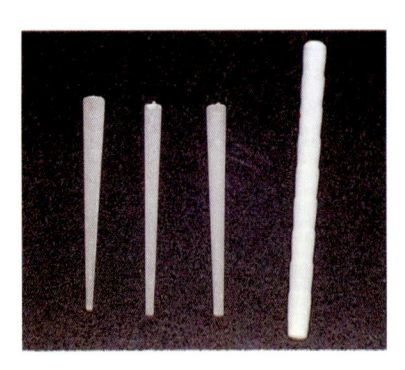

◄ **Figura 6.5**
Pino pré-fabricado de fibra de vidro e pinos acessórios.

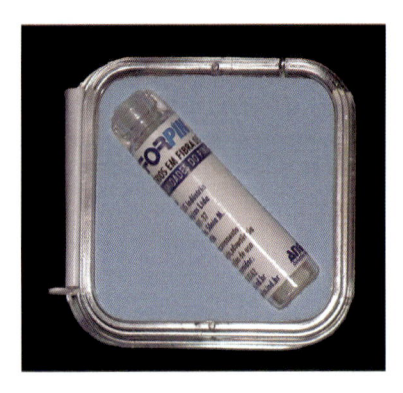

◄ **Figura 6.6**
Pinos acessórios.

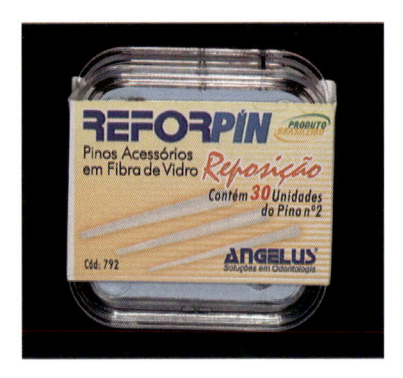

◄ **Figura 6.7**
Kit de reposição dos pinos acessórios.

Retentores intrarradiculares ◄ **165**

c Realizar a desobturação do conduto com pontas Rhein aquecidas, de calibre menor ou ligeiramente mais estreito, aumentando gradualmente com diâmetros escalonados, até que o orifício obtido seja compatível com a morfologia e o diâmetro que apresenta o conduto. Dessa maneira, obtém-se a melhor forma de resistência, até atingir o comprimento preestabelecido. Quando não for possível remover todo o material com esses instrumentos, devem-se usar brocas específicas do kit utilizado ou brocas Gates ou Largo de diâmetro apropriado ao conduto, com guia de penetração **(Fig. 6.8)**. O alargamento do conduto radicular tem de coincidir com sua anatomia, não devendo exceder mais de um ou dois tamanhos da lima utilizada para o tratamento endodôntico. Além disso, seu diâmetro deve ser suficiente para permitir a retenção do núcleo.

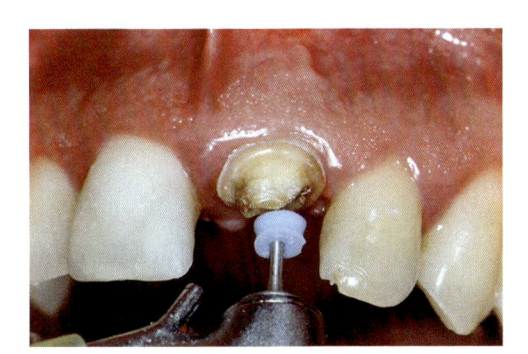

◄ Figura **6.8**
Após a remoção do material obturador por meio de pontas Rhein, uma broca específica do kit de pinos, com diâmetro referente ao do pino escolhido, é utilizada na extensão determinada para o comprimento do pino.

d Realizar isolamento absoluto, após o qual é preciso provar o pino selecionado no interior do conduto **(Fig. 6.9)** e verificar se alcançou todo o comprimento do preparo do conduto. Para isso, torna-se necessária outra tomada radiográfica.

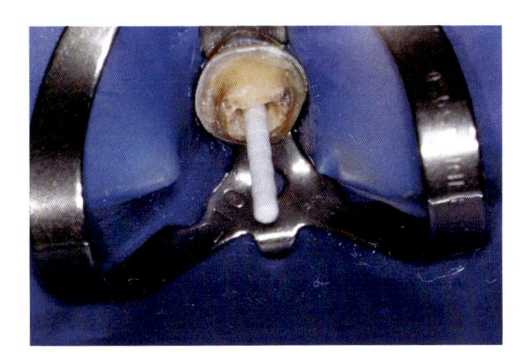

◄ Figura **6.9**
Prova do pino pré-fabricado de fibra de vidro (pino principal).

e Após sua prova, fazer a colocação dos pinos acessórios de fibra de vidro **(Fig. 6.10)**.

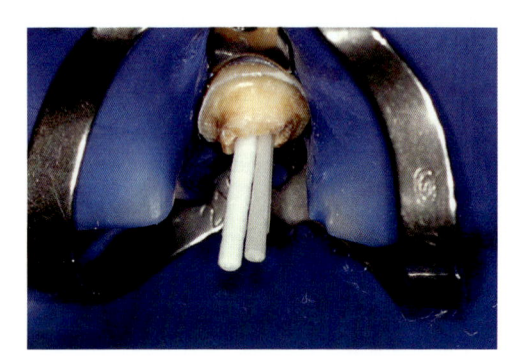

◀ Figura **6.10**
Prova dos pinos acessórios de fibra de vidro.

▶ Passo 2: preparo e cimentação do pino

1 Após sua prova, corta-se a parte excedente do pino pré-fabricado. Com uma caneta esferográfica ou lápis, é feita a marcação do ponto exato onde será feita a secção do pino principal **(Fig. 6.11)**. O corte do pino preferencialmente é feito com discos diamantados ou pontas diamantadas cilíndricas nº 3216 **(Fig. 6.12)**, porém usadas em baixa rotação sob abundante refrigeração de *spray* ar-água. Com base nos resultados da avaliação das superfícies de pinos de fibra cortados de diferentes maneiras usando a microscopia eletrônica de varredura, Grandini e colaboradores[14] propõem que essa seria a melhor maneira de fazer o corte do pino. No estudo desenvolvido por eles, foram utilizados seis tipos de pinos: 1) fibra de carbono (RTD); 2) fibra de quartzo (RTD); 3) Aesthetic Post (RTD); 4) Aesthetic Plus Posts (Ivoclar); 5) Translucent Posts (Dentatus); e 6) FRC Postec Posts (Ivoclar). Cada grupo foi dividido em três subgrupos, de acordo com o tipo de corte utilizado: ponta diamantada, disco de carborundum ou tesoura. Com exceção do grupo 5, os demais grupos mostraram diferenças desfavoráveis quando cortados com tesoura, em comparação ao corte com pontas diamantadas ou disco de carborundum. As superfícies cortadas com tesouras apresentaram dois planos e bordas convergentes, tendo linhas de fraturas que podem perder a integridade ao longo do comprimento dos pinos. Os autores sugeriram que pinos de fibra podem ser cortados com pontas diamantadas em baixa rotação sob refrigeração. Embora o disco de carborundum mostre menor irregularidade, esse procedimento não seria recomendado. Já cortes com tesoura seriam desencorajados. Deve-se manter coronalmente a quantidade de pino suficiente para acomodar o núcleo de preenchimento, ou seja, cerca de 2 mm menor do que o tamanho da coroa protética **(Figs. 6.13 e 6.14)**.

Retentores intrarradiculares ◄ **167**

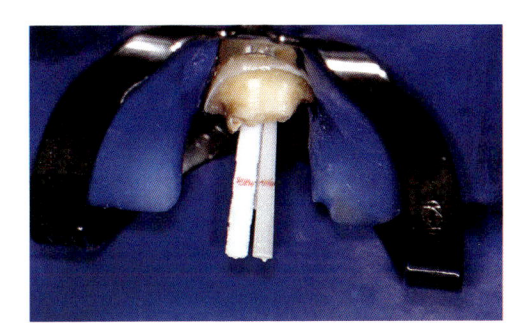

◄ Figura **6.11**
Marcação da quantidade de pino necessária para suportar o núcleo de preenchimento e corte do excedente.

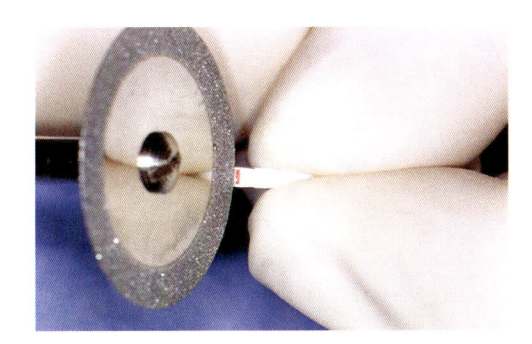

◄ Figura **6.12**
Corte do excedente com um disco diamantado.

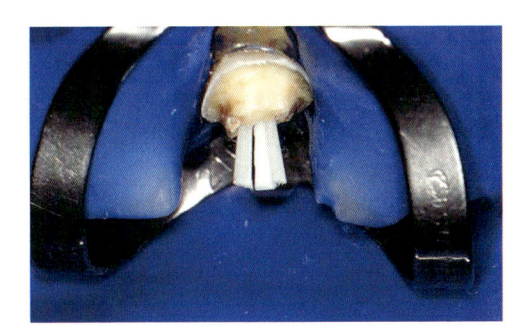

◄ Figura **6.13**
Pino pré-fabricado e pinos acessórios após o corte.

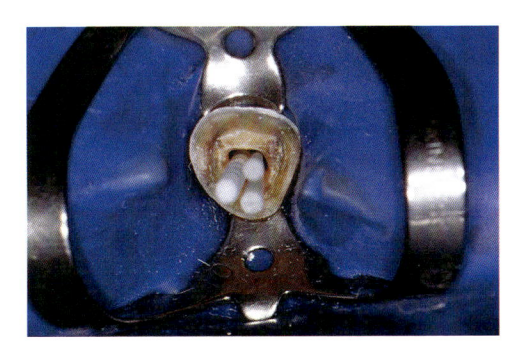

◄ Figura **6.14**
Pino pré-fabricado e pinos acessórios preparados.

2 Previamente à cimentação, faz-se a limpeza do conduto com líquido desengordurante para remoção de impurezas provenientes de lubrificações realizadas. Seca-se o conduto completamente com cones de papel absorvente.

3 Nesse momento, realiza-se a limpeza dos pinos de fibra de vidro com álcool etílico e aplica-se sobre eles uma camada de Silano **(Figs. 6.15 e 6.16)**. Após um minuto, os pinos são secos com suaves jatos de ar, a uma distância de 5 a 6 cm. Em seguida, deve-se aplicar o sistema adesivo nos pinos e fotopolimerizá-los pelo tempo recomendado pelo fabricante do produto.

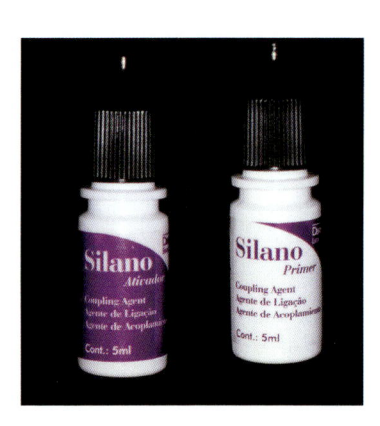

◀ Figura **6.15**
Silano.

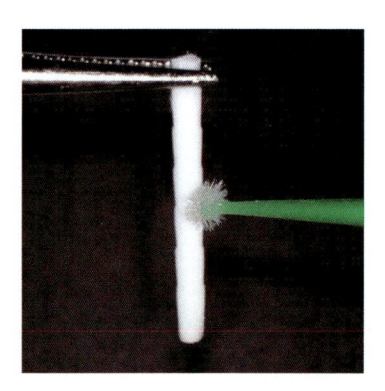

◀ Figura **6.16**
Aplicação de Silano e adesivo nos pinos de fibra.

O conduto radicular e o remanescente dentário são acondicionados em ácido fosfórico a 37% por 15 segundos e lavados com água durante 30 segundos. A remoção do excesso de água é feita com cânula de aspiração endodôntica e cones de papel absorvente **(Figs. 6.17 a 6.19)**.

Retentores intrarradiculares ◀ 169

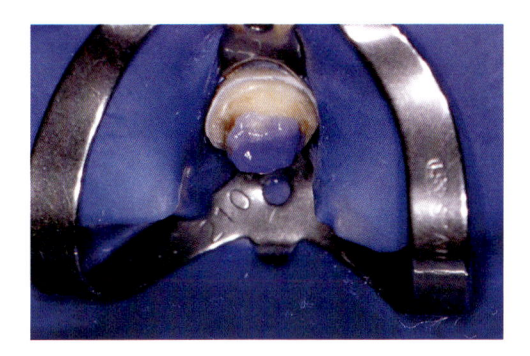

◀ Figura **6.17**
Ataque ácido do conduto radicular.

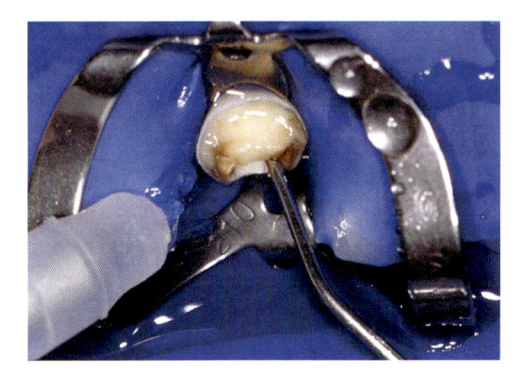

◀ Figura **6.18**
Lavagem do conduto radicular.

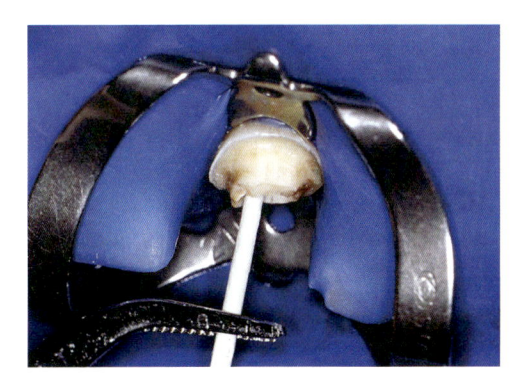

◀ Figura **6.19**
Remoção do excesso de água do conduto com papel absorvente, especialmente no terço apical.

Em seguida, aplica-se o sistema adesivo tanto no conduto quanto no remanescente dentário com um micropincel, pois, em seu uso, o mecanismo adesivo entre a dentina do canal radicular e o sistema adesivo é mais uniforme ao longo das paredes do canal e mais previsível **(Fig. 6.20)**.[15] Assim, deve-se remover o excesso com um cone de papel absorvente e polimerizar o adesivo pelo tempo determinado pelo fabricante.

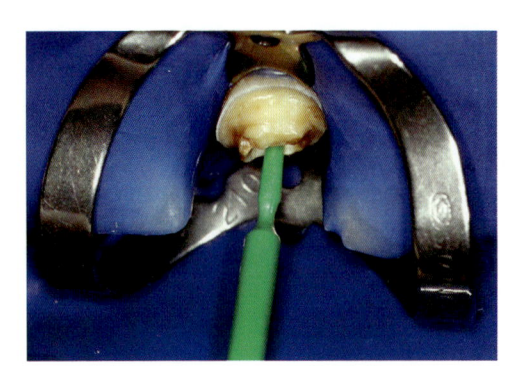

◀ **Figura 6.20**
Aplicação do sistema adesivo com micropincel.

Depois, seleciona-se o cimento a ser utilizado, manipulando-o segundo especificações do fabricante e pincelando-o no pino pré-fabricado **(Fig. 6.21)**.

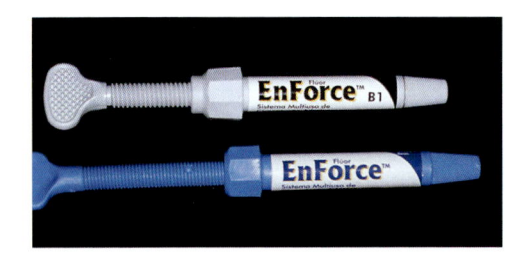

◀ **Figura 6.21**
Cimento resinoso utilizado para cimentação dos pinos.

Após sua manipulação, o cimento é levado ao conduto com broca Lentulo em baixa rotação e, imediatamente depois, o pino principal é posicionado; os pinos acessórios são inseridos no conduto também **(Fig. 6.22)**. Concluída a cimentação dos pinos e a remoção do excesso, o cimento é fotopolimerizado por 40 segundos pela face vestibular e por 40 segundos pela face palatina.

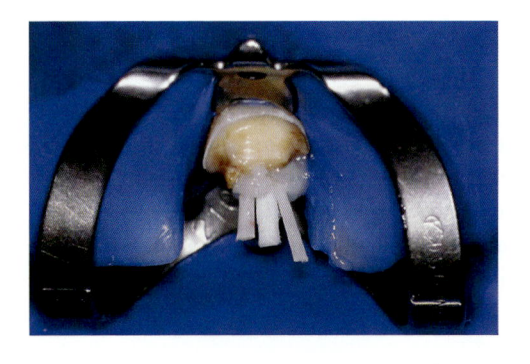

◀ **Figura 6.22**
Pinos cimentados.

▶ Passo 3: confecção do núcleo de preenchimento e finalização do tratamento

1   Após a presa ou polimerização final, os excessos de cimento são removidos. Faz-se o ataque ácido do remanescente dental com ácido fosfórico a 37% durante 30 segundos, lava-se com jatos de ar e, em seguida, faz-se uma leve secagem para a aplicação do sistema adesivo para que, após sua polimerização, seja feita a modelagem da porção coronária do núcleo com resina composta (núcleo de preenchimento), utilizando a técnica incremental **(Figs. 6.23 a 6.25)**.

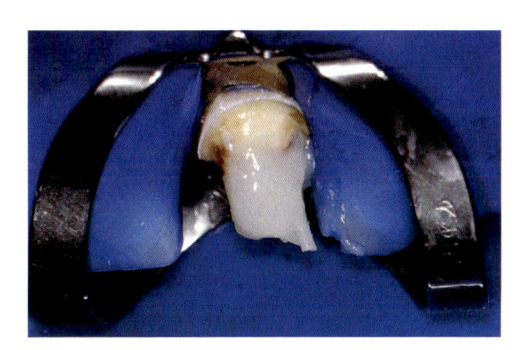

◀ Figura **6.23**
Confecção do núcleo de preenchimento por meio da técnica incremental de resina composta.

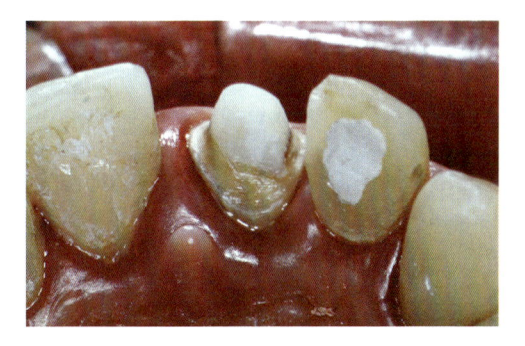

◀ Figura **6.24**
Porção coronária, com contorno apropriado do preparo para retentor de uma prótese fixa.

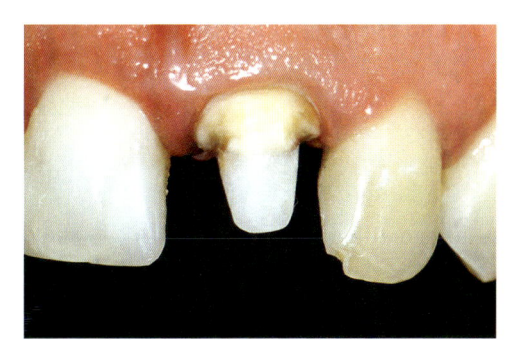

◀ Figura **6.25**
Preparo coronário para retentor de uma prótese fixa concluído.

2 Finalizado o preparo da parte coronal, confecciona-se a coroa provisória, com atenção ao isolamento da porção de resina composta, com vaselina ou gel hidrofílico (gel K-Y®, Johnson & Johnson), e acompanha-se a sequência dos passos protéticos necessários para a finalização do tratamento **(Fig. 6.26)**.

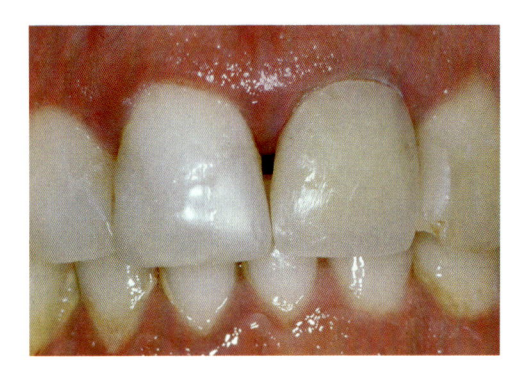

◀ Figura **6.26**
Prótese provisória.

Pino pré-fabricado anatômico

Em 2003, Grandini[16] sugeriu uma outra forma de reconstruir raízes fragilizadas: por meio do reembasamento de um pino de fibra com resina composta, obtendo-se um pino anatômico que reproduziria a morfologia do conduto. Dessa maneira, uma delgada película de cimento é formada entre o pino e a parede do conduto, prevenindo falhas adesivas. Esse pino foi chamado pelos autores de "pino anatômico", pois reproduz exatamente a morfologia do canal. Para esse estudo, o autor utilizou um pino de fibra de quartzo para a técnica, reembasado com uma resina fotopolimerizável de baixa viscosidade, a qual adere ao pino graças ao sistema adesivo. Verificou-se, usando microscopia eletrônica de varredura (MEV), que a espessura do cimento resinoso foi cerca de seis vezes maior (ao longo de todo o canal) com pinos pré-fabricados do que com pinos anatômicos. O autor argumentou que, quanto menor a espessura do cimento, mais uniforme é a distribuição das cargas oclusais e menor é a contração de polimerização do cimento resinoso (e menor o estresse por ela causado), bem como mais baixo é o número de bolhas no cimento. De fato, a MEV mostrou que com o pino anatômico houve redução significativa do número e da dimensão das bolhas no cimento resinoso.

Passo a passo

A técnica do pino anatômico pode ser realizada de maneira direta ou indireta.

▶ Caso 1
Confecção do pino anatômico pela técnica direta

▶ Passo 1: preparo do conduto

1. Efetuar exame radiográfico para observar o remanescente coronário, a qualidade do tratamento endodôntico, o comprimento e a forma da raiz e a inclinação mésio-distal do dente.

2. Realizar o preparo da estrutura coronária remanescente, regularizando a estrutura dentária e removendo tecidos cariados ou amolecidos, preservando o máximo de estrutura remanescente sadia, o que ajuda a diminuir a concentração de tensão e de forças na margem gengival e a prevenir fraturas **(Figs. 6.27 e 6.28)**.

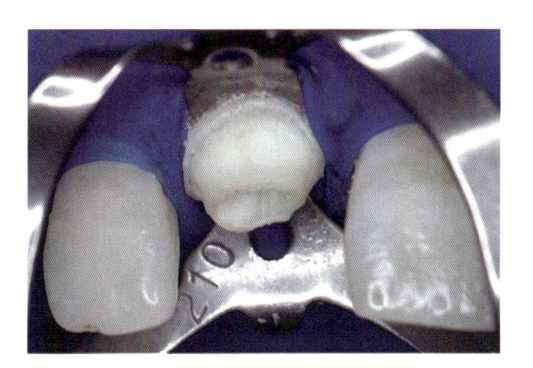

◀ Figura **6.27**
Imagem frontal do dente incisivo central direito a ser restaurado após o preparo de remanescente coronal.

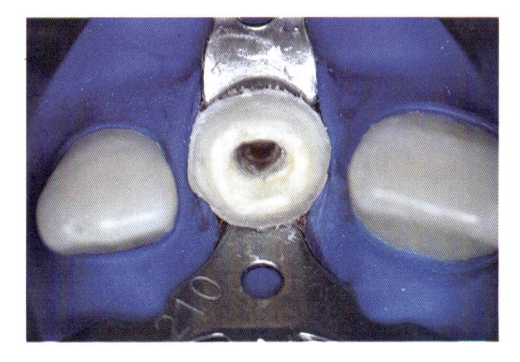

◀ Figura **6.28**
Imagem oclusal do dente incisivo central direito a ser restaurado após o preparo de remanescente coronal.

3   Realizar o preparo do conduto:

a   Estabelecer o comprimento do pino (nova tomada radiográfica após o preparo do remanescente coronal).

b   Selecionar o pino **(Figs. 6.29 e 6.30)**.

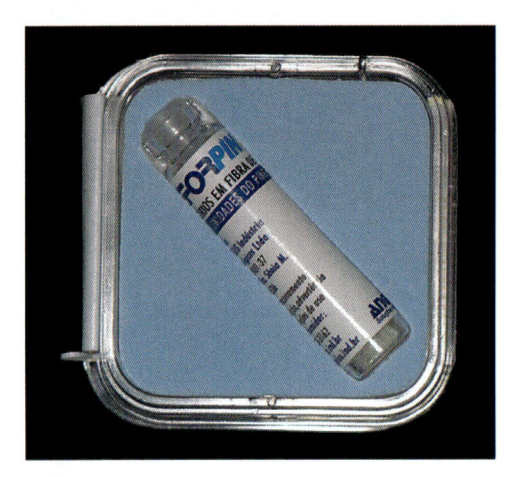

◀ Figura **6.29**
Pino pré-fabricado de fibra de vidro.

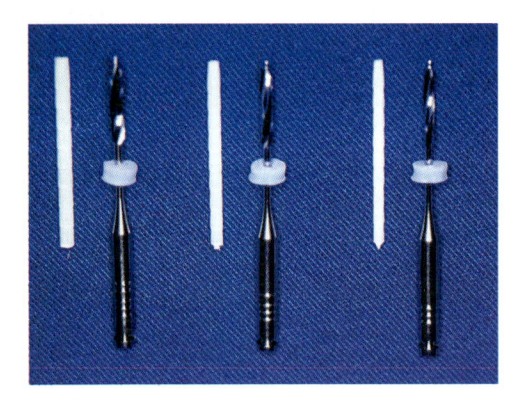

◀ Figura **6.30**
Seleção do pino pré-fabricado de fibra de vidro.

c   Realizar a desobturação do conduto com pontas Rhein aquecidas, de calibre menor ou ligeiramente mais estreito, aumentando gradualmente com diâmetros escalonados, até que o orifício obtido seja compatível com a morfologia e o diâmetro que apresenta o conduto. Dessa maneira, obtém-se a melhor forma de resistência, até atingir o comprimento preestabelecido. Quando não for possível remover todo o material com esses instrumentos, devem-se usar brocas específicas do kit utilizado ou brocas Gates ou

Retentores intrarradiculares ◄ 175

Largo de diâmetro apropriado ao conduto, com guia de penetração **(Fig. 6.31)**. O alargamento do conduto radicular tem de coincidir com sua anatomia, não devendo exceder mais de um ou dois tamanhos da lima utilizada para o tratamento endodôntico. Além disso, seu diâmetro deve ser suficiente para permitir a retenção do núcleo.

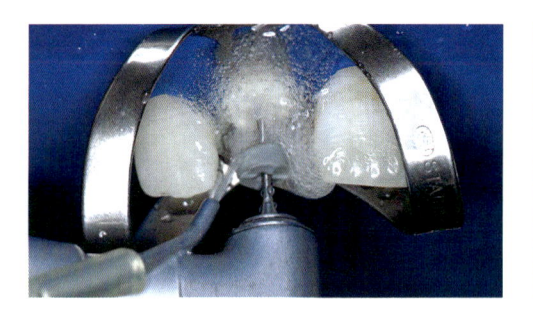

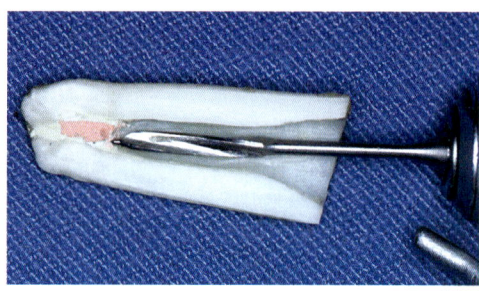

▲ Figura **6.31**
Após a remoção do material obturador com pontas Rhein, brocas Largo de diâmetro inferior ao do conduto são utilizadas na extensão determinada para o comprimento do pino.

d Nesse momento, deve-se provar o pino selecionado no interior do conduto e verificar se alcançou todo o comprimento do preparo do conduto. Conferir, através de tomada radiográfica, o remanescente da obturação do conduto, que não deve ser menor que 3 mm, para garantir um selamento efetivo da área **(Fig. 6.32)**.

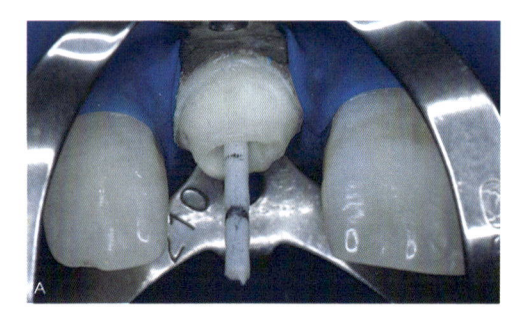

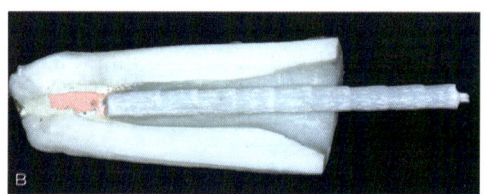

▲ Figura **6.32**
A Prova do pino pré-fabricado de fibra de vidro.
B Esquema ilustrativo da prova do pino pré-fabricado de fibra de vidro.

▶ Passo 2: preparo do pino e confecção do pino anatômico

1 Após sua prova, corta-se a parte excedente do pino pré-fabricado com uma broca diamantada em alta rotação ou um disco diamantado **(Fig. 6.33)**. Deve-se manter coronalmente a quantidade de pino suficiente para acomodar o núcleo de preenchimento, ou seja, aproximadamente 2 mm menor do que o tamanho da coroa prótética.

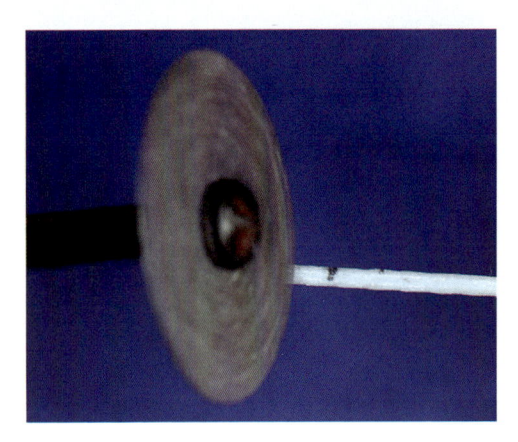

◀ Figura **6.33**
Corta-se o excedente do pino após a sua prova no conduto preparado.

2 Aplica-se uma camada de vaselina ou gel hidrofílico no interior do conduto **(Fig. 6.34)** e remove-se o excesso com papel absorvente **(Fig. 6.35)**.

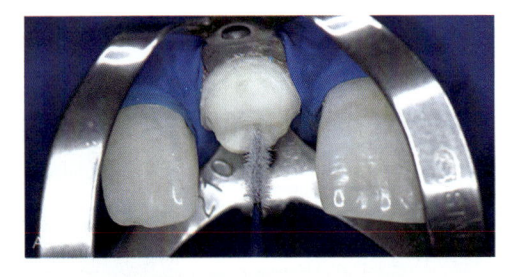

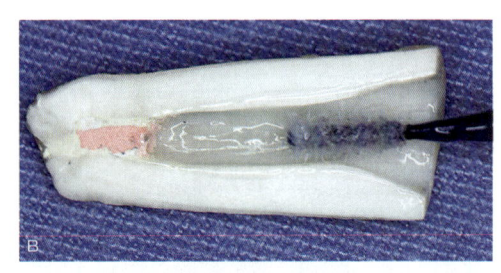

▲ Figura **6.34**
Isolamento do conduto.
A Com vaselina líquida ou gel lubrificante.
B Esquema ilustrativo do isolamento do conduto.

Retentores intrarradiculares ◄ **177**

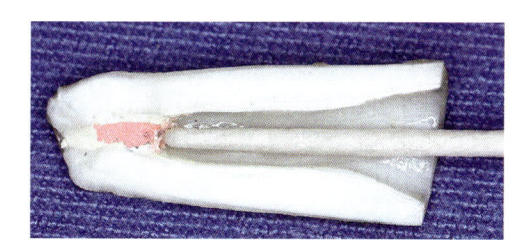

◄ **Figura 6.35**
Remoção do excesso de vaselina.

3 Faz-se o ataque ácido do pino selecionado com ácido fosfórico a 37%, durante 30 segundos, para limpeza e confecção de microrretenções (para alcançar maior efetividade do sistema adesivo). Em seguida, lava-se com jatos de ar e faz-se uma leve secagem para a aplicação do sistema adesivo selecionado. Após sua polimerização, realiza-se a modelagem da porção radicular do pino pré-fabricado de fibra de vidro com resina composta fluida **(Figs. 6.36 e 6.37)**.

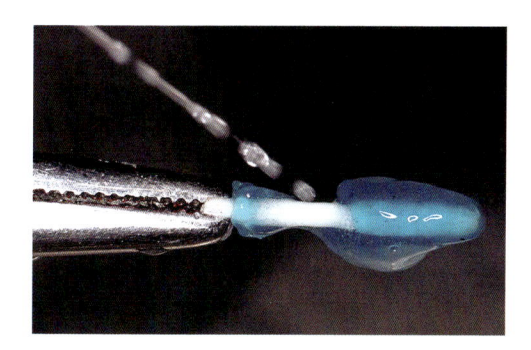

◄ **Figura 6.36**
Ataque ácido durante 30 segundos e lavagem do pino com água corrente.

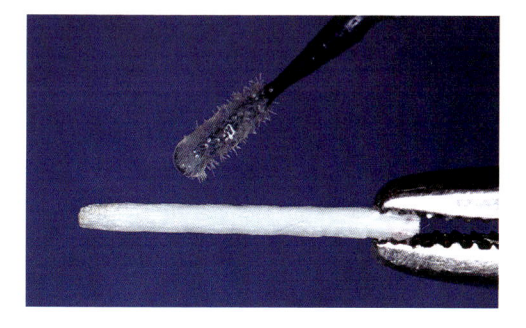

◄ **Figura 6.37**
Aplicação do sistema adesivo.

4. Após a polimerização do sistema adesivo por 40 segundos, faz-se o preenchimento do conduto com resina composta. Depois, seguem-se a inserção do pino de fibra de vidro selecionado no conduto, a remoção dos excessos e a polimerização da resina composta, posicionada na porção radicular do dente a ser restaurado **(Figs. 6.38 a 6.41)**.

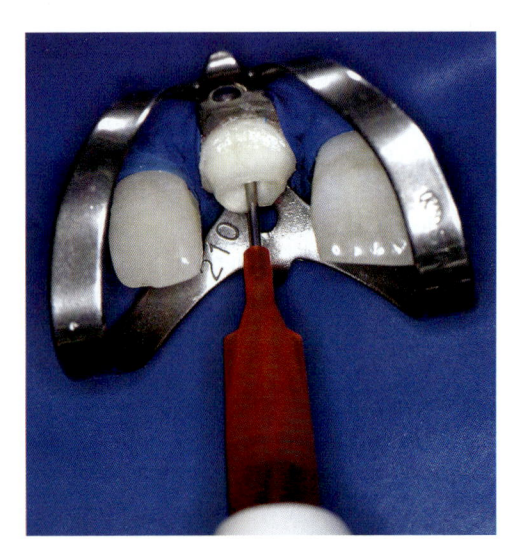

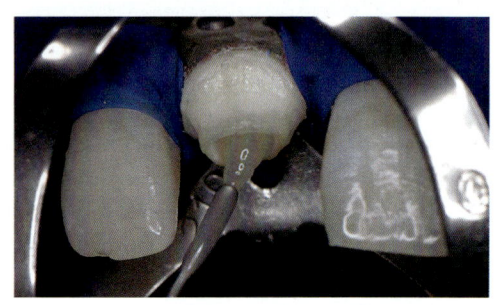

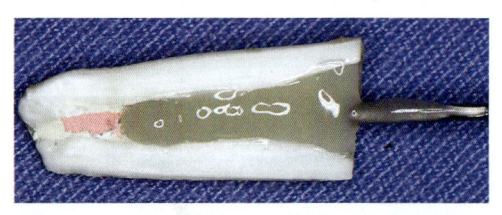

▲ Figura **6.38**
Preenchimento do conduto com resina composta fluida.

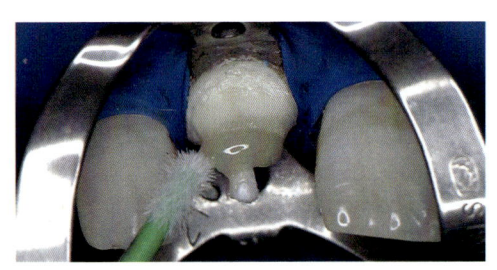

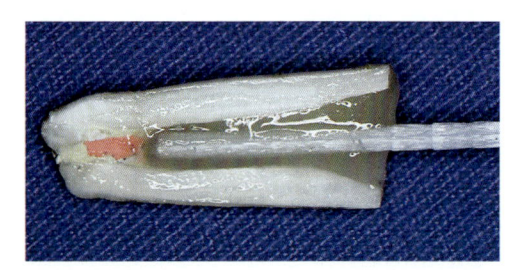

▲ Figura **6.39**
Inserção do pino.

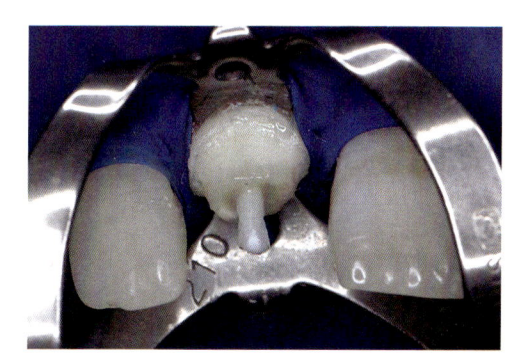

Retentores intrarradiculares ◄ 179

◄ Figura **6.40**
Remoção dos excessos da resina.

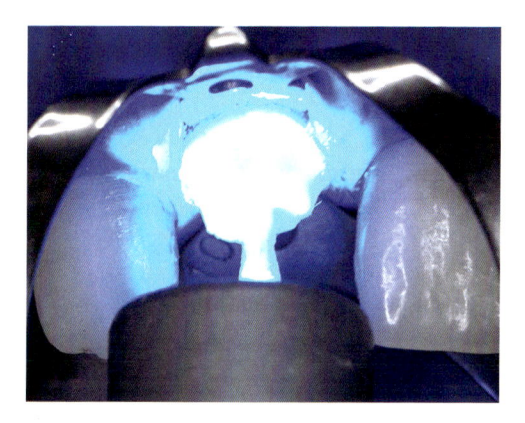

◄ Figura **6.41**
Polimerização da resina composta durante 10 segundos.

5. Por último, remoção do pino de fibra de vidro envolto pela resina composta e complemento da fotoativação desta resina por 40 segundos **(Figs. 6.42 e 6.43)**.

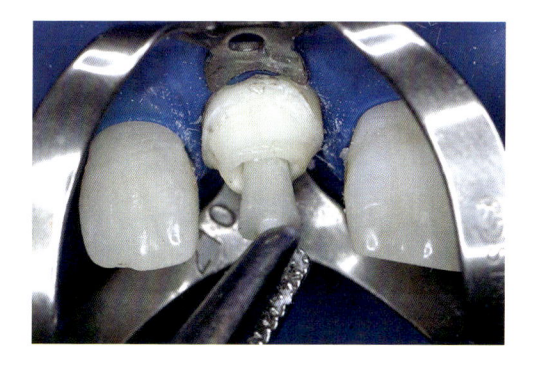

◄ Figura **6.42**
Remoção do pino envolto por resina composta.

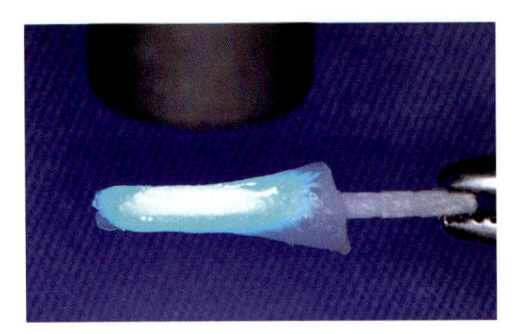

◄ Figura **6.43**
Complemento da fotoativação da resina composta por mais 40 segundos.

▶ Passo 3: cimentação do pino e confecção do núcleo de preenchimento

1. Colocado o campo operatório em isolamento absoluto, se possível, ou em isolamento relativo, procede-se à limpeza do conduto com líquido desengordurante, para remoção de impurezas provenientes de lubrificações realizadas. Seca-se o conduto completamente com cones de papel absorvente.

2. Em seguida, deve-se selecionar o cimento a ser utilizado, manipulando-o conforme as especificações do fabricante **(Fig. 6.44)**, pincelando-o no pino e introduzindo-o no conduto com uma broca Lentulo.

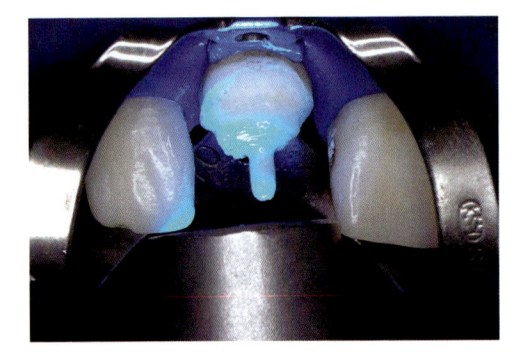

◄ Figura **6.44**
Fotoativação do cimento utilizado para a cimentação do pino (cimento resinoso).

3. Após a presa ou polimerização final do cimento, faz-se o ataque ácido do remanescente dental com ácido fosfórico a 37% durante 30 segundos, lava-se com jatos de ar e, em seguida, faz-se uma leve secagem para a aplicação do sistema adesivo. Desse modo, após sua polimerização é feita a modelagem da porção coronária do núcleo com resina composta (núcleo de preenchimento), utilizando a técnica incremental **(Fig. 6.45)**.

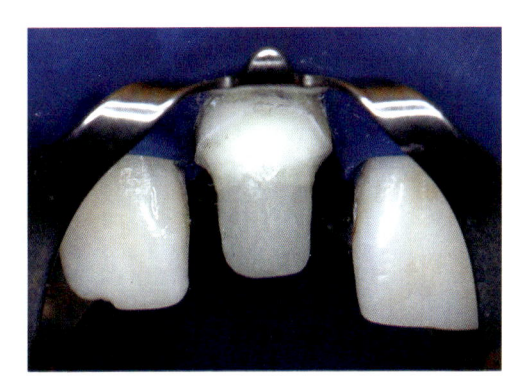

Retentores intrarradiculares ◄ 181

◄ Figura **6.45**
Confecção do núcleo de preenchimento. Porção coronária, com contorno apropriado do preparo para retentor de uma prótese fixa.

► **Caso 2**
Confecção de pino anatômico pela técnica indireta

Consiste em realizar uma moldagem do conduto com material elastomérico para que o pino anatômico seja confeccionado em um modelo de gesso.

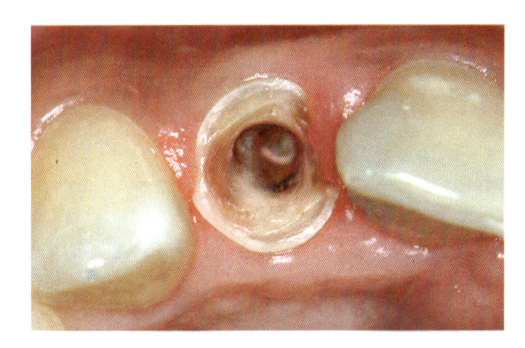

◄ Figura **6.46**
Imagem oclusal do dente incisivo central direito a ser restaurado após o preparo de remanescente coronal.

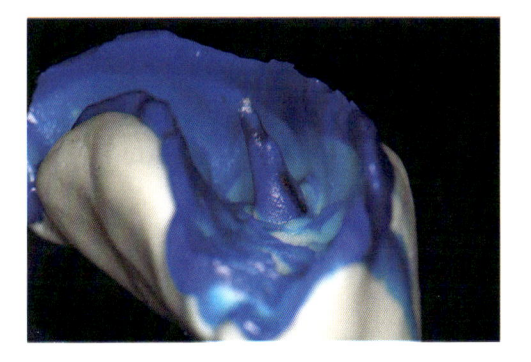

◄ Figura **6.47**
Moldagem do conduto com silicone de adição.

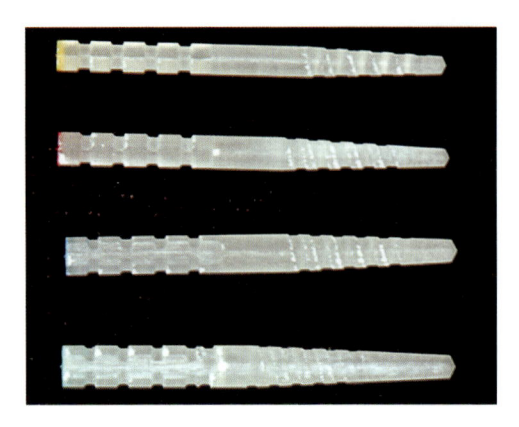

◄ **Figura 6.48**
Seleção do pino de fibra de vidro.

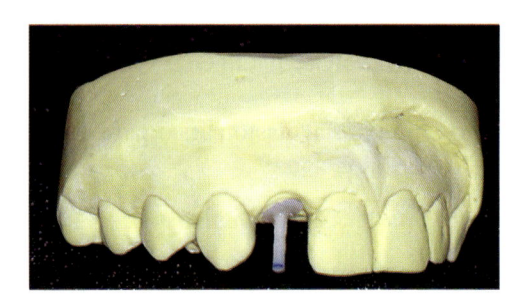

◄ **Figura 6.49**
Imagem vestibular do pino anatômico confeccionado sobre o modelo de gesso.

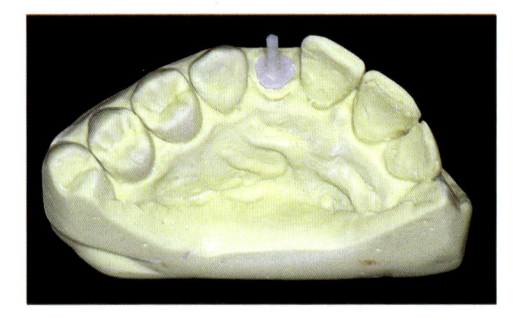

◄ **Figura 6.50**
Imagem oclusal da confecção do pino anatômico no modelo de gesso.

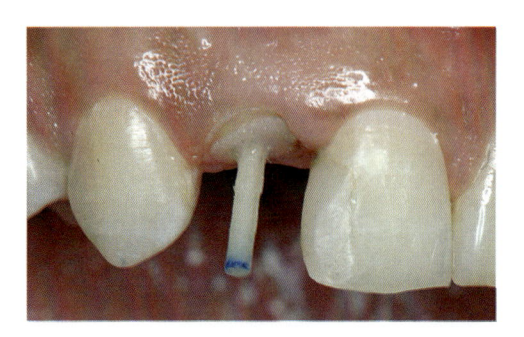

◄ **Figura 6.51**
Prova do pino anatômico em boca.

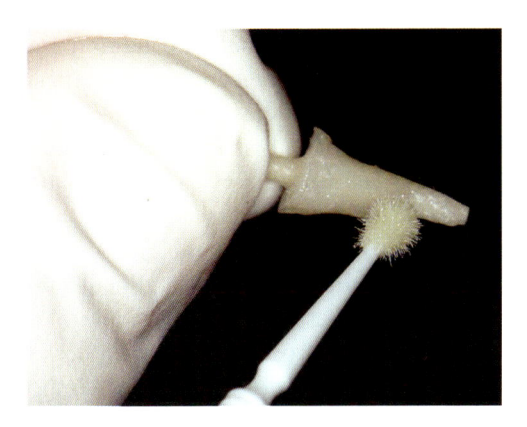

◄ **Figura 6.52**
Preparo da porção radicular do pino anatômico para cimentação. Após completamente adaptado ao conduto radicular e nele cimentado, o dente estará pronto para as próximas etapas da confecção da prótese fixa.

Pinos biológicos

A restauração de dentes tratados endodonticamente e com canais radiculares alargados de maneira excessiva é um desafio que impulsiona constantemente a geração e pesquisa de novas técnicas clínicas, utilizando sobretudo pinos intrarradiculares não metálicos que possuam propriedades físicas similares às da estrutura dental.[17]

Pinos biológicos ou dentários são bem indicados especialmente em casos de condutos excessivamente alargados.[18-20] Esses pinos são obtidos a partir de dentes naturais de um banco de dentes[21] e possuem propriedades similares às da estrutura perdida, biocompatibilidade, estética, ótima adaptação ao conduto e excelente adesão à estrutura dental e resina composta. Ao reabilitar elementos dentários com raízes mediana ou amplamente destruídas, os pinos dentários melhoram seu prognóstico em longo prazo, evitando sua extração precoce e possibilitando que sejam capazes de reter um núcleo e suportar uma coroa funcional e estética.[22]

A resistência a fraturas de raízes amplamente destruídas, reconstruídas com pinos dentários, aproxima-se daquela de dentes com preparo convencional do conduto e restaurados com núcleo metálico fundido, como demonstrou Bonilla,[21] em 2001. Além disso, sua resistência foi 30% maior do que aquela de dentes com condutos amplamente destruídos e restaurados com núcleo metálico fundido, ou reconstruídos internamente com resina composta e restaurados com núcleo metálico fundido.[21]

Cândido e colaboradores[20] e Imparato[23] ressaltaram que a restauração biológica é uma excelente alternativa, pois nenhum material restaurador supera as propriedades mecânicas e estéticas da estrutura dental.

Como vantagens, o pino dentário oferece: 1) maior retenção e estabilidade para a resina composta que os demais tipos de pino, pois pode ser submetido ao condicionamento ácido;[18,20,24,25] 2) técnica conservadora (não necessita de desgaste adicional do conduto para retenção); 3) adaptação à configuração do conduto alargado, favorecendo a resistência dentária;[16] 4) menor tempo clínico que técnicas restauradoras diretas;[23-26] 5) geração de menor concentração de estresse que pinos metálicos, pois possui resiliência similar à da estrutura dentária;[18] 6) translucidez (ótima estética);[18,20] 7) economia;[20,23] 8) possibilidade de dispensar a fase laboratorial (sessão única).[18,25,26]

Suas desvantagens são: 1) necessidade de um banco de dentes;[23,26] 2) relativa dificuldade para adaptação ao conduto;[19,23,26] 3) recusa de alguns pacientes em aceitar a técnica,[26] o que, porém, é muito raro. O fato de não existirem dispositivos apropriados para confecção de pinos dentários é, talvez, sua maior desvantagem, pois é necessário um maior tempo laboratorial para confeccioná-los artesanalmente e adaptá-los ao conduto.

Para a confecção de pinos a partir de dentes naturais, obtidos em bancos de dentes e devidamente esterilizados,[18,20,24,25,27] são utilizados dentes anteriores despolpados,[18,20,24,26,27] decíduos[23,26,27] ou permanentes,[18,20,24,25] tanto normais[23-25] quanto conoides, microdentes ou ainda extranumerários.[25]

Após a extração dos dentes, o sangue visível e os resíduos de tecidos moles devem ser removidos. Em seguida, os dentes são imersos em solução de hipoclorito de sódio a 5% por meia hora e secos com guardanapo de papel. Para a desinfecção final de dentes sem restauração de amálgama, o método de escolha é a autoclavagem (40 minutos a 121°C). Dentes restaurados com amálgama devem ser imersos em solução germicida, pois sua autoclavagem pode gerar liberação de vapor de mercúrio – uma alternativa é remover a restauração de amálgama e então autoclavá-los.[28] Os dentes devem ser conservados em frascos plásticos estéreis com soro, pois se desidratados tornam-se friáveis, com prejuízos à penetração de adesivos dentinários hidrofílicos.[23]

O paciente deve receber instruções sobre todas as vantagens e desvantagens do tratamento e, após sua concordância, precisa assinar um termo de esclarecimento e autorização. Nele, declara estar ciente de que o pino biológico é obtido a partir de dente natural, previamente esterilizado em autoclave, pelas normas de biossegurança, e de que esse pino, como o próprio dente, é suscetível à cárie em caso de higiene bucal insuficiente, além de poder vir a sofrer fraturas por forças excessivas causadas pelo uso inadequado da prótese ou esforços parafuncionais.[29]

A técnica de preparo para os pinos é simples e se dá pelo desgaste de dentes, usando-se pontas diamantadas sob refrigeração,[18,23] às vezes associadas a discos de carborundum,[18,20] até sua adaptação no interior do conduto, feita diretamente em boca[18,24-27] ou em modelo de trabalho.[20] Os dentes devem ser desgastados de forma que possuam, quando possível, a porção que permanecerá fora do conduto recoberta por esmalte, favorecendo a retenção e suporte da resina composta.[18,23,25,26] Galindo e colaboradores[26] sugerem que a porção do pino que permanece externamente ao conduto deveria corresponder à metade da altura da coroa dentária.

Kaizer e colaboradores[29] desenvolveram uma técnica em que o pino é confeccionado no laboratório. Inicialmente, procede-se à etapa de moldagem de silicona para obtenção de um modelo a partir do qual seria confeccionado o pino biológico. Posiciona-se dentro do conduto um pino plástico tipo Pinjet® e, com uma moldeira parcial, executa-se a moldagem do conduto e dos dentes vizinhos com a silicona pesada. Este primeiro molde é aliviado com uma fresa de tungstênio, removendo-se as áreas retentivas e interproximais. Reembasa-se com silicona leve, aplicada sobre a silicona pesada da moldeira e no conduto com uma seringa para moldagem. No modelo de gesso-pedra tipo III, confecciona-se um padrão do pino em resina acrílica autopolimerizável. O padrão serve de guia para o desgaste inicial do dente doador, pois é colocado sobre a superfície do dente a ser desgastado, sendo seu contorno reproduzido com grafite. Para auxiliar a conferir o desgaste, o padrão de resina acrílica é copiado com silicona, sendo confeccionadas duas matrizes a partir do padrão – uma com corte no sentido vestíbulo-lingual e outra com corte no sentido mésio-distal. Durante o desgaste do pino, testa-se sua adaptação nas matrizes. Os desgastes do pino biológico podem ser executados com pontas diamantadas nº 3195, 3216 e 4138 (KG Sorensen Ind., São Paulo, SP) em alta rotação e sob abundante irrigação. A adaptação final do pino dentário no conduto é feita com o auxílio de um evidenciador de contatos aplicado sobre o pino, que é então inserido no conduto do modelo. Os pontos de contato prematuro demarcados são eliminados com pontas diamantadas 3195 e 3216 até a adaptação adequada do pino no conduto. A porção coronária é mantida com tamanho maior que o necessário para que seu preparo final seja executado após a cimentação do pino **(Figs. 6.53 a 6.58)**.

A cimentação pode ser executada com ionômero de vidro[23,24,26] ou cimentos resinosos duais.[20,25] Ranhuras nos pinos aumentariam seu embricamento mecânico com o material cimentante.[23] A coroa dentária pode ser restaurada com resina composta fotopolimerizável, cuja quantidade necessária é minimizada.[20,23-25] Também é possível confeccionar um núcleo de preenchimento com resina composta para posterior restauração com uma coroa total.[22]

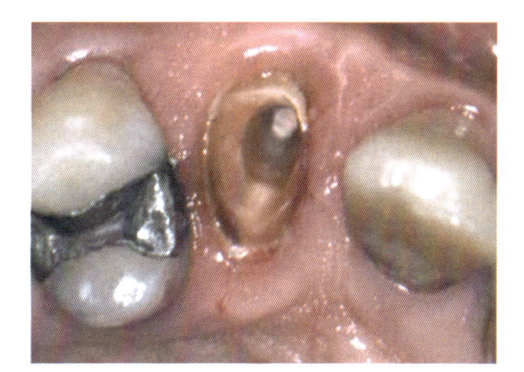

◀ Figura **6.53**
Imagem oclusal do dente canino a ser restaurado após o preparo de remanescente coronal.

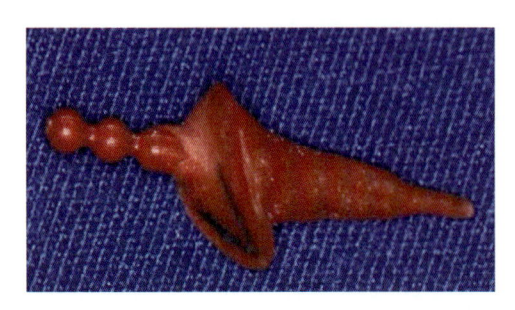

◄ **Figura 6.54**
Padrão em resina acrílica vermelha do pino biológico obtido por modelagem do conduto preparado.

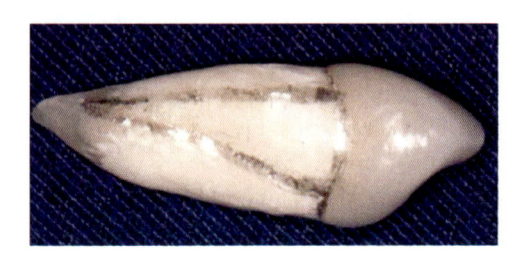

◄ **Figura 6.55**
Traçado dos limites do pino biológico com grafite na raiz do dente doador.

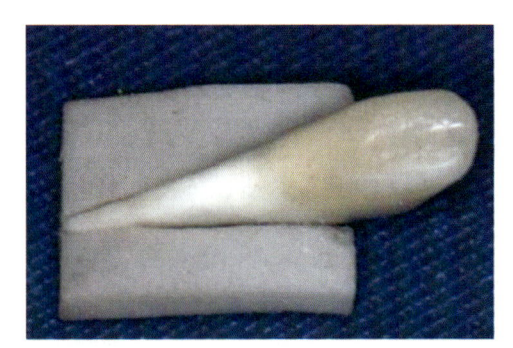

◄ **Figura 6.56**
Matriz de silicona para guiar o desgaste final do pino biológico.

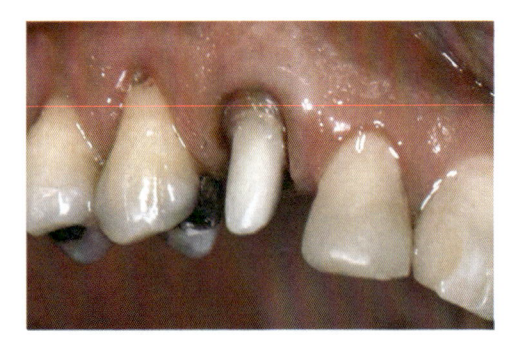

◄ **Figura 6.57**
Aspecto final do pino já preparado em boca.

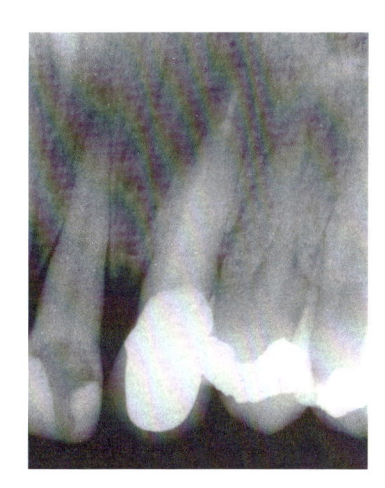

◄ **Figura 6.58**
Radiografia periapical final do dente 23 após o término do tratamento.

Pinos pré-fabricados associados ao preenchimento do conduto com resina composta

Outra técnica utilizada para a restauração de dentes endodonticamente tratados e com raízes fragilizadas é a reconstrução desses dentes com resina composta e auxílio de pino translúcido (Luminex) para, em seguida, serem cimentados pinos pré-fabricados ou núcleo metálico fundido.

Passo a passo

A técnica consiste em, após o preparo do conduto, como anteriormente já foi descrita, fazer a reconstrução do conduto alargado com resina composta. Um pino fototransmissor é inserido no interior do conduto e a resina composta então é inserida no espaço entre o pino fototransmissor e a parede radicular, sendo em seguida fotopolimerizada **(Figs. 6.59 a 6.66)**.

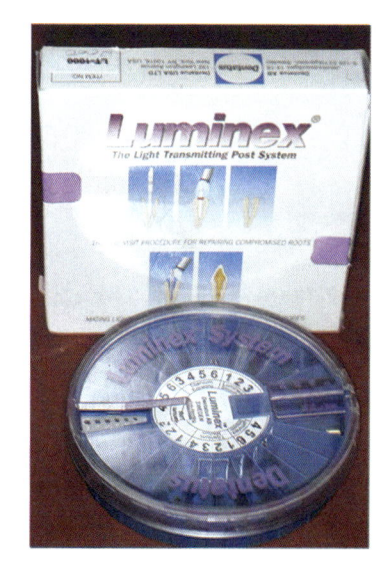

▶ **Figura 6.59**
Sistema Luminex.

◄ **Figura 6.60**
Componentes do sistema Luminex.

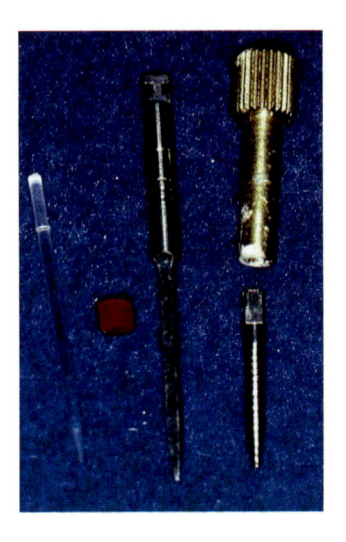

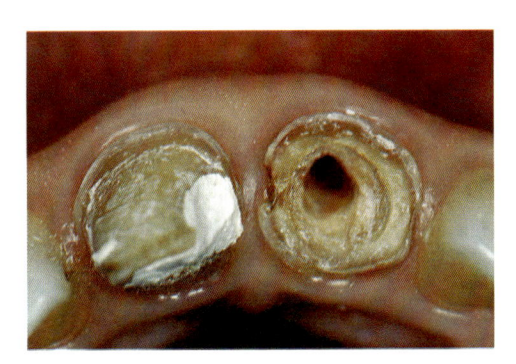

◄ **Figura 6.61**
Imagem oclusal de dente canino a ser restaurado após o preparo de remanescente coronal.

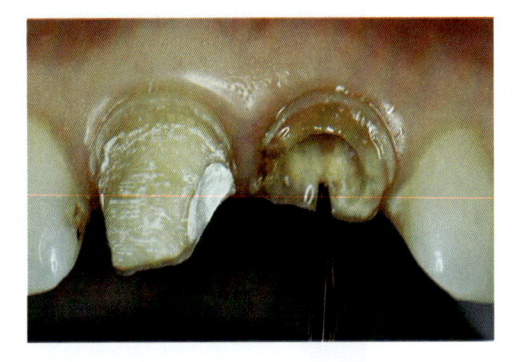

◄ **Figura 6.62**
Limpeza do canal radicular.

Retentores intrarradiculares ◄ **189**

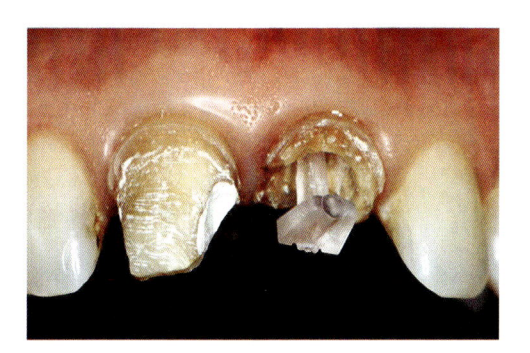

◄ Figura **6.63**
Adaptação do pino fototransmissor ao conduto.

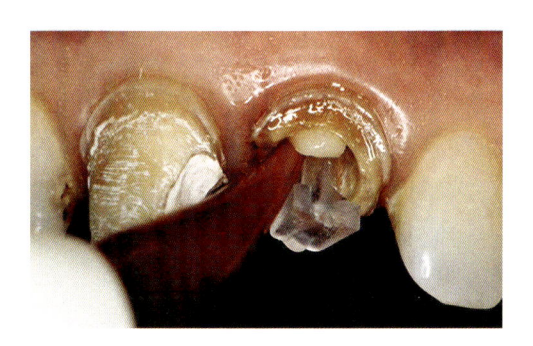

◄ Figura **6.64**
Inserção da resina composta no conduto após aplicação do sistema adesivo.

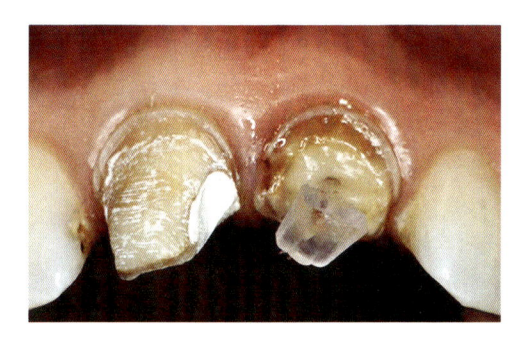

◄ Figura **6.65**
Resina composta e pino fototransmissor.

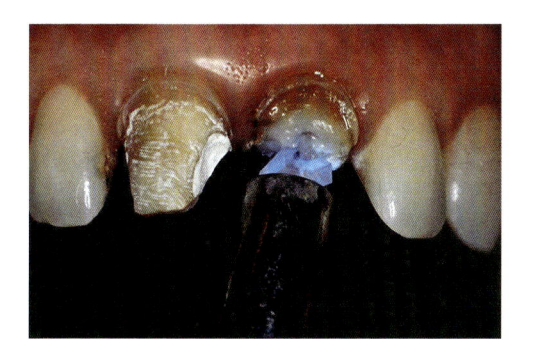

◄ Figura **6.66**
Fotopolimerização da resina composta.

Depois, o pino fototransmissor é removido e outro pino de diâmetro correspondente, selecionado como retentor intrarradicular, é cimentado no conduto. Essa técnica apresenta relativa facilidade de execução, mas, em função da grande quantidade de resina inserida, segundo alguns estudos, ocorre uma elevada contração de polimerização, podendo gerar falhas na interface dente-restauração **(Figs. 6.67 a 6.69)**.[16-18,22]

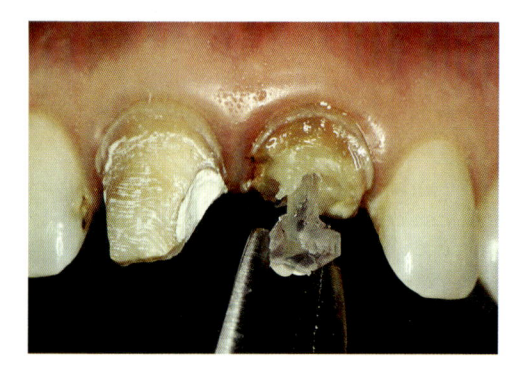

◄ Figura **6.67**
Remoção do pino transiluminador do conduto.

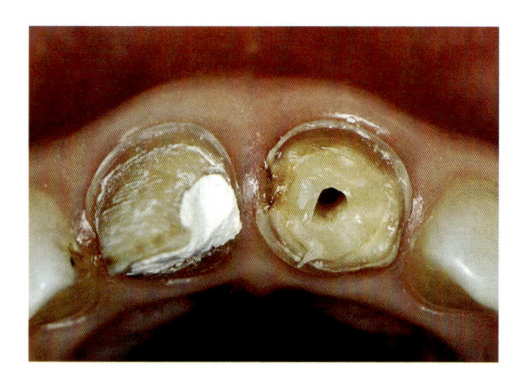

◄ Figura **6.68**
Conduto preenchido com resina composta e espaço central confeccionado por meio do pino fototransmissor.

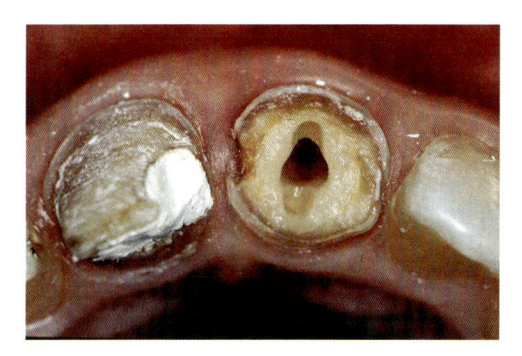

◄ **Figura 6.69**
Confecção de caixas oclusais para impedir a rotação da prótese.

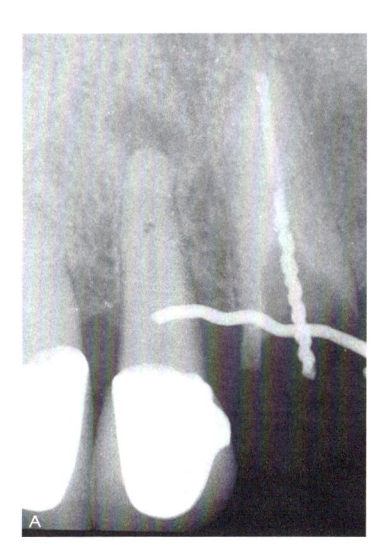

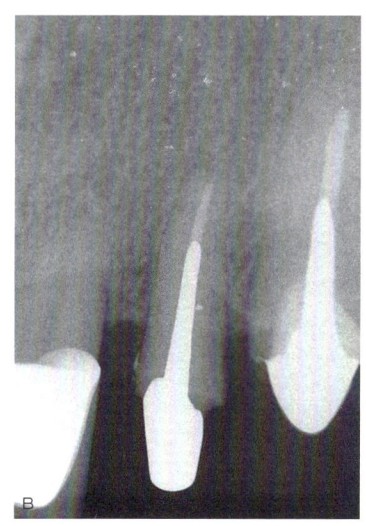

▲ **Figura 6.70**
A Radiografia inicial mostrando raiz amplamente destruída.
B Raiz preenchida por resina composta e restaurada com um núcleo metálico fundido.

A partir desse momento a reconstrução se dará de acordo com o método de retenção intrarradicular que for selecionado.

Referências

1. Bonfante G, Kaizer OB, Pegoraro LF, do Valle AL. Fracture strength of teeth with flared root canals restored with glass fibre posts. Int Dent J. 2007 Jun;57(3):153-60.

2. Dean JP, Jeansonne BG, Sarkar N. In vitro evaluation of a carbon fiber post. J Endod. 1998 Dec;24(12):807-10.

3. Fokkinga WA, Kreulen CM, Vallittu PK, Creugers NH. A structured analysis of in vitro failure loads and failure modes of fiber, metal, and ceramic post-and-core systems. Int J Prosthodont. 2004 Jul-Aug;17(4):476-82.

4. Sidoli GE, King PA, Setchell DJ. An in vitro evaluation of a carbon fiber-based post core system. J Prosthet Dent. 1997 Jul;78(1):5-9.

5. Sorensen JA, Engelman MJ. Effect of post adaptation on fracture resistance of endodontically treated teeth. J Prosthet Dent. 1990 Oct;64(4):419-24.

6. Duret B, Duret F, Reynaud M. Long-life physical property preservationand postendodontic rehabilitation with the Composipost. Compend Contin Educ Dent Suppl. 1996;(20):S50-6.

7. Lui JL. Composite resin reinforcement of flared canals using light-transmitting plastic posts. Quintessence Int. 1994 May;25(5):313-9.

8. Zogheib LV, Pereira JR, do Valle AL, de Oliveira JA, Pegoraro LF. Fracture resistance of weakened roots restored with composite resin and glass fiber post. Braz Dent J. 2008;19(4):329-33.

9. Lanza A, Aversa R, Rengo S, Apicella D, Apicella A. 3D FEA of cemented steel, glass and carbon posts in maxillary incisor. Dent Mater. 2005 Aug;21(8):709-15.

10. Perez BE, Barbosa SH, Melo RM, Zamboni SC, Ozcan M, Valandro LF, et al. Does the thickness of the resin cement affect the bond strength of a fiber post to the root dentin? International Journal Prosthodontics, v. 19, n. 6, p. 606-609, 2006.

11. Braz R, Conceição AAB, Conceição EN, Loretto SC, Lyra AMVC, Silva AKS. Evaluation of reinforcement materials used on filling roots [abstract]. J Dent Res. 2005 Mar;84:112. Abstract no. 1733.

12. Martelli H Jr, Pellizzer EP, Rosa BT, Lopes MB, Gonini A Jr. Fracture resistance of structurally compromised root filled bovine teeth restored with accessory glass fibre posts. Int Endod J. 2008 Aug;41(8):685-92.

13. Moosavi H, Maleknejad F, Kimyai S. Fracture resistance of endodontically-treated teeth restored using three root reinforcement methods. J Contemp Dent Pract. 2008 Jan 1;9(1):30-7.

14. Grandini S, Balleri P, Ferrari M. Scanning electron microscopic investigation of the surface of fiber posts after cutting. J Endod. 2002 Aug;28(8):610-2.

15. Ferrari M, Vichi A, Grandini S. Efficacy of different adhesive techniques on bonding to root canal walls: an SEM investigation. 2001 Sep;17(5):422-9.

16. Grandini, S. O pino anatômico. In: Scotti R, Ferrari M, editores. Pinos de fibra. São Paulo: Artes Médicas, 2003. p. 93-8.

17. Freedman G. The carbon fiber post: metal-free, post-endodontic rehabilitation. Oral Health. 1996 Feb;86(2):23-6, 29-30.

18. Batista A, Lopes CG. A utilização de pino dentinário para reforço coronoradicular em dentes com rizogênese incompleta tratados endodonticamente. Rev Bras Prót Clín Lab. 1999 Maio-Jun;1(3):199-221.

19. Bonilla MEG. Avaliação da resistência à fratura transversal de raízes amplamente destruídas reconstruídas com núcleos [dissertação]. Bauru: Faculdade de Odontologia de Bauru, Universidade de São Paulo, 2001.

20. Cândido MS, Pozzobon RT, Porto Neto ST. Recuperação estética através de colagem heterógena coronoradicular, faceta e recontorno. J Bras Odont Clín. 1999 Out;3(15):29-33.

22. Kaizer OB. Avaliação da resistência à fratura de dentes tratados endodonticamente e restaurados com pinos dentários ou com pinos de fibra polietileno [dissertação].Bauru: Faculdade de Odontologia de Bauru, Universidade de São Paulo; 2003.

23. Imparato JCP. Restaurações biológicas em dentes decíduos. Colagem de fragmentos de dentes naturais. In: Correa MSNP. Odontopediatria na primeira infância. São Paulo: Santos, 1998. p. 463-72.

24. Centola ALB. Soluções alternativas para restauração da estética: apresentação de casos clínicos. Âmbito Odont.1996 Set-Out; 6(3):19-24.

25. Zanutto, JR Monacci AC, Moura KCF, Nonaka T, Vinha D. Reconstrução biológica da coroa dental. RGO. 1999 Abr-Jun;47(2):92-4.

26. Galindo VAC, Nogueira JSE, Yamasaki, E, Kós Miranda D. Pinos biológicos e colagens de coroas naturais: uma alternativa na reabilitação de dentes decíduos anteriores. J Bras. Odontopediat Odont Bebê. 2000 Nov-Dez;3(16):513-9.

27. Ramires-Romito AC, Wanderley MT, Oliveira MD, Imparato JC, Corrêa MS. Biologic restoration of primary anterior teeth. Quintessence Int. 2000 Jun;31(6):405-11.

28. Cuny E, Carpenter WM. Extracted teeth: decontamination, disposal and use. J Calif Dent Assoc. 1997 Nov;25(11):801-4.

29. Kaizer OB,Bonfante G, Pereira Filho LD, Cardinal L, Reis KR. Utilização de pinos biológicos em reconstrução de raízes debilitadas. RGO. 2008 Abr-Jun;56(2):7-13.

7

Cimentação de pinos intrarradiculares

Thiago A. Pegoraro
Jefferson Ricardo Pereira
Jefferson Tomio Sanada
Eduardo A. Ayub
Murilo Pereira de Melo

A etapa da cimentação de pinos intrarradiculares, sejam metálicos, sejam à base de fibras e resinas (pinos estéticos), é de grande importância para o sucesso do trabalho reabilitador definitivo. Dessa forma, cabe ao profissional conhecer todas as variáveis envolvidas no processo de cimentação, bem como escolher o cimento adequado em função das mais diversas situações clínicas.

Outros fatores importantes devem ser considerados quanto aos cimentos utilizados em prótese fixa: suas características físico-químicas, vantagens e desvantagens, indicações e contraindicações e possíveis problemas relacionados ao uso dos diferentes tipos de agentes cimentantes. Assim, a preocupação com o procedimento de cimentação e com os agentes cimentantes tem sido uma constante entre pequisadores e clínicos ao longo do tempo.

Cimentos dentais são empregados para reter restaurações indiretas, entre elas pinos e peças protéticas, em posição estável e durável no meio oral, independentemente do tipo de material restaurador utilizado (metálico ou não). Os mecanismos de retenção são descritos como sendo químicos, mecânicos (retenção friccional) e micromecânicos (superfície hibridizada), porém, são usualmente uma combinação de dois ou três mecanismos, dependendo da natureza do agente cimentante (à base de resina e não resinoso), bem como do substrato. Um desempenho clínico aceitável dos cimentos dentais exige adequada resistência à dissolução no meio oral, forte união por retenção mecânica e adesão, alta resistência sob tensão, propriedades de manipulação como tempo de trabalho e tempo de presa adequados e aceitação biológica pelo substrato. Assim, o presente capítulo foi elaborado com o objetivo de esclarecer ao profissional as variáveis envolvidas na cimentação de peças protéticas, bem como para auxiliá-lo em suas escolhas de uso para as mais variadas situações clínicas e agentes cimentantes encontrados.

Após a leitura deste capítulo, espera-se que o leitor seja capaz de:

a Selecionar e indicar os diferentes tipos de agentes cimentantes.
b Conhecer as principais características de cada cimento.
c Manusear de forma correta os diferentes tipos de cimentos.

Cimentação definitiva

Os cimentos conhecidos como definitivos recebem essa denominação em função de sua finalidade de reter permanentemente pinos intrarradiculares. Há disponível no mercado uma grande variedade de cimentos odontológicos com desempenho clínico aceitável. A Tabela 7.1 resume as diferentes classes de cimentos existentes na atualidade e suas respectivas características clínicas.[1]

Cimento de fosfato de zinco

Tradicionalmente, o cimento de fosfato de zinco tem sido considerado como o mais popular material de cimentação, por seu longo tempo de uso, por ter sido avaliado e utilizado em muitos estudos laboratoriais e clínicos, bem como por possuir excelente desempenho clínico. Durante muito tempo, foi tido como padrão ouro em estudos comparativos.

Algumas desvantagens desse material são evidenciadas, como efeitos negativos à polpa (irritação pulpar), ausência de ação antibacteriana, falta de adesão e elevada solubilidade em meio oral.[2] Contudo, o cimento de fosfato de zinco continua sendo bem-sucedido quando usado para reter coroas totais.

A retenção de pinos intrarradiculares metálicos cimentados com o cimento de fosfato de zinco – um material não adesivo – é largamente dependente da correta forma geométrica do preparo radicular, de modo a favorecer a retenção friccional do pino a ser cimentado.

A técnica de mistura do fosfato de zinco é crítica e deverá ser realizada em uma placa de vidro resfriada, com grande área de superfície, para que o pó seja incorporado o máximo possível ao líquido. Deve ser espatulada, adicionando-se pequenos incrementos de pó ao líquido para diminuir a acidez, por um período de 1 minuto e 30 segundos. Deve-se pressionar a espátula contra a mistura para esmagar o pó e reduzir suas partículas, tornando-o o mais fino possível. A correta consistência permitirá ótima resistência e completo assentamento da restauração logo após a mistura, com pressão constante durante 3 a 5 minutos, até que ocorra a presa inicial. É importante seguir corretamente as instruções do fabricante quanto a proporcionamento, manipulação e armazenagem em ambiente escuro e resfriado, além de respeitar o prazo de validade, para que o material preserve suas propriedades físicas e químicas.

▶ Tabela **7.1**
CLASSES DE MATERIAIS PARA CIMENTAÇÃO

Materiais	Áreas de aplicação	Prós	Contras
Cimento de fosfato de zinco	– Coroas e pinos intrarradiculares metálicos	– Mais de 100 anos de experiência clínica – Bom cimento de rotina – Baixo custo	– Baixa dureza – Alta solubilidade
Cimento de ionômero de vidro convencional	– Coroas e pinos intrarradiculares metálicos – Pinos intrarradiculares estéticos	– Mais de 20 anos de experiência clínica – Liberação de flúor – Adesão molecular ao dente – Simples de usar – Bom cimento de rotina – Baixo custo	– Sensibilidade à água e a cargas mecânicas
Cimento de ionômero de vidro modificado por resina	– Coroas e pinos intrarradiculares metálicos – Pinos intrarradiculares estéticos	– Bom cimento de rotina – Liberação de flúor – Adesão molecular ao dente – Simples de usar – Bom cimento de rotina – Baixo custo	– Absorção de água e inchamento – Degradação ao longo do tempo e em altas temperaturas
Cimento resinoso adesivo	– Coroas e pinos intrarradiculares metálicos – Pinos intrarradiculares estéticos	– Mais de 10 anos de experiência clínica – Alta dureza – Baixa solubilidade – Propriedades mecanicas altas – Boa estética	– Dificuldade de manuseio e técnica – Alto custo – Degradação ao longo do tempo e em altas temperaturas

Fonte: Adaptada de Pegoraro e colaboradores.[1]

Cimento de ionômero de vidro convencional

O cimento de ionômero de vidro foi introduzido no mercado odontológico como agente cimentante, apresentando como principais características a capacidade de aderir quimicamente ao esmalte e à dentina, e de liberar e reincorporar flúor, combinando propriedades do cimento de policarboxilato de zinco e do cimento de silicato, respectivamente.[3] Considerando o tempo de presa total de 24 horas, após completar sua maturação o cimento de ionômero de vidro torna-se um dos cimentos não resinosos mais resistentes à solubilidade e desintegração.[4] A capacidade dos cimentos de ionômero de vidro de liberar flúor é maior durante a presa do material, diminuindo gradativamente após essa etapa. Tal liberação não interfere na resistência do cimento, sendo importante no processo de remineralização das estruturas por inibir o desenvolvimento de bactérias fundamentais na formação da cárie. Os cimentos ionoméricos estão indicados para cimentação de núcleos intrarradiculares metálicos e não metálicos.

O cimento de ionômero de vidro convencional geralmente é apresentado em dois frascos, sendo um com pó e outro com líquido, ou também em cápsulas automisturadoras. Sua técnica de manipulação é simples, porém as instruções do fabricante quanto à manipulação e armazenagem em ambiente escuro e resfriado devem ser seguidas, bem como respeitado o tempo de validade, para que o material forneça propriedades físicas e químicas aceitáveis. Podem ser consideradas como vantagens o preço relativamente baixo desse material em relação aos cimentos resinosos e seu grande espectro de indicação clínica.

Cimento de ionômero de vidro modificado por resina

Com o objetivo de melhorar a resistência e reduzir a solubilidade do cimento quando em contato com os fluidos orais, foram adicionados monômeros resinosos aos cimentos de ionômero de vidro convencional para criar uma nova categoria de agente cimentante, denominada de cimento de ionômero de vidro modificado por resina (CIVMR).[5]

Os CIVMR são cimentos híbridos de dupla cura (polimerização), porque durante sua presa ocorrem uma complexa reação ácido-base, típica dos cimentos ionoméricos convencionais, e uma polimerização ativada quimicamente ou pela luz, a qual é típica dos cimentos resinosos. Reação pulpar adversa pode ocorrer devido à presença de óxidos metálicos e de componentes resinosos não polimerizados. Com relação à liberação de flúor e ao recarregamento desses íons, são semelhantes aos cimentos ionoméricos convencionais.

Clinicamente, a manipulação e aplicação na restauração (pino intrarradicular) são similares às realizadas para cimentos de ionômero de vidro convencional, ou seja, após a mistura o cimento é aplicado na restauração e o conjunto é levado ao conduto radicular, que deverá estar limpo e seco, sem no entanto estar ressecado.[5] Como nos cimentos de ionômero de vidro convencionais, os CIVMR são suscetíveis à desidratação e consequente contração volumétrica, que pode ocorrer muitos meses após a inserção, criando estresse de fratura na linha de cimento exposta na interface dente-pino intrarradicular.[6] No entanto, como o conduto radicular dificilmente permanece seco por completo, as chances de essa falha ocorrer são pequenas.

Esse tipo de cimento representa o material mais utilizado em sua classe. Sua indicação engloba o uso em procedimentos de cimentação de pinos intrarradiculares, coroas metálicas e metalocerâmicas e alguns sistemas cerâmicos. Independentemente se convencional ou modificado por resina, os cimentos ionoméricos são os únicos materiais autoadesivos ao tecido dental, sem a necessidade de pré-tratamento da superfície à qual deverá aderir.

Entretanto, o pré-tratamento da superfície dental com um condicionador ácido, de preferência menos ácido, como o poliacrílico, tem demonstrado melhorar significativamente a eficiência de adesão e selamento marginal.[7,8] O aumento da eficiência de adesão deve ser atribuído, em parte, a um "efeito de limpeza", em que a *smear layer* é removida ou parcialmente desmineralizada, ampliando a área de superfície a ser aderida e criando microporosidades, o que favorece a retenção micromecânica.

O CIVMR geralmente é apresentado na forma de pastas, sendo uma base e outra catalisadora, ou também em cápsulas automisturadoras. Sua técnica de manipulação é simples, porém as instruções do fabricante quanto à manipulação e armazenagem devem ser seguidas, bem como respeitado o tempo de validade, para que preserve suas propriedades físicas e químicas.

Por ser um material com componentes iniciadores químicos orgânicos, é suscetível à degradação ao longo do tempo, bem como ao contato com altas temperaturas. É importante, portanto, que esse cimento seja armazenado em ambiente escuro e refrigerado. Porém, para proporcionar propriedades aceitáveis, os cimentos à base de resina devem ser retirados do refrigerador e mantidos na bancada por alguns minutos até atingir a temperatura ambiente. Podem ser considerados como vantagens o preço relativamente baixo desse material em relação aos cimentos resinosos e sua abrangente indicação clínica.

Outras vantagens desse cimento incluem o modo de polimerização dual (foto e quimicamente ativado), a liberação de flúor e valores de resistência flexural maiores comparados aos cimentos ionoméricos convencionais, além da facilidade no manuseio.

Tanto os cimentos de ionômero de vidro convencional quanto os modificados por resina aderem à dentina via retenção micromecânica e química. Os cimentos de ionômero de vidro apresentam duas reações distintas:[9] a primeira consome toda a água disponível em sua composição, e a segunda fase ocorre somente quando há disponibilidade de água a partir da dentina.[10,11] Embora haja uma contração inicial devido à reação de presa,[12] após sua maturação os cimentos de ionômero de vidro exibem uma expansão higroscópica,[13] o que pode resultar em uma adaptação mais íntima entre cimento e dentina,[14] aumentando a resistência ao deslocamento entre pino e dentina.[13]

Cimentos resinosos adesivos

Os cimentos resinosos adesivos têm se tornado clinicamente populares por sua capacidade de aderir tanto à estrutura dental quanto à restauração. Pinos intrarradiculares estéticos são rotineiramente usados, hoje em dia, aderidos ao substrato dental pelo uso de cimentos resinosos adesivos.[1,2]

Esses materiais são basicamente compósitos modificados, disponíveis em três variações quanto à forma de desenvolvimento da polimerização: podem ser fotoativados, ativados quimicamente e ativados também de forma dupla ou dual, ou seja, tanto pela luz quanto pela porção química do material.

O sucesso do uso de cimentos resinosos adesivos depende de vários fatores relacionados a mecanismos de união entre tecidos dentais e restaurações, como também das limitações dos materiais atualmente disponíveis no mercado.[1] A literatura recente tem revelado diversos aspectos sobre esse tipo de material, até então desconhecidos. Muitos são os fatores importantes para se determinar a confiabilidade de procedimentos de cimentação envolvendo cimentos resinosos adesivos. Um deles está ligado à possibilidade de ocorrência de fenômenos de incompatibilidade entre sistemas adesivos simplificados e cimentos resinosos de polimerização química e/ou dual, com profundas implicações na prática clínica. Isso se dá por meio de dois mecanismos principais, que são a acidez e, consequentemente, o fenômeno da permeabilidade dos sistemas adesivos simplificados.[15-17]

O princípio da adesão dos cimentos resinosos aos tecidos dentais fundamenta-se em duas fases: a primeira consiste na remoção do fosfato de cálcio, criando-se microporosidades pelo condicionamento da superfície, tanto em esmalte quanto na dentina (primerização); e a segunda, chamada hibridização, envolve a infiltração e posterior polimerização da resina dentro dos microespaços criados, o que resulta em um intertravamento micromecânico baseado no princípio da difusão.[18]

A adesão à dentina requer múltiplos passos, começando com a aplicação de um ácido ou condicionador de dentina para remover a *smear layer*. O ácido dissolve e extrai a fase mineral de apatita que normalmente veda as fibrilas de colágeno e abre canais de 20 a 30 nm ao seu redor. Esses canais permitem a penetração de monômeros resinosos hidrofílicos, que promovem um embricamento micromecânico com o substrato dental. Portanto, antes da aplicação do adesivo, a dentina deve receber um tratamento superficial, a fim de eliminar ou preparar a *smear layer* e facilitar a difusão do agente adesivo.[19]

É importante o conhecimento dos sistemas adesivos e sua interação com os cimentos resinosos. Embora existam várias formas de classificar os sistemas adesivos – como pela ordem cronológica (gerações), pela forma de tratamento da *smear layer* (remoção total ou parcial) e pelo tipo de solvente (acetona, etanol, água ou combinação entre eles) –, a tendência atual aponta para a classificação de acordo com a estratégia adesiva, que engloba os produtos já existentes e aqueles que eventualmente possam ser lançados. Sendo assim, os adesivos atuais podem ser classificados em convencionais e autocondicionantes.

Os adesivos convencionais são aqueles que empregam o passo operatório de condicionamento ácido de esmalte e/ou dentina separadamente dos outros passos. Esses sistemas podem apresentar-se comercialmente sob a forma de três passos de aplicação (ácido, *primer* e adesivo) ou dois passos de aplicação (um ácido e uma solução única de *primer*-adesivo). Já os sistemas autocondicionantes não requerem a aplicação de ácido, uma vez que incorporam em sua formulação monômeros acídicos que simultaneamente desmineralizam e infiltram os tecidos dentários. Apresentam-se comercialmente sob a forma de dois passos de aplicação (*primer*-ácido e adesivo) ou um passo único de aplicação (*primer*-ácido-adesivo). Estes últimos podem ser disponibilizados comercialmente sob dois frascos, mas devem ser misturados e aplicados em um único passo operatório.[18]

A implicação clínica da simplificação desses sistemas nos procedimentos adesivos de cimentação refere-se a possíveis incompatibilidades químicas entre adesivos simplificados e compósitos de polimerização química ou dual. Cimentos resinosos de presa química e dual mais comumente comercializados apresentam ativadores de polimerização que são aminas terciárias. Os monômeros ácidos presentes nos sistemas adesivos autocondicionantes de passo único e nos sistemas convencionais de dois passos inibem a polimerização química dos cimentos resinosos por desativarem ou alterarem as aminas terciárias, em razão, principalmente, da diminuição do pH. Portanto, utilizar sistemas convencionais de múltiplos frascos seria recomendável durante a cimentação adesiva.[18]

Sabe-se também que cimentos resinosos e seus respectivos sistemas adesivos possuem formulações diferentes. Apesar de alguns estudos sugerirem que a polimerização química sozinha não é suficiente para atingir propriedades máximas de dureza,[20,21] a literatura recente indica que a cinética de polimerização de cimentos resinosos de polimerização dual é mais complexa do que previamente se pensava.[22,23] Alguns estudos indicam que a ativação da polimerização pela luz em cimentos resinosos de polimerização dual pode interferir no mecanismo químico desta e, assim, impedir que o cimento resinoso atinja suas propriedades mecânicas máximas.[15,24] Por outro lado, um estudo realizado para avaliar as propriedades físicas e mecânicas de cimentos resinosos de polimerização dual em diferentes situações de polimerização mostrou que a luz é preponderante para a polimerização de alguns cimentos resinosos de polimerização dual, e que o envelhecimento desses materiais causou diminuição significativa de seus valores de microdureza, tração e grau de conversão, ou seja, os materiais em questão são muito sensíveis a longos períodos e sua armazenagem deve ser adequada para que apresentem condição de uso adequada.

Em face do extenso uso da combinação de sistemas adesivos simplificados e cimentos resinosos de polimerização química ou dual para reter restaurações indiretas, é conveniente identificar quais mecanismos são envolvidos na união desses materiais e, dessa forma, estabelecer procedimentos técnicos para minimizar os problemas de incompatibilidade e consequente permeabilidade, o que de certa forma pode melhorar o prognóstico do tratamento restaurador.

Mecanismos de incompatibilidade

Os sistemas adesivos utilizados em conjunto com cimentos resinosos são, em sua maioria, sistemas simplificados por causa da tendência clínica de redução de passos durante procedimentos adesivos.[1] Esses sistemas simplificados são um tanto quanto mais ácidos e hidrofílicos por natureza. Durante a cimentação, os grupos ácidos presentes na camada mais superficial não polimerizada do agente adesivo simplificado, devido à presença e ao contato com o oxigênio do ambiente, competem com o peróxido de benzoíla pelas aminas aromáticas terciárias do agente cimentante, resultando numa reação ácido-base entre o sistema adesivo e o cimento resinoso. Essa reação minimiza uma copolimerização apropriada entre ambos os materiais.[1,25-27] Adicionalmente, as características hidrofílicas de tais sistemas adesivos funcionam como membranas permeáveis, permitindo o fluxo de água pela camada adesiva após a polimerização.[1,17,18]

A presença de água na interface entre o adesivo e o cimento compromete a área total de união, bem como a adequada polimerização do cimento. Gotas de água podem se acumular na interface e, dessa forma, funcionar como pontos de estresse, levando à falha da interface adesivo-cimento.[18] Esse problema de permeabilidade poderia ser parcialmente resolvido pela aplicação de uma camada intermediária de resina mais hidrofóbica não ácida e de baixa viscosidade, separando a camada ácida do adesivo simplificado do cimento resinoso químico ou dual.[18,28] Entretanto, essa camada extra pode criar um filme espesso do adesivo, o qual seria uma preocupação durante procedimentos de cimentação de restaurações estéticas.[28-30]

Protocolo de polimerização de cimentos resinosos

Os cimentos resinosos adesivos estão disponíveis em formulações de polimerização, as quais podem ser a fotoativação, a ativação química e/ou a ativação dual. Sua seleção está baseada primariamente em sua intenção de uso.[31]

Os cimentos ativados exclusivamente pela luz oferecem vantagens clínicas em relação aos outros por apresentarem tempo de trabalho estendido, polimerização controlada pelo operador e estabilidade de cor do material.[32] Contudo, o uso de cimentos fotoativados limita-se a situações como cimentação de facetas estéticas e *inlays* rasas, nas quais a espessura e cor da restauração não afetem a habilidade da luz ativadora em polimerizar os cimentos.[33,34]

Cimentos resinosos de polimerização dual são indicados quando a opacidade do material e a espessura da restauração podem, de alguma forma, inibir a transmissão de energia de luz suficiente para o cimento.[34] Nessas situações, a intensidade de luz que atinge o cimento pode ser o bastante para iniciar o processo de polimerização, porém uma porção química de ativação se torna necessária para assegurar um grau de conversão adequado. Considerando que os problemas de incompatibilidade e permeabilidade têm relação direta com a qualidade e velocidade de polimerização, esses comportamentos diferentes dos cimentos podem determinar alterações significativas nos resultados relacionados à cimentação adesiva.

Implicações clínicas dos problemas de incompatibilidade de sistemas adesivos simplificados e cimentos resinosos adesivos de polimerização química e/ou dual

Os clínicos são aconselhados a usar sistemas adesivos convencionais de três passos ou sistemas adesivos autocondicionantes de dois passos de aplicação para propósitos de cimentação adesiva, e, assim, evitar problemas de incompatibilidade entre adesivos simplificados e cimentos resinosos de polimerização química ou dual. Independentemente do tipo de material utilizado, um procedimento de cimentação confiável só pode ser atingido se o operador estiver ciente dos mecanismos envolvidos e, consequentemente, das limitações do material.

Cimentos resinosos autoadesivos

Com o propósito de reduzir e minimizar as dificuldades e simplificar a técnica de cimentação com cimentos resinosos adesivos, foi introduzido no mercado, em 2002, um cimento resinoso denominado autoadesivo, por apresentar adesão química aos tecidos dentais e superfícies cerâmicas e metálicas[35] sem a necessidade de condicionamento ácido e emprego de sistemas adesivos. O mecanismo de união ocorre pela quelação de íons de cálcio por grupos ácidos, produzindo adesão química com a hidroxiapatita da estrutura dental (similar aos cimentos de ionômero de vidro convencional e modificado). Quando aplicado sobre a dentina, esse cimento demonstrou interação muito superficial sem a presença de camada híbrida ou *tags* resinosos.[36] Além disso, todos os cimentos resinosos autoadesivos comercializados apresentam liberação de íons de flúor e são de dupla polimerização, tendo entre suas indicações a cimentação de pinos intrarradiculares.[37]

Segundo o fabricante, o material consiste em um cimento resinoso universal de polimerização dual, autocondicionante e autoadesivo, indicado para cimentação de restaurações indiretas metálicas e cerâmicas, resinas compostas e pinos intrarradiculares metálicos e estéticos.

Como ainda não está estabelecido na literatura um consenso acerca da durabilidade e confiabilidade das cimentações adesivas em coroas e pinos intrarradiculares – em virtude de a adesão à dentina ser considerada, ainda hoje, um procedimento altamente sensível, sujeito a variáveis relacionadas à técnica e ao substrato em si, muito diferente do que ocorre com a adesão ao esmalte, a qual sempre foi considerada um procedimento seguro e confiável –, é importante que cada classe de cimento seja indicada precisamente para cada situação clínica específica.[37] No entanto, algumas pesquisas realizadas pelo autor deste livro têm mostrado que os cimentos autoadesivos podem apresentar resultados muito mais promissores que os cimentos resinosos convencionais adesivos quando utilizados para cimentação de pinos intrarradiculares.

Protocolos de cimentação para diferentes situações clínicas

Cimentação de núcleos intrarradiculares metálicos

1 Remoção da coroa provisória com retenção intrarradicular.

2 Isolamento relativo do campo operatório.

3 Profilaxia do preparo dental e conduto radicular com agente descontaminante e irrigação. Entre os agentes, pode-se utilizar: hipoclorito de sódio a 0,5% (solução de Dakin) ou a 1% (solução de Milton), soluções à base de clorexidina (mais indicadas pelo poder bactericida), detergentes aniônicos (Tergensol, Inodon) ou soluções à base de hidróxido de cálcio **(Fig. 7.1)**.

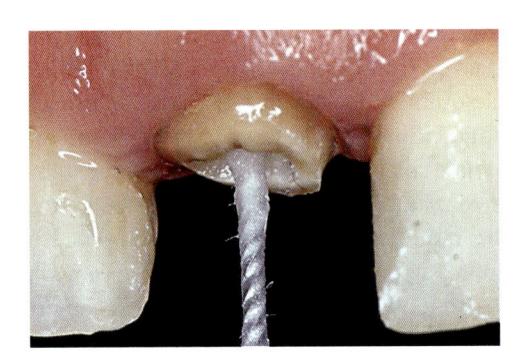

◀ Figura **7.1**
Limpeza do conduto radicular com solução desengordurante.
(Caso gentilmente cedido pelo professor Murilo Pereira de Melo.)

4 Preparo do núcleo metálico fundido:

a Limpeza com jatos de óxido de alumínio por meio de aplicadores portáteis como o MicroEtcher (Danville), que têm a vantagem adicional de criar microrretenções, as quais podem contribuir para o aumento da qualidade retentiva do núcleo metálico fundido.
b Aplicação de ácido fosfórico a 37%, de 1 a 2 minutos, após o jateamento, para limpeza dos restos de óxido de alumínio.

5 Proporcionamento, manipulação e inserção do cimento:

a O pó e o líquido devem ser colocados separadamente numa de placa de vidro resfriada. Devem ser espatulados, adicionando-se pequenos incrementos de pó no líquido por um período de 1 minuto e 30 segundos, envolvendo uma grande área de superfície, para que o pó seja incorporado o máximo possível ao líquido (fosfato de zinco). Durante a espatulação, deve-se pressionar a espátula contra a mistura para esmagar o pó e diminuir suas partículas, tornando-o o mais fino possível. É preciso atentar para possíveis modificações de proporção e tempo de manipulação propostos por diferentes fabricantes **(Fig. 7.2)**.

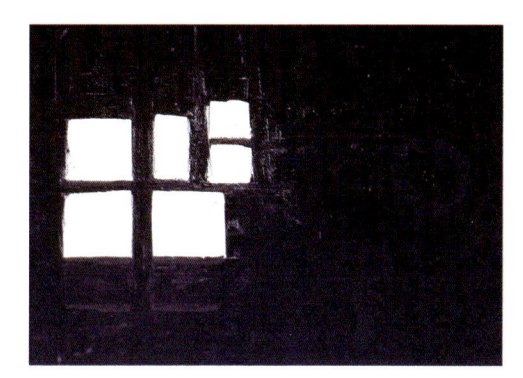

◀ Figura **7.2**
Cimento de fosfato de zinco separado para ser manipulado conforme as recomendações do fabricante.

b A colocação do cimento na superfície do núcleo pode ser feita com diferentes instrumentos, mas talvez nenhum deles seja tão apropriado quanto um pincel pequeno **(Fig. 7.3)**. Para preenchimento dos espaços vazios do conduto, o cimento pode ser levado para dentro com o auxílio de uma broca Lentulo **(Fig. 7.4)**.

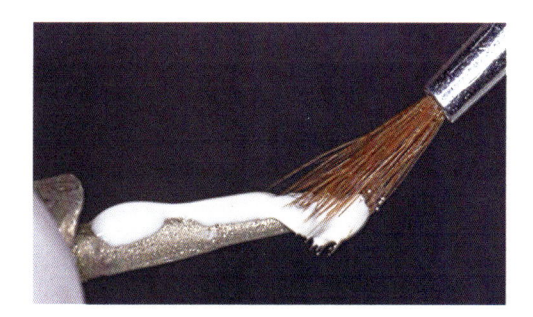

◀ Figura **7.3**
A colocação do cimento na superfície do núcleo pode ser feita com um pincel pequeno.

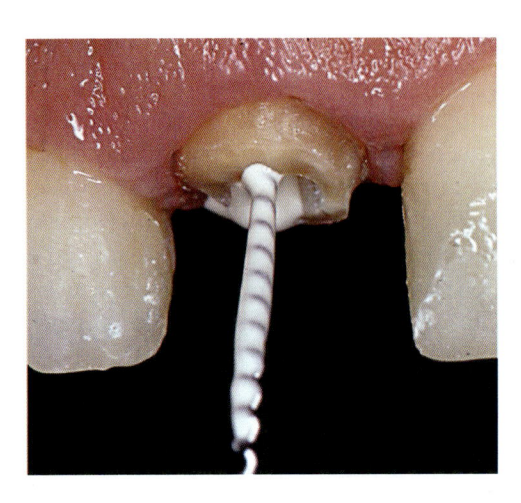

◀ **Figura 7.4**
Cimento sendo inserido no conduto radicular com auxílio de uma broca Lentulo.

6. A peça deve ser assentada com pressão digital firme e uniforme durante um minuto, verificando-se se há cimento em excesso em todo o contorno da margem do núcleo **(Figs. 7.5 e 7.6)**.

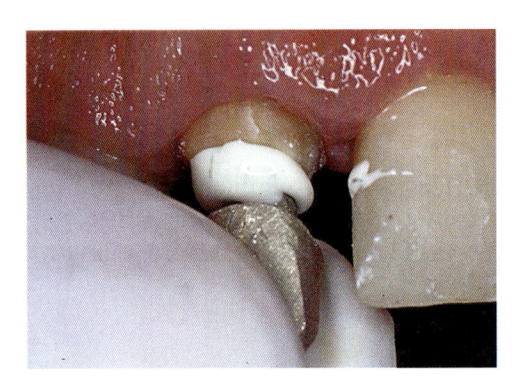

◀ **Figura 7.5**
O núcleo deve ser assentado e mantido sob pressão digital durante no mínimo um minuto.

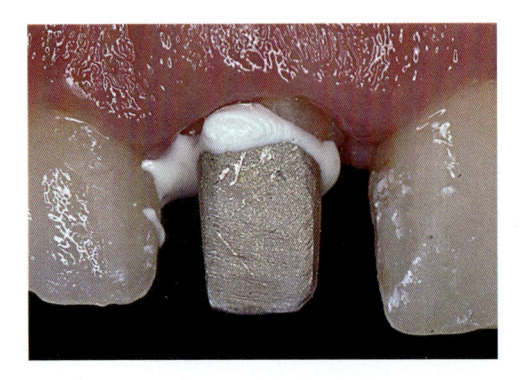

◀ **Figura 7.6**
É preciso verificar se há excesso de cimento ao redor do núcleo metálico fundido.

Deve-se aguardar o tempo necessário, descrito pelo fabricante, para a presa do cimento, mantendo o campo isolado. Decorrido esse tempo, os excessos são removidos com sonda clínica nº 5 **(Fig. 7.7)**, tendo-se especial cautela com a possibilidade de manutenção de resíduos de cimento dentro do sulco gengival. Muito cuidado deve ser tomado nessa fase, para evitar qualquer injúria e sangramento do tecido periodontal.

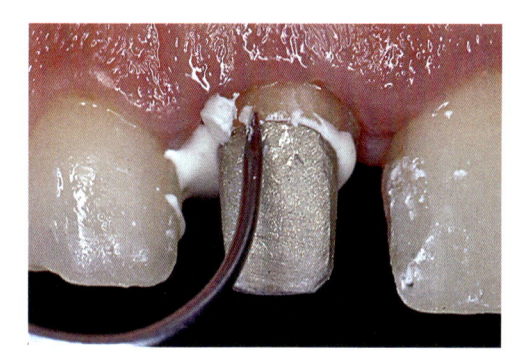

◄ Figura **7.7**
Remoção do excesso de cimento com uma sonda exploradora.

O repreparo do remanescente e/ou núcleo deverá ser realizado somente após 24 horas da cimentação **(Fig. 7.8)**. Se o repreparo for realizado antes de atingir o tempo de presa final do cimento, provavelmente ocorrerão microfraturas na linha de cimentação, o que, por consequência, poderá provocar um enfraquecimento na resistência à retenção.

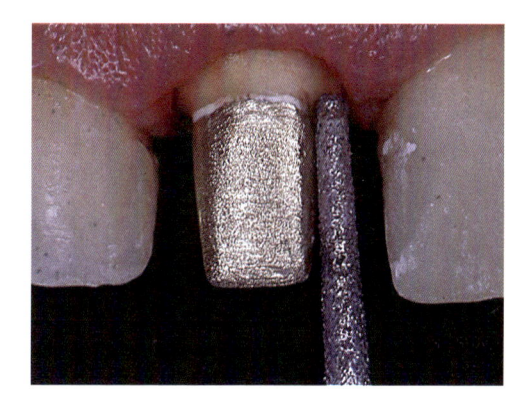

◄ Figura **7.8**
Repreparo de dente, realizado no mínimo 24 horas após a cimentação.

Uma alternativa para a cimentação do núcleo metálico fundido pode ser a utilização tanto dos cimentos de ionômero de vidro convencional e/ou modificado por resina, quanto dos cimentos resinosos adesivos. Porém, os cimentos resinosos não são muito usados para tal função, pois necessitam de muitos passos clínicos adicionais, entre os quais: *primer* metálico para aderir ao núcleo metálico fundido, condicionamento do substrato e sistema adesivo e fotoativação do cimento dual. Aliado a isso, existe o fator financeiro, que pesa na escolha desse material, particularmente nas situações clínicas ora descritas.

Cimentação de pinos intrarradiculares estéticos com cimento resinoso adesivo

▶ Preparo do condudo

Inicialmente, faz-se o isolamento absoluto do campo operatório **(Fig. 7.9)**. Quando não for possível, deve-se fazer um adequado isolamento relativo para evitar qualquer contaminação do conduto radicular. Em seguida, realiza-se a profilaxia do remanescente dental com agente descontaminante e irrigação, como citado anteriormente.

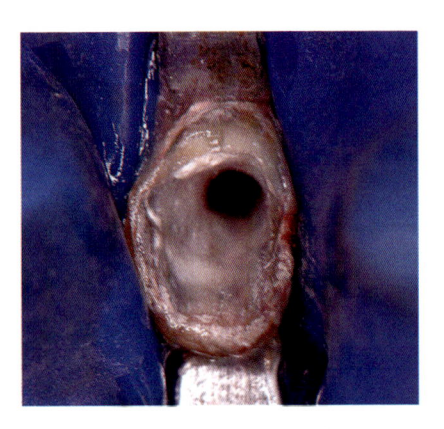

◀ Figura **7.9**
Isolamento do campo operatório previamente à cimentação do pino intrarradicular.

Após a limpeza do conduto, realiza-se o condicionamento radicular com ácido fosfórico a 37% por tempo determinado pelo fabricante **(Fig. 7.10)**. Lava-se abundantemente com água (usando seringa endodôntica tipo Luer Lock), por no mínimo 30 segundos. Depois, deve-se proceder a uma suave secagem da superfície, de preferência com papel absorvente, e, em seguida, aplica-se o sistema adesivo selecionado **(Figs. 7.11 a 7.13)**.

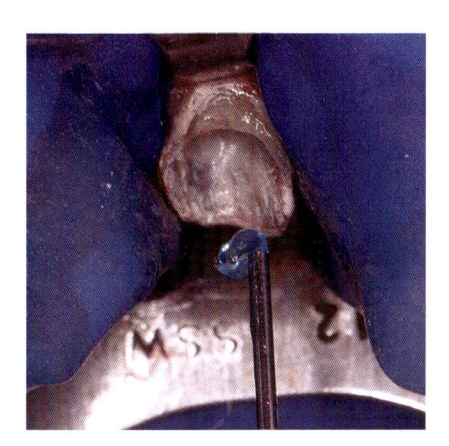

Retentores intrarradiculares ◄ 209

◄ Figura **7.10**
Ataque ácido com ácido fosfórico a 37%.

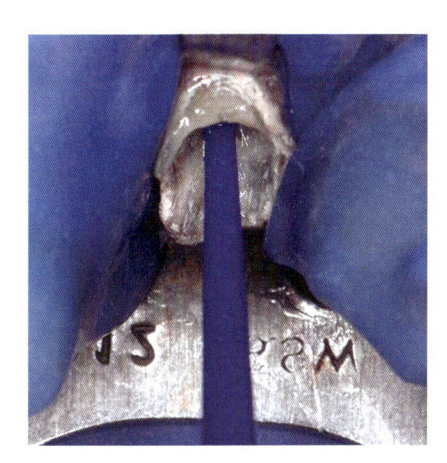

◄ Figura **7.11**
Aplicação de sistema adesivo selecionado, com *microbrush* fino, de acordo com sua classificação e respectivo cimento resinoso.

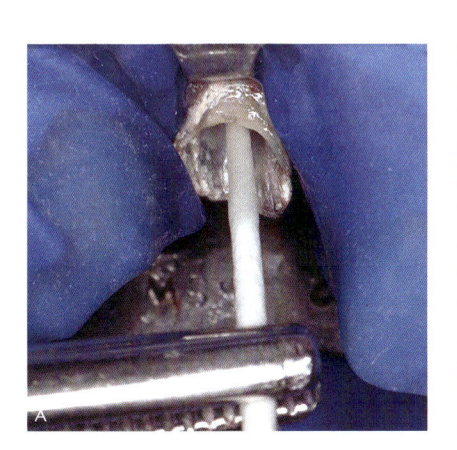

▲ Figura **7.12**
A Leve secagem com cone absorvente.
B Excesso de adesivo no interior do conduto.

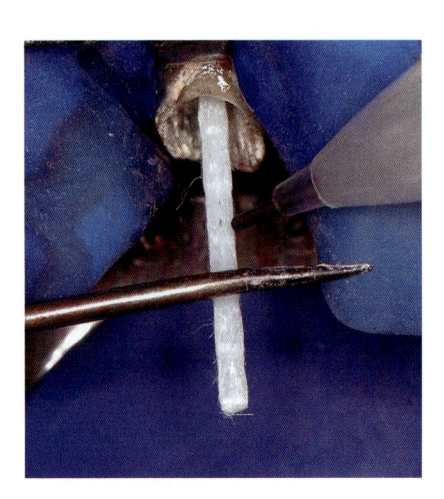

◀ **Figura 7.13**
Prova do pino antes da polimerização do sistema adesivo. Esse passo é realizado para garantir que, após a polimerização, nenhum excesso de adesivo impeça o completo assentamento do pino intrarradicular.

▶ Preparo do pino

Após limpeza do pino com álcool 70%, deve-se aplicar uma fina camada de silano no pino de fibra de vidro, com o auxílio de um pincel fino **(Figs. 7.14 a 7.17)**. Essa etapa é de suma importância para que ocorra uma ótima união entre a superfície do pino e o cimento resinoso.

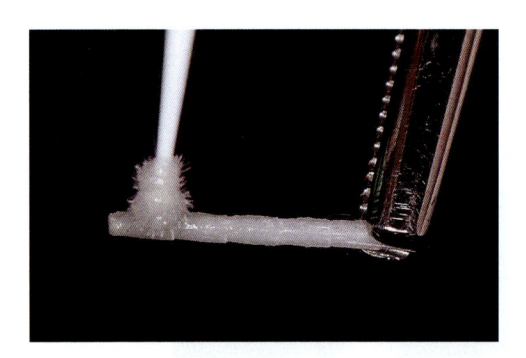

◀ **Figura 7.14**
Sinalização da superfície do pino de acordo com a recomendação do fabricante.

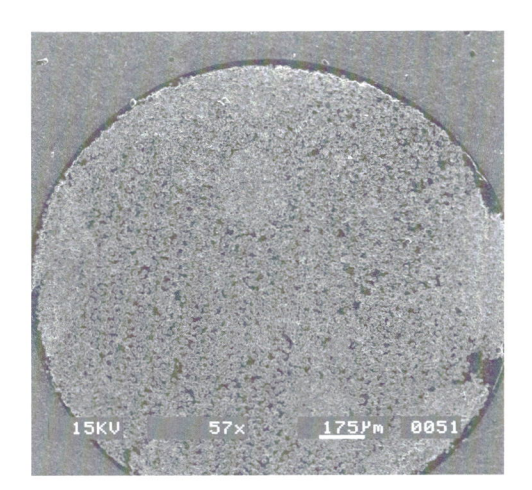

Retentores intrarradiculares ◄ 211

◄ Figura **7.15**
Imagem de microscopia eletrônica de varredura de pino de fibra de vidro silanizado (57×). Note-se a continuidade da interface do silano (linha escurecida) entre o pino e o cimento resinoso.

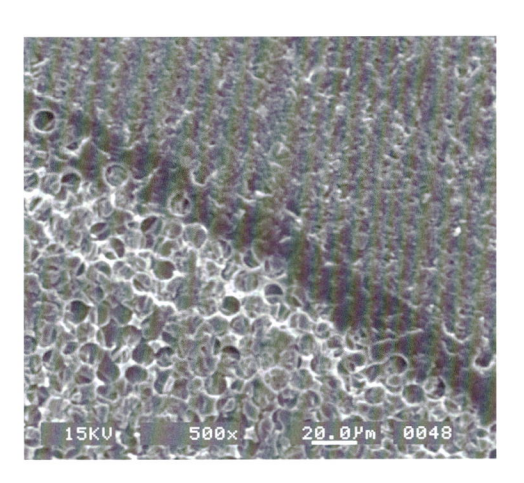

◄ Figura **7.16**
Imagem de microscopia eletrônica de varredura de pino de fibra de vidro silanizado em maior aproximação (500×).

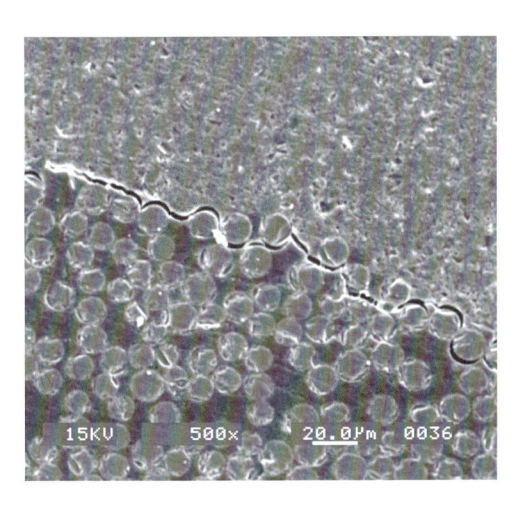

◄ Figura **7.17**
Imagem de microscopia eletrônica de varredura de pino de fibra de vidro sem aplicação de silano. Note-se a fenda presente entre o cimento resinoso e o pino.

212 capítulo 7 ▶ Cimentação de pinos intrarradiculares

Terminado esse processo, realiza-se a manipulação do cimento de acordo com as instruções do fabricante **(Figs. 7.18 e 7.19)**.

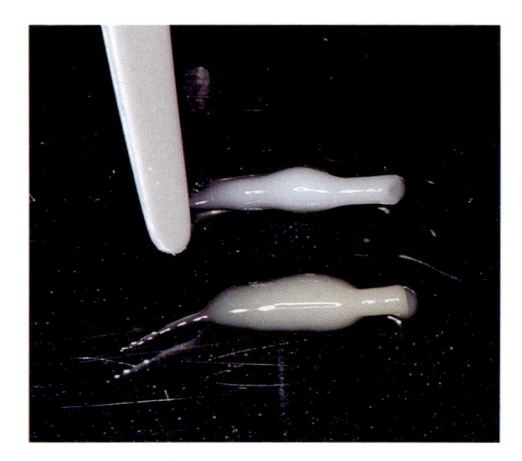

◀ Figura **7.18**
Cimento resinoso dual.

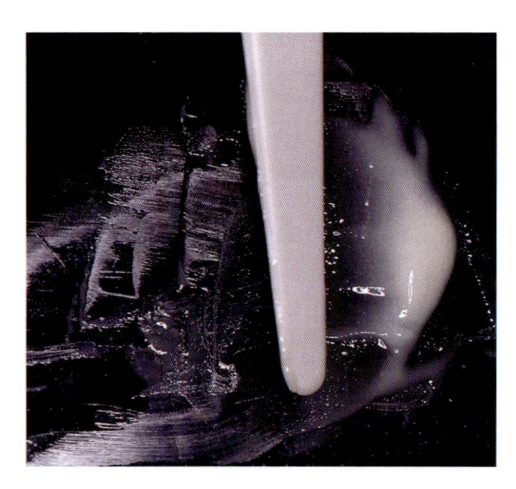

◀ Figura **7.19**
Espatulação do cimento resinoso.

Após a espatulação do cimento, faz-se sua inserção no conduto radicular e aplica-se uma fina camada sobre o pino pré-fabricado **(Fig. 7.20)**. Nessa fase, todo cuidado é pouco para evitar a presença de bolhas de ar no cimento resinoso. Logo que a inserção do pino no interior do conduto e a remoção dos excessos estiverem concluídas **(Fig. 7.21)**, realiza-se a fotopolimerização conforme recomendações do fabricante **(Fig. 7.22)**.

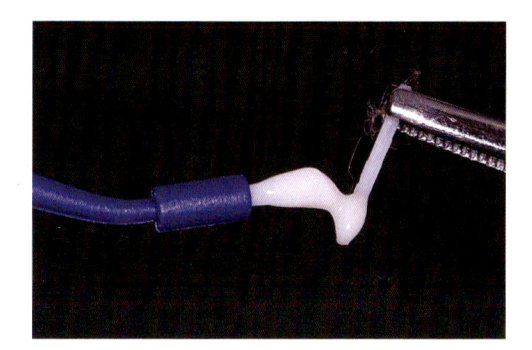

◀ Figura **7.20**
Aplicação do cimento resinoso no pino com auxílio de um pincel.

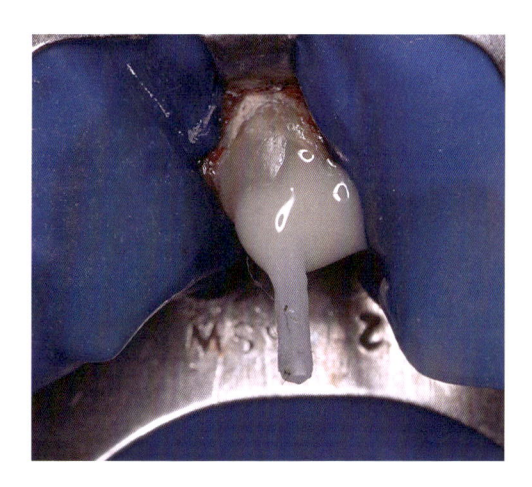

◀ Figura **7.21**
Observa-se excesso de cimento a ser removido.

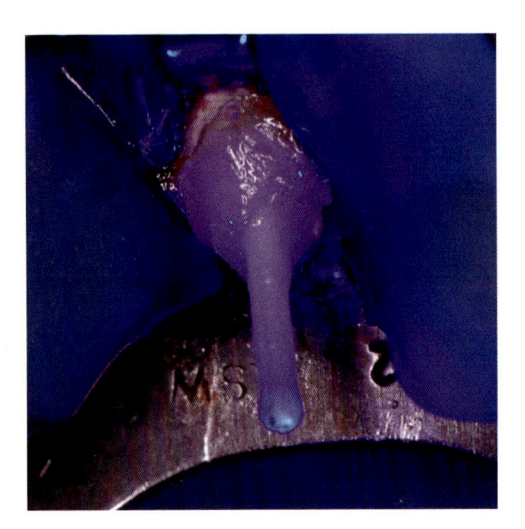

◀ **Figura 7.22**
Fotopolimerização do cimento conforme recomendações do fabricante.

É preciso lembrar que a cimentação adesiva de pinos intrarradiculares estéticos consiste no pior cenário clínico devido aos problemas de incompatibilidade e permeabilidade, como descritos anteriormente. A cimentação de pinos com cimentos adesivos deve ser analisada com muito cuidado em razão do substrato dental e do ambiente onde o processo de polimerização desses materiais ocorrerá. Fatores como dificuldade de acesso à luz fotopolimerizadora na porção mais apical do conduto, controle da umidade, forma da cavidade que dificulta o escoamento do cimento e causa maior concentração de estresse na interface dentina-cimento, permeabilidade dentinária e efeito da água nas propriedades dos cimentos, tipo de adesivo empregado, bem como ausência de estudos controlados de longo prazo, entre outros, devem ser considerados quando da indicação de cimentos resinosos na cimentação de pinos intrarradiculares. Assim, inicialmente, deve-se avaliar a quantidade de remanescente coronário (no mínimo 2 mm) para que sejam indicados pinos estéticos e cimentação adesiva. Se o dente em questão não apresentar esse remanescente mínimo, deve-se optar pelo núcleo metálico fundido.

Como dica dos autores, durante a cimentação de pinos estéticos, recomenda-se dar preferência à utilização de cimentos de ionômero de vidro, cimentos de ionômero de vidro modificado por resina, ou mesmo cimentos resinosos autoadesivos, a fim de evitar os problemas inerentes à combinação de sistemas adesivos simplificados e seus respectivos cimentos resinosos de ativação química e/ou dual.

Conclusões

O procedimento de cimentacão e respectiva escolha do agente cimentante é um passo clínico a ser definido no início de qualquer tratamento restaurador indireto. O cimento ideal para qualquer tipo de pino intrarradicular deveria produzir ótima união aos materiais restauradores indiretos, bem como ao substrato dental, mantendo excelente vedamento marginal e resistindo adequadamente às forças de tração, tensão e compressão. Isso significa longevidade ao tratamento protético como um todo e, consequentemente, saúde dental e periodontal. Porém, as várias formulações fornecidas pelos fabricantes e o grande número de marcas comerciais disponíveis dificultam a escolha do cimento pelo clínico. As diversidades técnicas tornam difícil seu manuseio, o que contribui para as variações em seu desempenho clínico. É sabido que todos os cimentos odontológicos possuem características favoravéis e desfavoravéis. Assim, cabe ao cirurgião-dentista saber distinguir as vantagens e desvantagens de cada cimento e, dessa forma, indicar o material adequado e, mais importante, adequar-se às características do material escolhido. É necessário avaliar, além da indicação do material, formas de otimizar o tempo clínico e a relação custo-benefício, aproveitando com eficiência todas as propriedades que cada material pode oferecer.

Referências

1. Pegoraro TA, Silva NRFA, Carvalho RM. Cements for use in esthetic dentistry. Dent Clin North Am. 2007 Apr;51(2):453-71, x.

2. O'Brien WJ. Dental materials and their selection. 3rd ed. Chicago: Quintessence; 2002.

3. Wilson AD, Kent BE. A new translucent cement for dentistry. The glass ionomer cement. Br Dent J. 1972 Feb 15;132(4):133-5.

4. Mojon P, Kaltio R, Feduik D, Hawbolt EB, MacEntee MI. Short-term contamination of luting cements by water and saliva. Dent Mater. 1996 Mar;12(2):83-7.

5. Davidson CL, Mjör IA. Advances in glass-ionomer cements. Chicago: Quintessensse; 1999.

6. Diaz-Arnold AM, Vargas MA, Haselton DR. Current status of luting agents for fixed prosthodontics. J Prosthet Dent. 1999 Feb;81(2):135-41.

7. Inoue S, Abe Y, Yoshida Y, De Munck J, Sano H, Suzuki K, et al. Effect of conditioner on bond strength of glass-ionomer adhesive to dentin/enamel with and without smear layer interposition. Oper Dent. 2004 Nov-Dec;29(6):685-92.

8. De Munck J, Van Meerbeek B, Yoshida Y, Inoue S, Suzuki K, Lambrechts P. Four-year water degradation of a resin-modified glass-ionomer adhesive bonded to dentin. Eur J Oral Sci. 2004 Feb;112(1):73-83.

9. Young AM, Rafeeka SA, Howlett JA. FTIR investigation of monomer polymerisation and polyacid neutralisation kinetics and mechanisms in various aesthetic dental restorative materials. Biomaterials. 2004 Feb;25(5):823-33.

10. Dauvillier BS, Feilzer AJ, De Gee AJ, Davidson CL. Visco-elastic parameters of dental restorative materials during setting. J Dent Res. 2000 Mar;79(3):818-23.

11. Yiu CK, Tay FR, King NM, Pashley DH, Sidhu SK, Neo JC, et al. Interaction of glass-ionomer cements with moist dentin. J Dent Res. 2004 Apr;83(4):283-9.

12. Yiu CK, Tay FR, King NM, Pashley DH, Carvalho RM, Carrilho MR. Interaction of resin-modified glass-ionomer cements with moist dentine. J Dent. 2004 Sep;32(7):521-30.

13. Cury AH, Goracci C, de Lima Navarro MF, Carvalho RM, Sadek FT, Tay FR, et al. Effect of hygroscopic expansion on the push-out resistance of glass ionomer-based cements used for the luting of glass fiber posts. J Endod. 2006 Jun;32(6):537-40.

14. Huang C, Kei LH, Wei SH, Cheung GS, Tay FR, Pashley DH. The influence of hygroscopic expansion of resin-based restorative materials on artificial gap reduction. J Adhes Dent. 2002 Spring;4(1):61-71.

15. Tay FR, Pashley DH, Yiu CKY, Sanares AM, Wei SW. Factors contributing to the incompatibility between simplified-step adhesives and self-cured or dual-cured composites. Part I. Single-step self-etch adhesive. J Adhes Dent. 2003 Summer;5(2):91-105.

16. Tay FR, Pashley DH, Suh BI, Carvalho RM, Itthagarun A. Single-step adhesives are permeable membranes. J Dent. 2002 Sep-Nov;30(7-8):371-82.

17. Carvalho RM, Pegoraro TA, Tay FR, Pegoraro LF, Silva NRFA, Pashley DH. Adhesive permeability affects coupling of resin cements that utilise self-etching primers to dentin. J Dent. 2004 Jan;32(1):55-65.

18. Carvalho RM, Carrilho MRO, Pereira LCG, Garcia FCP, Marquezini Jr L, Andrade e Silva SM, et al. Sistemas adesivos: fundamentos para aplicação clínica. Biodonto. 2004; 2(1):1-89.

19. Vargas MA, Cobb DS, Armstrong SR. Resin-dentin shear bond strength and interfacial ultrastructure with and without a hybrid layer. Oper Dent. 1997 Jul-Aug;22(4):159-66.

20. el-Badrawy WA, el-Mowafy OM. Chemical versus dual curing of resin inlay cements. J Prosthet Dent. 1995 Jun;73(6):515-24.

21. Hasegawa EA, Boyer DB, Chan DC. Hardening of dual-cured cements under composite resin inlays. J Prosthet Dent. 1991 Aug;66(2):187-92.

22. Peutzfeldt A, Asmussen E. Investigations on polymer structure of dental resinous materials. Trans Acad Dent Mater. 2004; 18: 81-104.

23. Andrzejewska E. Kinetics of network formation during polymerization. Trans Acad Dent Mater. 2004; 18: 69-80.

24. Miller MB. Do we really need dual-cure cements? Gen Dent. 2004 Nov-Dec;52(6):494-5.

25. Sanares AME, Itthagarun A, King NM, Tay FR, Pashley DH. Adverse surface interactions between one bottle light-cured adhesives and chemical-cured composites. Dent Mater. 2001 Nov;17(6):542-56.

26. Cheong C, King NM, Pashley DH, Ferrari M, Toledano M, Tay FR. Incompatibility of self-etch adhesives with chemical/dual-cured composites: two-step vs one-step systems. Oper Dent. 2003 Nov-Dec;28(6):747-55.

27. Suh BI, Feng L, Pashley DH, Tay FR. Factors contributing to the incompatibility between simplified-step adhesives and chemically cured or dual-cured composites. Part III. Effect of acidic resin monomers. J Adhes Dent. 2003 Winter;5(4):267-82.

28. King NM, Tay FR, Pashley DH, Hashimoto M, Ito S, Brackett WW, et al. Conversion of one-step to two-step self-etch adhesives for improved efficacy and extended application. Am J Dent. 2005 Apr;18(2):126-34.

29. Alster D, Feilzer AJ, De Gee AJ, Davidson CL. Tensile strength of thin resin composite layers as a function of layer thickness. J Dent Res. 1995 Nov;74(11):1745-8.

30. Alster D, Feilzer AJ, De Gee AJ, Davidson CL. Polymerization contraction stress in thin resin composite layers as a function of layer thickness. Dent Mater. 1997 May;13(3):146-50.

31. Platt JA. Resin cements: into the 21st century. Compend Contin Educ Dent. 1999 Dec;20(12):1173-82.

32. Caughman WF, Chan DC, Rueggeberg FA. Curing potential of dual-polymerizable resin cements in simulated clinical situations. J Prosthet Dent. 2001 Jul;86(1):101-6.

33. Breeding LC, Dixon DL, Caughman WF. The curing potential of light-activated composite resin luting agents. J Prosthet Dent. 1991 Apr;65(4):512-8.

34. Myers ML, Caughman WF, Rueggeberg FA. Effect of restoration composition, shade, and thickness on the cure of a photoactivated resin cement. J Prosthodont. 1994 Sep;3(3):149-57.

35. Reich SM, Wichmann M, Frankenberger R, Zajc D. Effect of surface treatment on the shear bond strength of three resin cements to a machinable feldspatic ceramic. J Biomed Mater Res B Appl Biomater. 2005 Aug;74(2):740-6.

36. Al-Assaf K, Chakmakchi M, Palaghias G, Karanika-Kouma A, Eliades G. Interfacial characteristics of adhesive luting resins and composites with dentine. Dent Mater. 2007 Jul;23(7):829-39.

37. Radovic I, Monticelli F, Goracci C, Vulicevic ZR, Ferrari M. Self-adhesive resin cements: a literature review. J Adhes Dent. 2008 Aug;10(4):251-8.

8

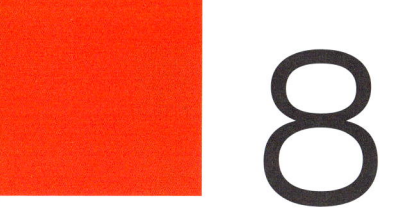

Fracassos com pinos intrarradiculares

Eduardo A. Ayub
Karen Ayub
Jefferson Ricardo Pereira

Na clínica odontológica, é muito comum nos depararmos com complicações nas quais foram utilizados núcleos ou pinos intrarradiculares. Estas podem ser reversíveis, quando a instalação de um novo pino soluciona o problema, ou irreversíveis, quando a exodontia está indicada.

Este capítulo tem como objetivo evitar que essas falhas ocorram e mostrar como solucioná-las. Serão descritas falhas e complicações quando utilizados pinos intrarradiculares com relatos de fratura radicular, fracassos endodônticos, descimentação de pinos pré-fabricados, cárie e trepanação.

Fratura radicular vertical

A fratura radicular (FR) vertical ou oblíqua é a falha mais frequentemente encontrada. Pode ser causada por excesso de desgaste dentário durante a instrumentação do canal ou o preparo protético,[1,2] excesso de pressão durante condensação lateral da guta-percha[3] e falta de obediência aos princípios biomecânicos de preparo do pino intrarradicular e da coroa protética, como a colocação de pinos curtos e/ou pinos largos. É um tipo de falha irreparável **(Fig. 8.1)**.

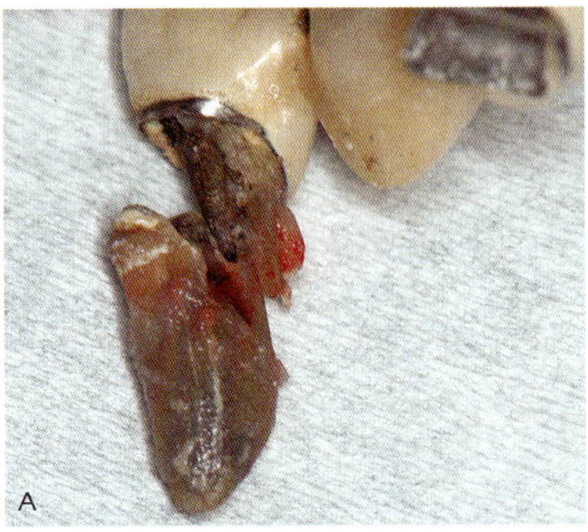

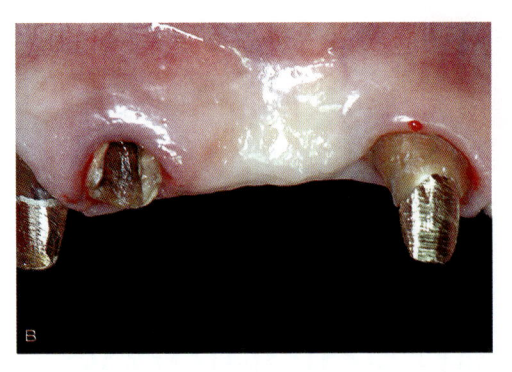

▲ Figura **8.1**
A Imagem demostrando o nível de fratura radicular oblíqua ocasionada por um pino curto.
B Dente após extração.

Cohen e colaboradores[1] avaliaram 36 pacientes com fratura radicular vertical. Dos dentes fraturados, os autores observaram 34 desvitalizados e 2 com vitalidade. Os dentes vitalizados estavam restaurados com resina composta e ionômero de vidro, e os pacientes possuíam hábitos parafuncionais como bruxismo e apertamento. Entre os não vitalizados, todos apresentavam excesso de instrumentação após tratamento endodôntico.

A fratura radicular em dentes desvitalizados proporciona uma grande dificuldade de diagnóstico. Os sintomas e sinais clínicos associados à FR são geralmente inespecíficos[4] e variam muito de acordo com o local da fratura, o grupo do dente afetado e as condições do ligamento e do osso alveolar.[5] O paciente normalmente relata gosto ruim na boca e dor leve ou moderada, especialmente quando aperta os dentes ou durante a mastigação.[5] A região apical do dente fraturado apresenta inchaço evidente à palpação e é comum a presença de fístulas **(Fig. 8.2)** e de bolsa periodontal. A bolsa periodontal associada à FR é normalmente profunda **(Fig. 8.3)** e diferencia-se da encontrada em doenças periodontais por ser estreita e isolada.[1] A presença da bolsa aumenta a probabilidade de infecções na região. Outro sinal clínico comumente associado à FR é a mobilidade diferenciada da coroa (ou do conjunto coroa-pino) e da raiz, sugerindo um deslocamento da peça protética.[6]

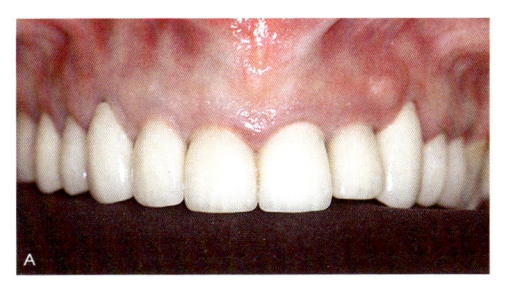

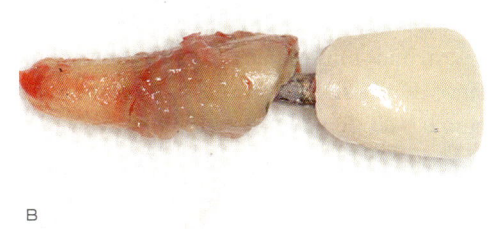

▲ Figura **8.2**
Edema presente
A Na região distal do dente 22 oriundo de fratura oblíqua
B Indicando a exodontia.

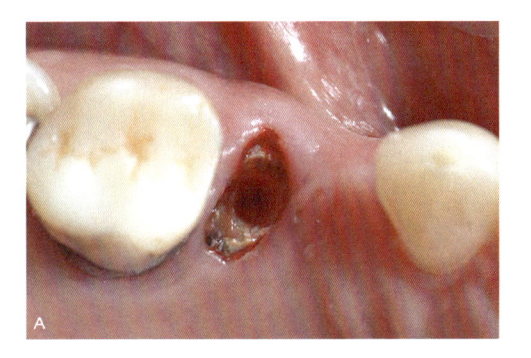

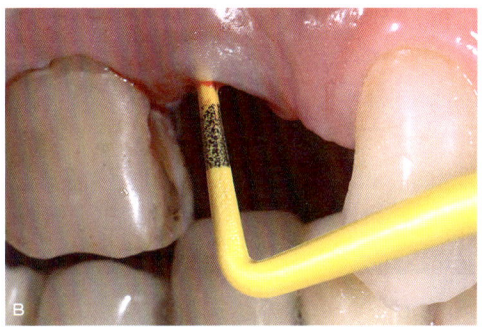

▲ Figura **8.3**
A Fratura radicular na vestibular do dente 15.
B Com presença de bolsa periodontal.

O diagnóstico radiográfico precoce da FR se torna inviável quando o grau de separação dos fragmentos ainda é muito pequeno e quando o ângulo entre os raios X e o plano da fratura não é favorável.[5] Quando esse ângulo é favorável, percebe-se uma área radiolúcida entre o canal e o material obturador-pino, passando a impressão de haver uma falha de preenchimento nessa região. Quando a separação entre os fragmentos é maior, ocorre a proliferação de tecido granular, o que resulta no deslocamento do remanescente da raiz. Nesses casos, a separação dos segmentos torna-se evidente na radiografia. No diagnóstico mais tardio, a rarefação óssea se torna visível radiograficamente. A perda óssea apresenta um padrão diferente daquele observado em lesões periapicais: nestas, a destruição da lâmina dura está concentrada no ápice do dente, enquanto na FR ocorre uma destruição da lâmina dura ao longo de toda a raiz. Portanto, o mais frequente de se encontrar na FR é uma radiolucência ao redor de toda a superfície do canal.[6,7]

A fratura é mais comum em dentes com pino metálico fundido, pois este pode apresentar uma ação de cunha, favorecendo a fratura radicular.[8,9] Além disso, por serem mais rígidos, geram mais tensão nas raízes e oferecem, consequentemente, maior risco de fratura.[9-12] Os pinos de fibra de vidro apresentam menor risco à fratura, pois o módulo de elasticidade do pino e o da dentina são semelhantes.[13]

É consenso na literatura que a melhor forma de proteger um dente contra a fratura radicular é desgastar o mínimo possível de estrutura dental,[1,2] pois, quanto maior o desgaste, menor será a resistência estrutural do dente.

▶ Caso 1
Fratura oblíqua dos dentes 12 e 22 (Figs. 8.4 a 8.15)

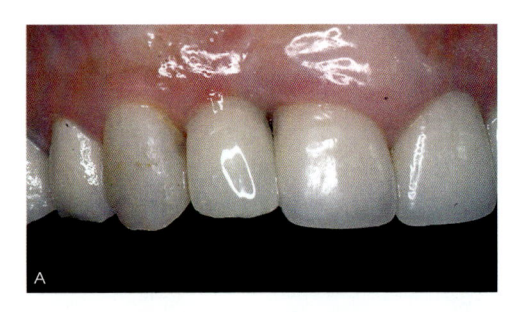

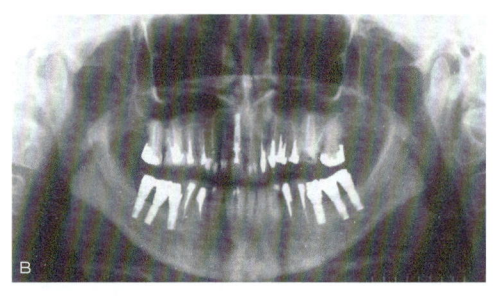

▲ Figura **8.4**
A Presença de exsudato e relato de dor na região correspondente ao dente 12.
B Radiografia panorâmica mostrando perda óssea na distal do dente 12.

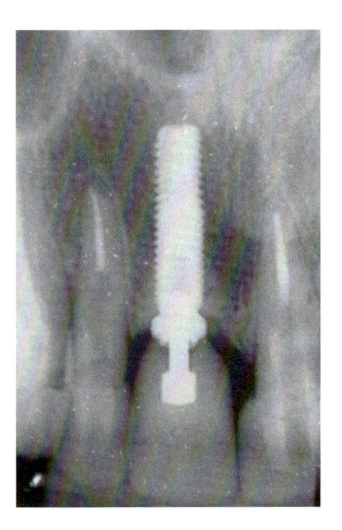

◀ Figura **8.5**
Radiografia periapical do dente 12, mostrando fratura radicular vertical.

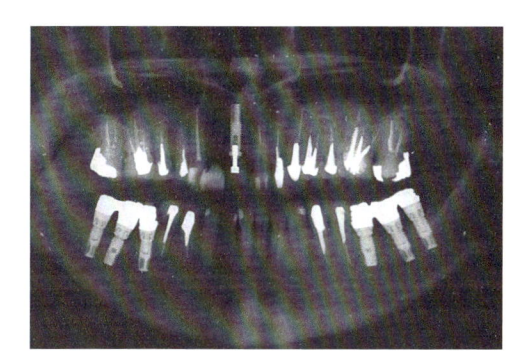

Retentores intrarradiculares ◄ **223**

◄ Figura **8.6**
Radiografia panorâmica após exodontia do dente 12. Aguardou-se seis meses para a instalação do implante.

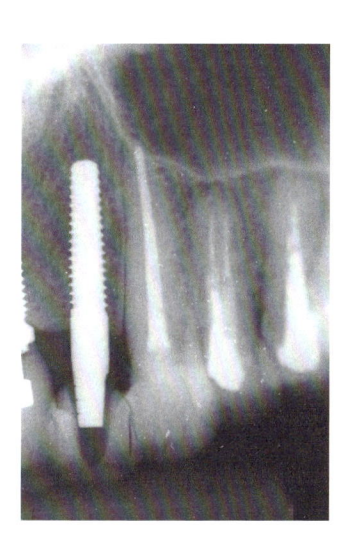

◄ Figura **8.7**
Instalação de implante Nobel Direct® no dente 12 após o período de reparo ósseo.

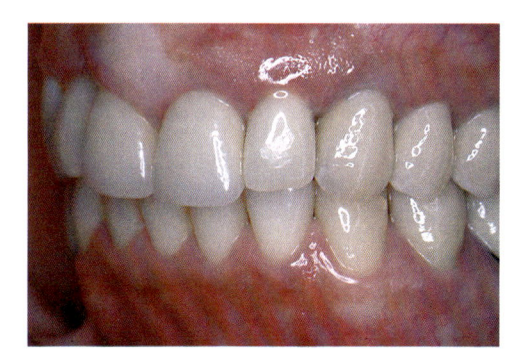

◄ Figura **8.8**
Pode-se observar o edema na região correspondente ao dente 22, associado a exsudato inflamatório importante. Graças a esse sinal, foi possível a pesquisa de fratura.

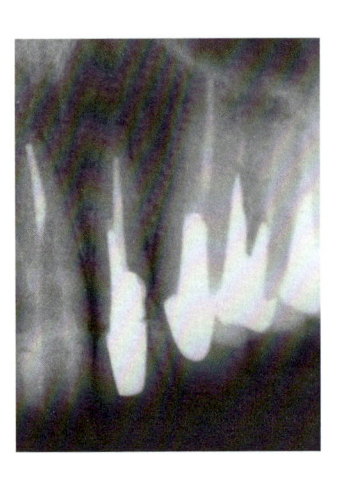

◄ **Figura 8.9**
Radiografia periapical do dente 22 mostrando núcleo instalado fora do canal, associado a um grande desgaste na região cervical do dente, ocasionando a fratura radicular. Observe-se que não há imagem que evidencie a fratura, apenas uma discreta falta de assentamento da coroa.

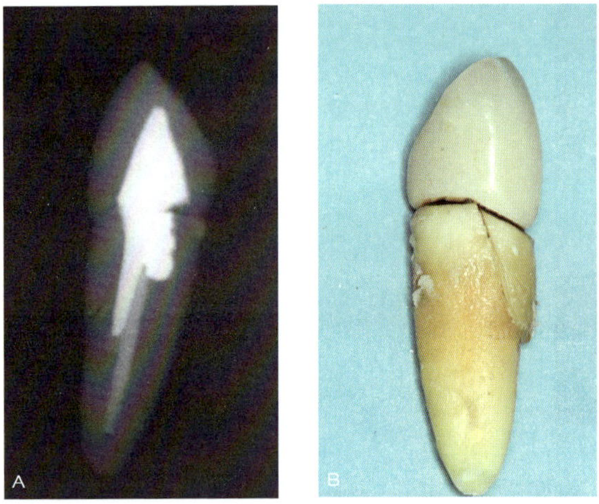

◄ **Figura 8.10**
A Radiografia do elemento 22 após exodontia, mostrando a fratura oblíqua na porção correspondente à vestibular.
B Dente 22 após exodontia.

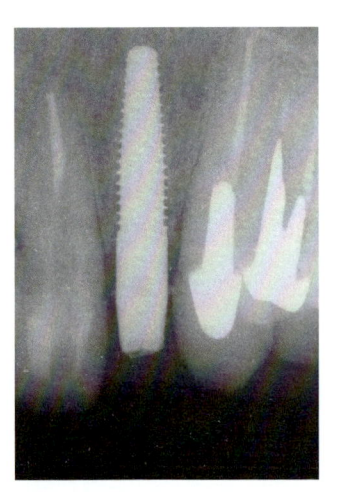

◄ **Figura 8.11**
Imagem radiográfica após a exodontia, mostrando instalação imediata de implante Nobel Direct® no dente 22.

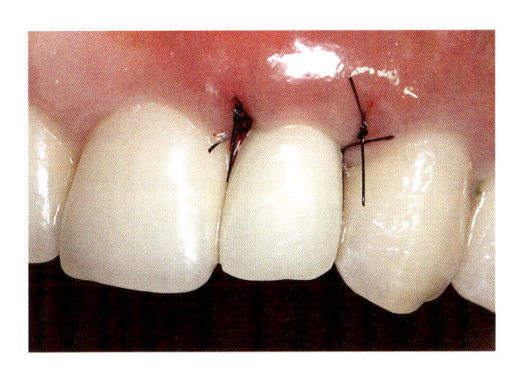

◀ **Figura 8.12**
Instalação de coroa provisória imediata à instalação do implante no dente 22.

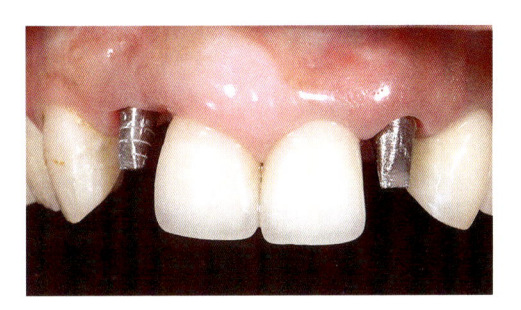

◀ **Figura 8.13**
Implantes Nobel Direct® já preparados para iniciar a fase protética.

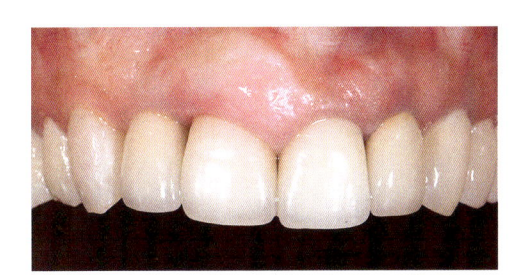

◀ **Figura 8.14**
Instalação de coroa metalocerâmica nos dentes 12 e 22.

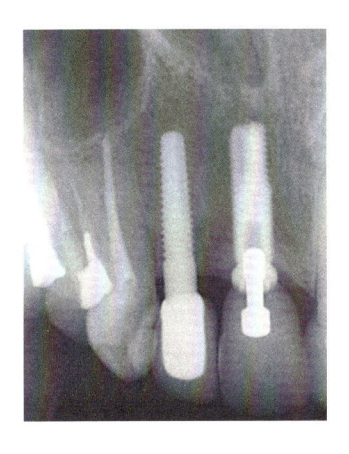

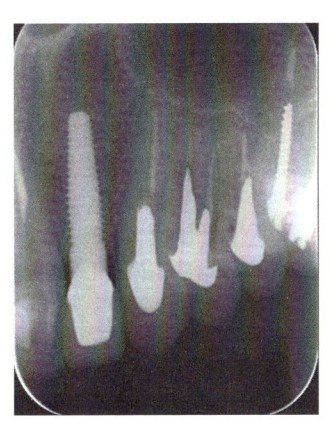

◀ **Figura 8.15**
Radiografias finais.

▶ Caso 2
Fratura vertical do dente 14 (Figs. 8.16 a 8.21)

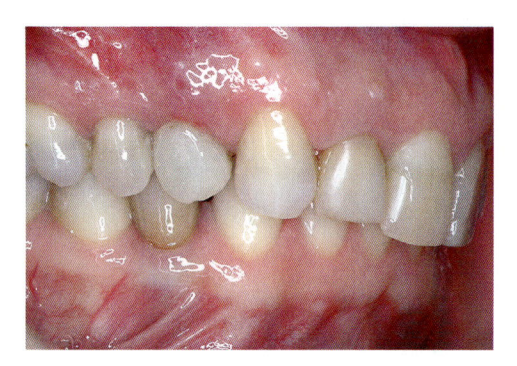

◀ **Figura 8.16**
Imagem intraoral mostrando, na região do dente 14, a presença de edema e exsudato.

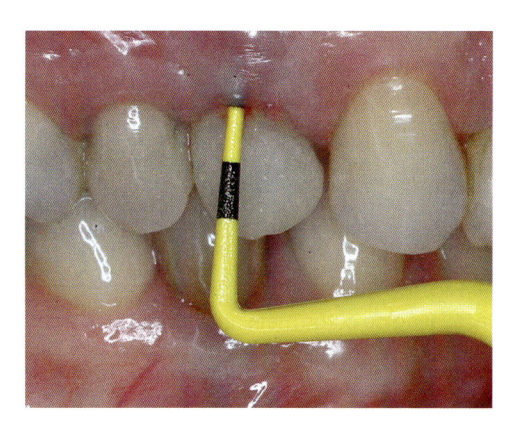

◀ **Figura 8.17**
Ao exame periodontal, a profundidade de sondagem evidencia a presença de bolsa localizada, denotando perda óssea.

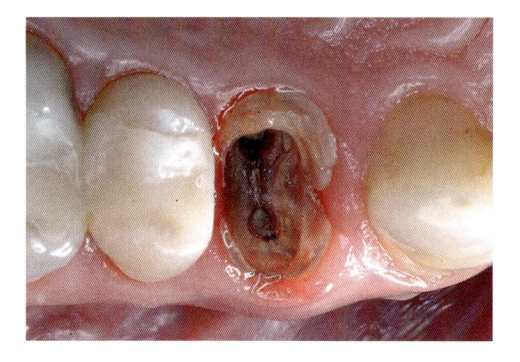

◀ **Figura 8.18**
Após remoção da coroa observa-se fratura radicular vertical.

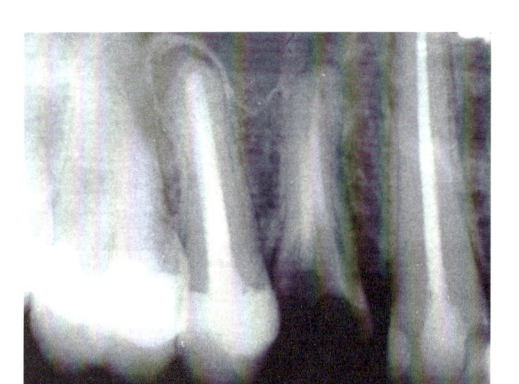

◄ **Figura 8.19**
Radiografia periapical sugerindo perda óssea ao redor do dente 14. A radiografia não sugere fratura, visto que esta encontra-se no sentido vestíbulo-lingual e não é retilínea.

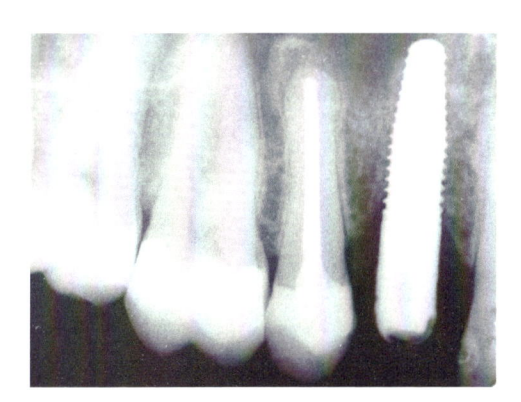

◄ **Figura 8.20**
Optou-se pela exodontia seguida da instalação de implante, observável pela imagem radiográfica.

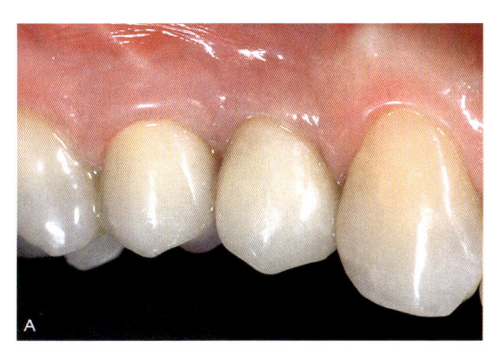

▲ **Figura 8.21**
A Imagem intraoral da coroa metalocerâmica instalada.
B Imagem radiográfica final.

▶ Caso 3
Fratura vertical do dente 26 (Figs. 8.22 a 8.26)

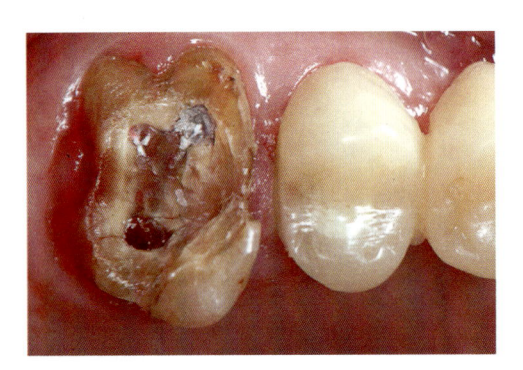

◀ Figura **8.22**
Radiografia periapical do dente 26 apresentando comprometimento no tratamento endodôntico e presença de núcleo curto.

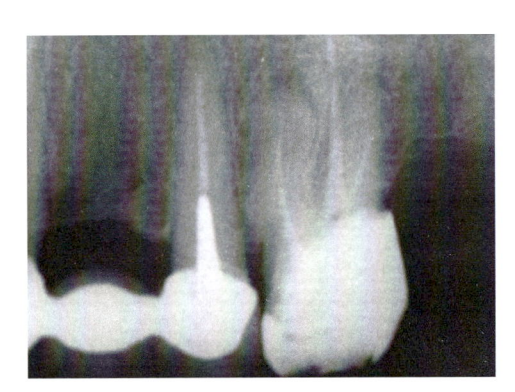

◀ Figura **8.23**
Após a remoção da prótese, pode-se observar fratura radicular no dente 26.

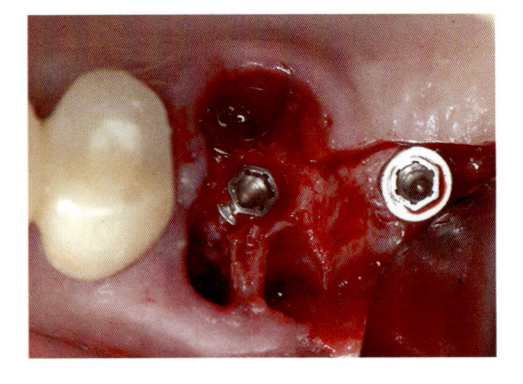

◀ Figura **8.24**
Imagem intraoral pós-exodontia. Foram instalados dois implantes.

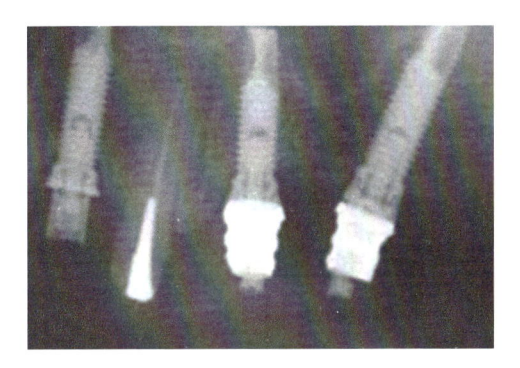

◄ Figura **8.25**
Imagem radiográfica dos implantes instalados.

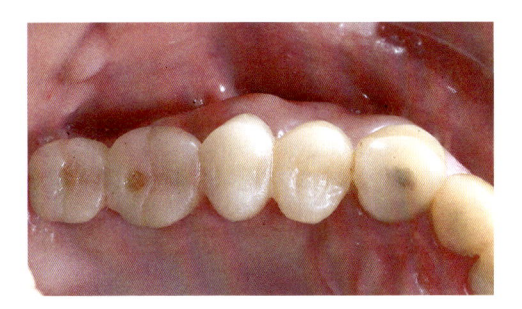

◄ Figura **8.26**
Instalação das coroas provisórias dos implantes correspondentes aos dentes 26 e 27.

Fratura do pino

A fratura do pino radicular é comumente encontrada em pinos metálicos fundidos estreitos, pinos de porcelana e pinos de fibra de vidro. Isso se deve ao fato de os pinos metálicos fundidos estreitos serem frágeis e maleáveis e, portanto, passíveis de fratura. A porcelana, como já relatado, por ser um material altamente friável, pode sofrer fraturas com maior facilidade.

A fratura do pino pode vir ou não acompanhada da fratura do dente. Quando acompanhada, o prognóstico varia conforme a localização da fratura. Fraturas verticais levam à exodontia, enquanto em fraturas horizontais no terço cervical da raiz, se ocorrerem em dentes unirradiculares com raízes longas, como o canino, é possível o tracionamento ortodôntico para recuperação da distância biológica.

A fratura do pino, quando não acompanhada por fratura do dente, necessita da instalação de um novo pino e confecção de nova coroa.

▶ Caso 4
Fratura de pino metálico fundido (Figs. 8.27 a 8.33)

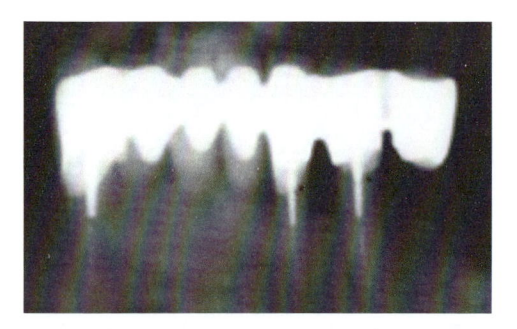

◀ **Figura 8.27**
Imagem radiográfica sugerindo fratura dos pinos dos dentes 32 e 33.

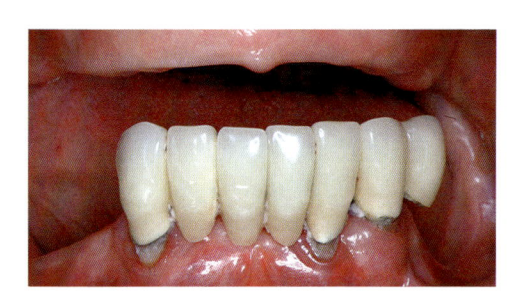

◀ **Figura 8.28**
Prótese fixa descimentada devido a fratura dos pinos metálicos fundidos dos dentes 32 e 33 e descimentação do pino do dente 43.

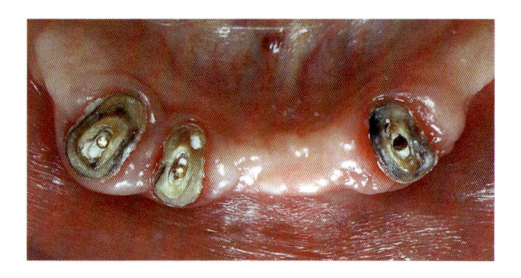

◀ **Figura 8.29**
Imagem oclusal mostrando os pinos fraturados.

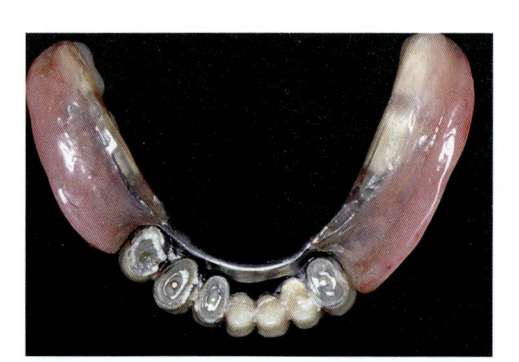

◀ **Figura 8.30**
Prótese parcial removível com coroa descimentada e pinos fraturados.

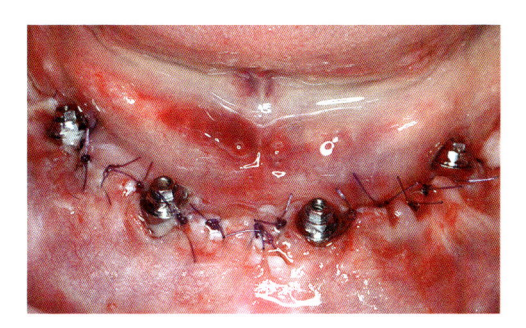

Retentores intrarradiculares ◀ **231**

◀ Figura **8.31**
Imagem intraoral pós-exodontia e instalação de quatro implantes.

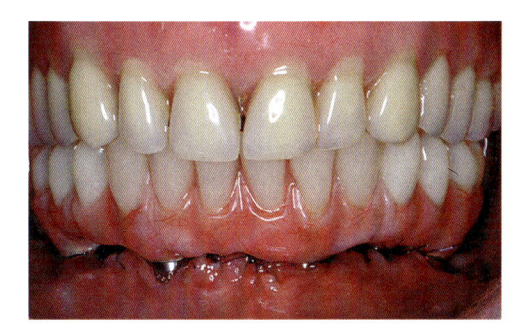

◀ Figura **8.32**
Imagem da prótese instalada 48 horas após a colocação dos implantes.

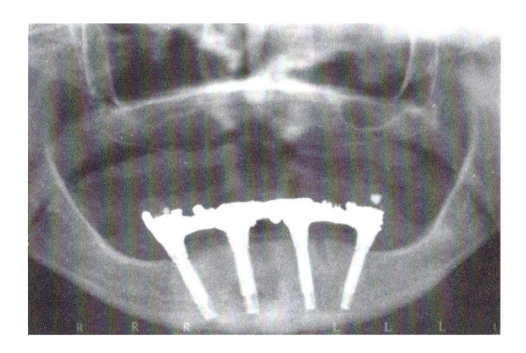

◀ Figura **8.33**
Radiografia panorâmica dos implantes submetidos a carga imediata.

▶ Caso 5
Fratura de pino de fibra de vidro (Figs. 8.34 a 8.40)

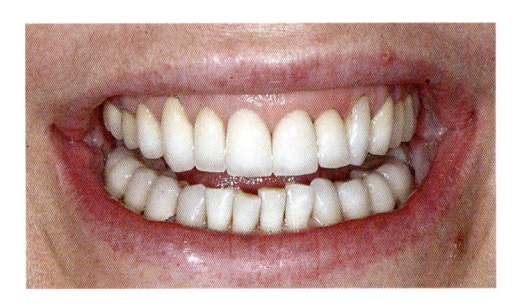

◀ **Figura 8.34**
Imagem do sorriso. Paciente apresenta história de desconforto na região do dente 22. Pode-se observar eritema localizado na cervical desse dente.

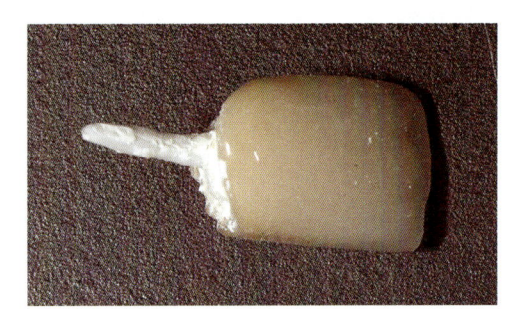

◀ **Figura 8.35**
Em exame clínico observou-se que o conjunto pino-núcleo-coroa estava solto devido à fratura do pino de fibra de vidro.

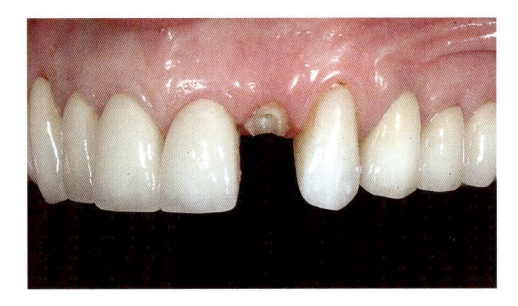

◀ **Figura 8.36**
Imagem vestibular observando férula menor que 2 mm, o que contraindica a utilização de pino pré-fabricado.

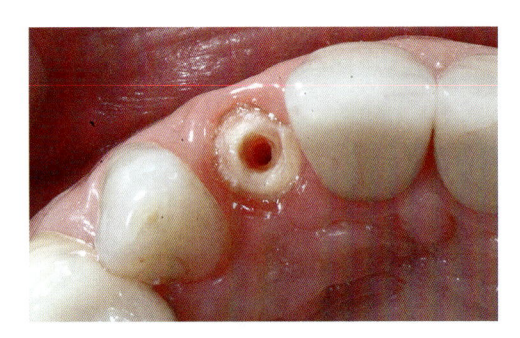

◀ **Figura 8.37**
Imagem oclusal: ausência de fratura e preservação do elemento dentário.

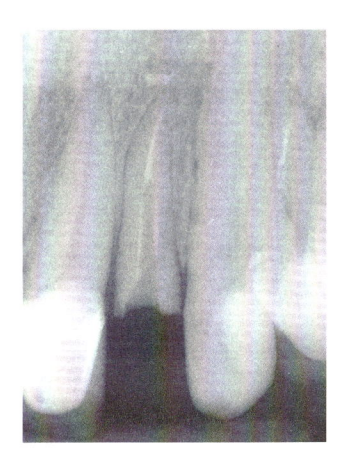

◄ **Figura 8.38**
Radiografia periapical mostrando selamento apical com mais de 4 mm de guta-percha e ausência de fratura.

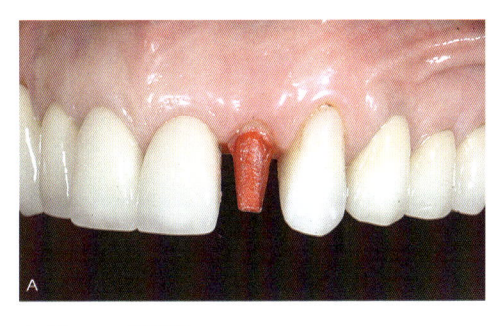

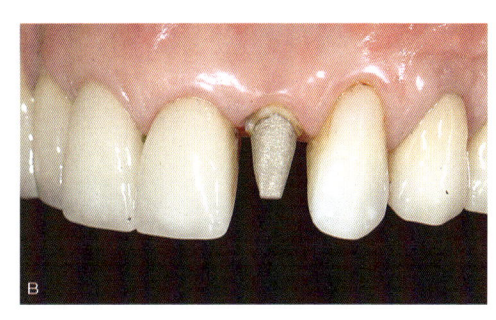

▲ **Figura 8.39**
Pela pouca quantidade de remanescente coronário, optou-se pela confecção de pino metálico fundido.
A Obtenção do padrão de acrílico.
B Instalação do pino metálico fundido.

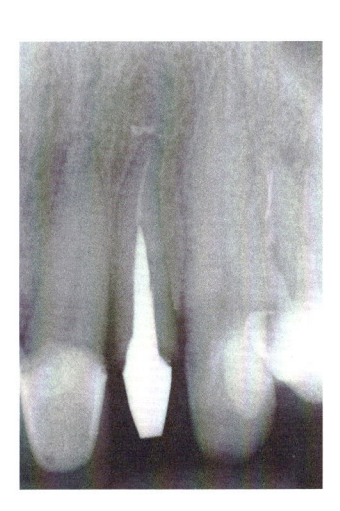

◄ **Figura 8.40**
Radiografia mostrando pino metálico fundido bem-adaptado, com comprimento e largura ideais.

Problemas endodônticos

O tratamento endodôntico, quando não realizado satisfatoriamente, pode ser uma das causas de fracasso de pinos intrarrradiculares **(Fig. 8.41)**.

As falhas endodônticas podem ocorrer nos casos de persistência microbiana no sistema de canais radiculares, como consequência do controle asséptico inadequado, cirurgia de acesso pobre, limpeza insuficiente, obturação inadequada ou quando há uma infiltração coronária.[14,15] Além disso, dentes que possuem pino devem ter pelo menos 3 mm de guta-percha para selamento apical – o não respeito a essa medida pode levar à infecção e à presença de lesão por não promover o selamento apical adequado.[16-18]

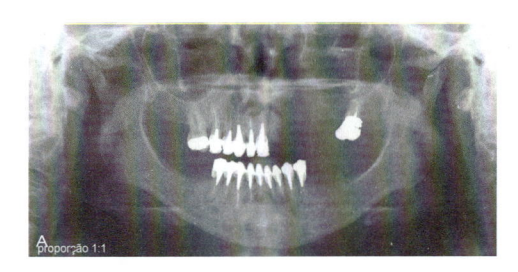

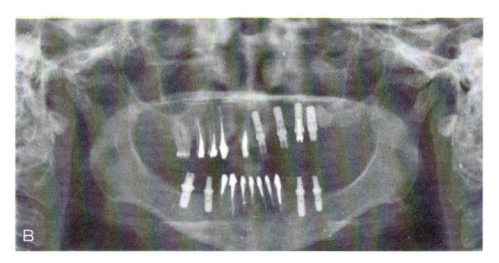

▲ Figura **8.41**
A Lesão endodôntica nos dentes 31, 32, 33, 34, 41, 42, 43, 44, 45. Todos apresentavam obturação endodôntica inadequada. Optou-se pela retirada dos pinos, pois não apresentavam comprimento ideal.
B Foi realizado retratamento endodôntico pela técnica convencional e com novos pinos metálicos fundidos.

No entanto, existem casos que resultam em fracasso apesar de o tratamento ter seguido os padrões e técnicas corretas, sendo estes normalmente associados à complexidade anatômica do sistema de canais radiculares.[19] As falhas podem ser revertidas através do retratamento, ou, se este não for possível, pela cirurgia paraendodôntica.[15]

O retratamento endodôntico é um procedimento realizado em um dente que recebeu tentativa de tratamento endodôntico, apresentando como resultado uma condição insatisfatória. Um caso clínico é definido como insucesso endodôntico quando não há resolução da radiolucência periapical em período de até quatro anos ou quando há sinais e sintomas clínicos em um período inferior.[20]

Como já foi mencionado anteriormente, o comprometimento endodôntico pode ser solucionado de duas formas: através de cirurgia parendodôntica ou pelo método convencional. Em dentes com pino, o que vai determinar a escolha da técnica de retratamento é o próprio dente. Dente com raiz longa, pino e coroa bem-adaptada pode ser tratado por via parendodôntica **(Fig. 8.42)**, pois a retirada de um pino longo oferece desvantagens, como o risco de trepanação radicular e fratura radicular. Em um dente com pino curto deve-se optar por sua retirada, pois a manutenção de um pino fora do comprimento ideal leva a concentrações de forças longe do ideal e, dessa forma, pode promover a fratura radicular. A cirurgia também estará indicada quando a técnica de retratamento falhar ou quando houver necessidade de biópsia.[19]

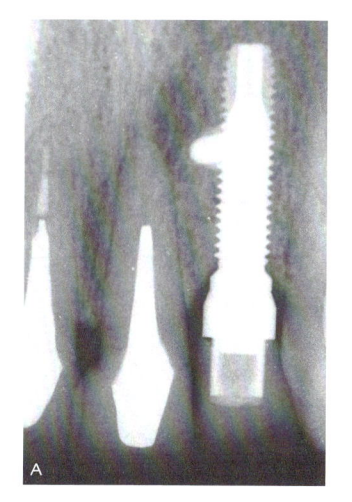

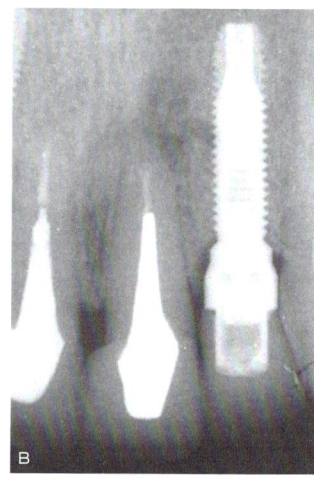

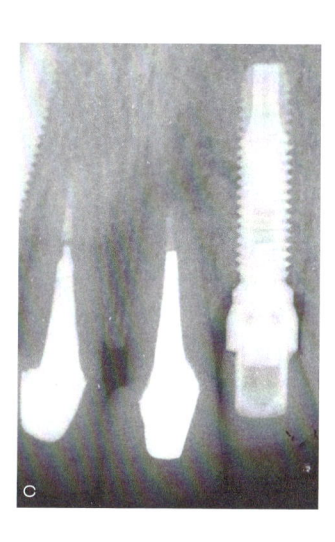

▲ Figura **8.42**
A Dente 22 apresentando núcleo metálico fundido com comprimento e largura adequados e coroa bem-adaptada. Lesão endodôntica por falta de selamento apical. Optou-se pela retrobturação.
B Radiografia imediata à retrobturação, observando o selamento apical.
C Resultado com 45 dias de pós-operatório.

Durante a retirada de um pino, corre-se sempre o risco de desgaste dentário – tornando o dente mais frágil – e de trepanação radicular. Em caso de uso de brocas para remoção do pino, o desgaste deve ser às custas do pino intrarradicular, evitando encostar a broca no remanescente dentário, o que pressupõe um trabalho de paciência e muita cautela. No entanto, o paciente deve estar ciente da necessidade e do risco que o procedimento envolve.

▶ Caso 6
Fracasso na terapia endodôntica e parendodôntica
(Figs. 8.43 a 8.49)

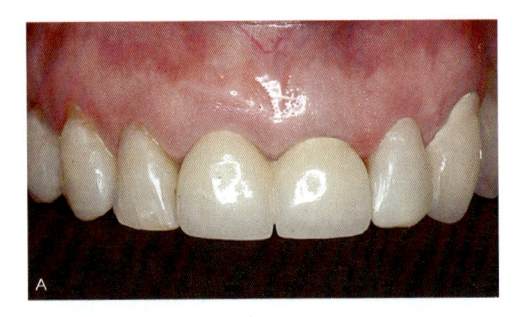

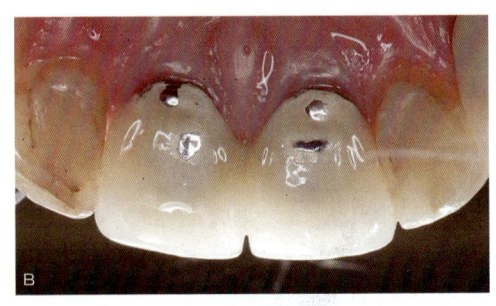

▲ Figura **8.43**
Paciente relatou dor na região dos dentes 11 e 21.
A Observa-se edema por vestibular.
B Lingual.

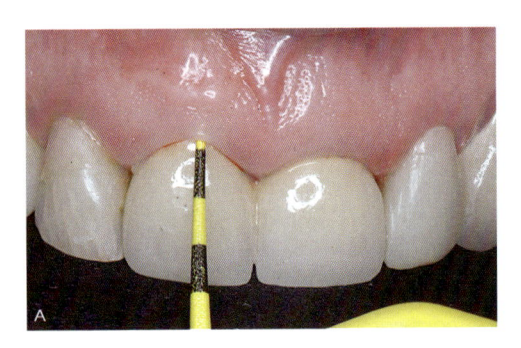

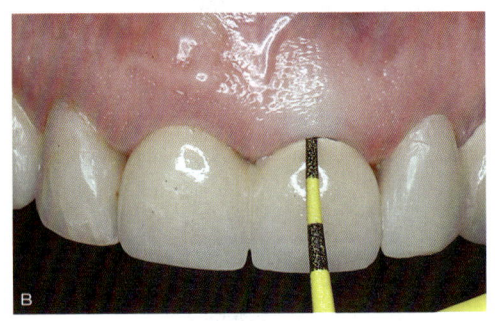

▲ Figura **8.44**
A Exame peridontal e profundidade de sondagem.
B Na região vestibular, sugere discreta perda óssea.

Retentores intrarradiculares ◄ **237**

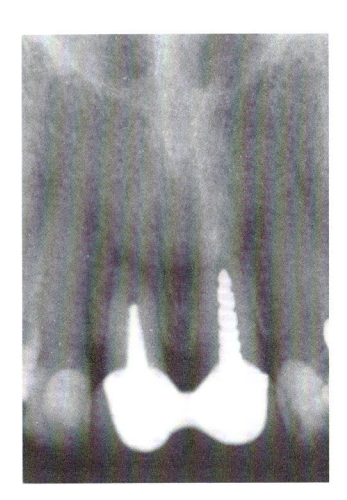

◄ Figura **8.45**
Ao exame radiográfico, pode-se observar que ambos os dentes possuem pino; o dente 11 já foi submetido à apicectomia e apresenta lesão periapical persistente.

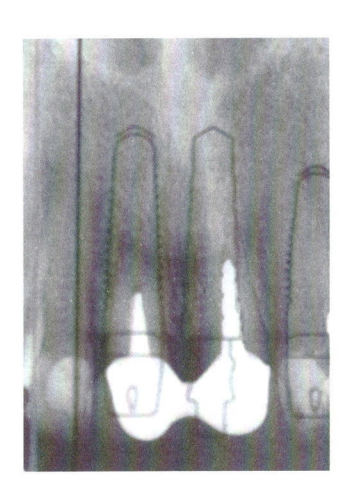

◄ Figura **8.46**
Optou-se pela exodontia dos dentes 11 e 21. Na imagem pode-se observar o planejamento para instalação dos implantes.

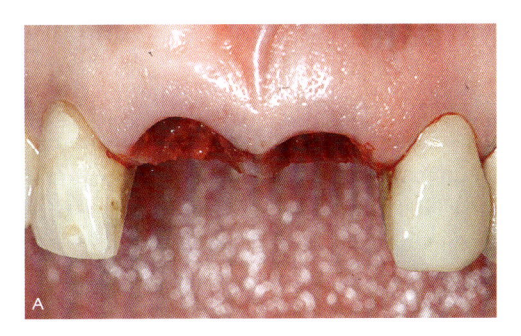

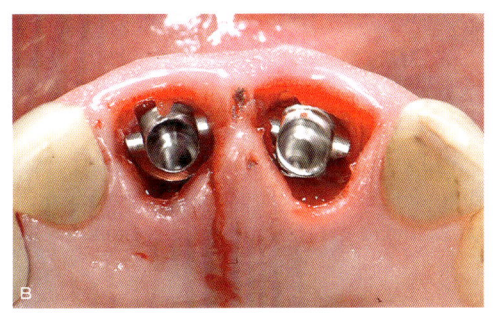

▲ Figura **8.47**
Imagem intraoral.
A Exodontia realizada de forma conservadora, preservando a morfologia dos tecidos.
B Instalação dos implantes Nobel Perfect® imediatamente após a exodontia.

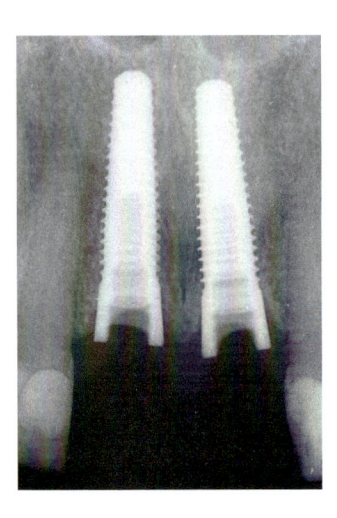

◄ Figura **8.48**
Radiografia periapical imediata à instalação dos implantes Nobel Perfect®.

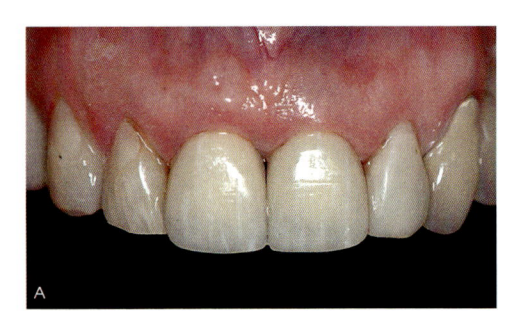

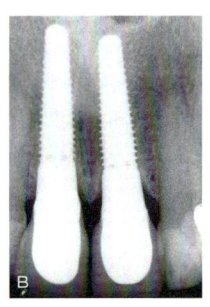

▲ Figura **8.49**
A Caso clínico final com as coroas metalocerâmicas já instaladas.
B Radiografia final evidenciando adaptação protética.

Descimentação de pinos

A descimentação de pinos é a falha que mais ocorre quando se utilizam pinos pré-fabricados. Entre as causas estão: remanescente coronário com menos de 2 mm, falha adesiva entre o pino e o cimento e presença de bolhas no cimento. Nos núcleos metálicos fundidos a descimentação geralmente está associada à falha na cimentação ou fratura radicular.

No ano de 2000, Ferrari e colaboradores[17] fizeram um estudo retrospectivo clínico e radiográfico do desempenho de 1.314 pinos de fibra após um período de 1 a 6 anos. Os autores observaram falha de descimentação em todos os dentes que tinham menos de 2 mm de remanescente dentinário. Concluíram que a perda de adesão da interface pino-cimento-dentina radicular ainda é a principal razão de falha dessas restaurações.

A cimentação de pinos intrarradiculares representa o pior cenário em relação ao fator de configuração cavitário, principalmente em canais longos e estreitos. Quando o material não adere a toda a superfície, a dissipação do estresse diminui. Quando a dissipação dessas forças é insuficiente, corre-se o risco de perder a integridade da camada adesiva, ou seja, aumentar a probabilidade de descolamento do material das paredes dentinárias.[21-23] Trata-se, portanto, de uma técnica eficaz, porém muito sensível à técnica, devendo o profissional ter cuidado minucioso a cada passo clínico que realizar.

Cremonese e Rosa[24] avaliaram as diferentes técnicas de inserção do cimento no canal através de teste de retenção por *push-out*. As técnicas avaliadas foram inserção do cimento com seringa Centrix (DFL Indústria e Comércio S.A.) e ponta aplicadora metálica; inserção do cimento com broca Lentulo e inserção do cimento com o próprio pino de fibra de vidro. Os autores não encontraram diferença significativa no teste de *push-out*, mas sugerem avaliação laboratorial para observar a presença de bolhas. Porém, Stockton,[25] após revisão de literatura, concluiu que a Lentulo é a melhor broca para levar o cimento ao canal, por preenchê-lo por completo e, com isso, eliminar as bolhas.

A descimentação de pinos ocorre principalmente em dentes anterossuperiores que estão sujeitos a forças de compressão, tensão, cisalhamento e torque.[25]

Pinos descimentados provocam até 4,7 vezes maiores tensões na dentina que os pinos aderidos.[26,27] A adesão garante que pino, coroa e raiz trabalhem em conjunto, diminuindo o risco de fratura pelo fato de as distribuições e os níveis de tensão assemelharem-se aos do dente hígido. Assim, torna-se fundamental conseguir uma resistência de união alta e duradoura entre os componentes protéticos (pino e coroa) e o remanescente radicular. Entretanto, é difícil garantir uma adesão suficientemente resistente e duradoura, sobretudo no terço apical, onde é mais comum a presença de defeitos,[28,29] que se somam a outros fatores concentradores de tensão ao longo de todo o canal, como a grande diferença de módulo de elasticidade entre materiais aderidos (por exemplo, pino e cimento resinoso).[30]

Para evitar a descimentação, é sugerida a colocação de pinos pré-fabricados somente em dentes que apresentam remanescente coronário maior que 2 mm. Nesses casos, devem-se utilizar pinos serrilhados, levar o cimento ao canal com broca Lentulo e trabalhar em campo operatório isolado, além de seguir corretamente todas as etapas da cimentação selecionada, como já mencionado no capítulo 7.

▶ Caso 7
Descimentação de pino pré-fabricado estético
(Figs. 8.50 a 8.54)

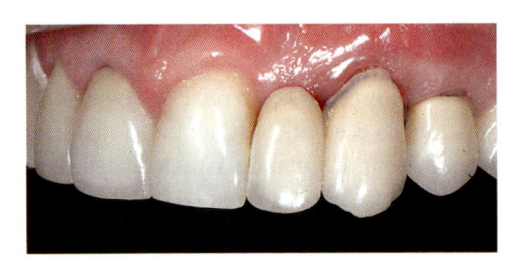

◀ Figura **8.50**
Região correspondente ao dente 23 edemaciada devido à descimentação do pino, associada a desajuste da prótese.

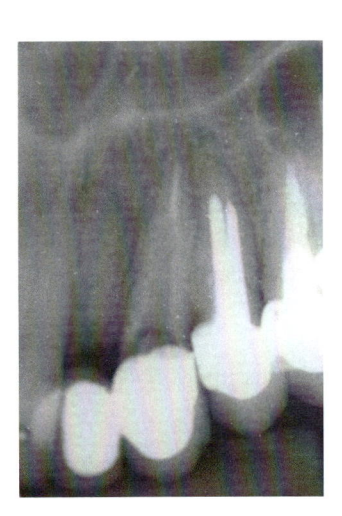

◀ Figura **8.51**
A análise radiográfica mostra selamento apical adequado com mais de 3 mm.

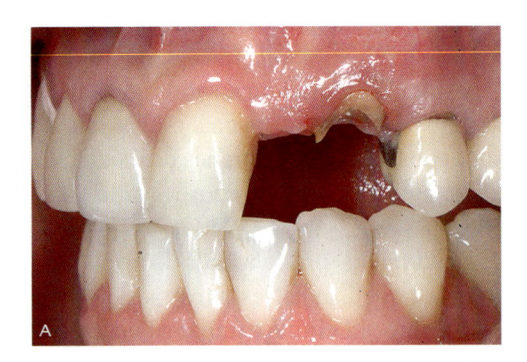

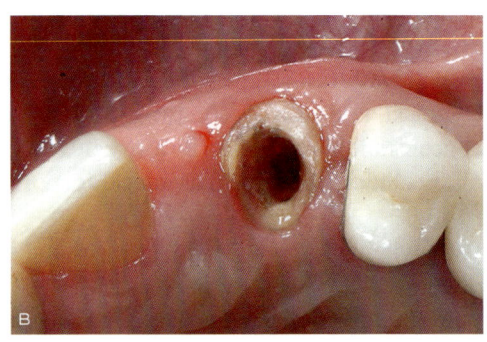

▲ Figura **8.52**
Após a remoção da coroa, examina-se o dente 23.
  A Imagem vestibular: observa-se férula menor que 2 mm, o que é contraindicado para a utilização de pino de fibra de carbono.
  B Imagem oclusal: ausência de fratura e preservação das paredes laterais do canal.

Retentores intrarradiculares ◄ **241**

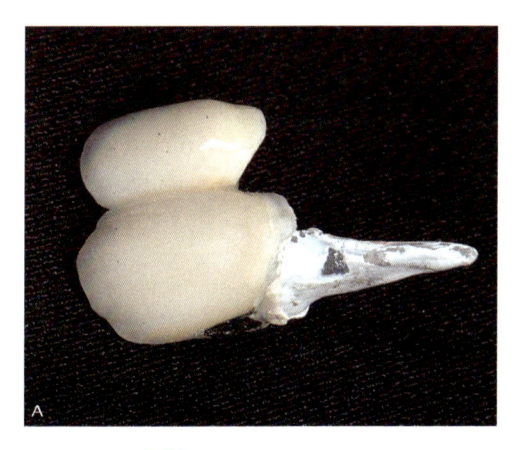

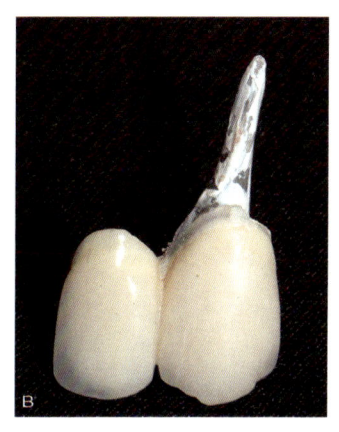

▲ Figura **8.53**
Conjunto composto de coroa, núcleo e pino de fibra de carbono.
A   Imagem distal.
B   Imagem vestibular.

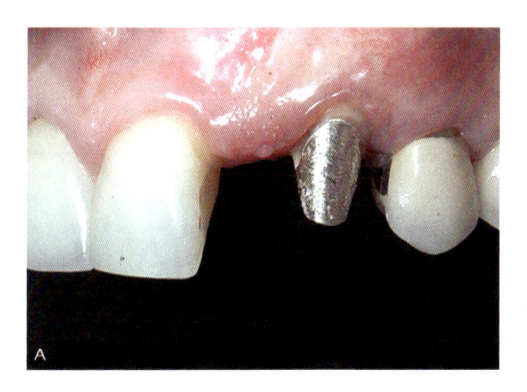

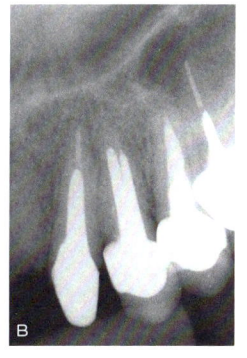

▲ Figura **8.54**
A   Optou-se pelo pino metálico fundido, uma vez que o remanescente apresentou menos de 2 mm de férula.
B   Radiografia periapical após instalação do pino metálico fundido.

Trepanação

A trepanação radicular, ou seja, perfuração lateral da raiz, pode ocorrer tanto ao longo do tratamento endodôntico quanto durante o preparo do canal para receber o pino **(Fig. 8.55)**.

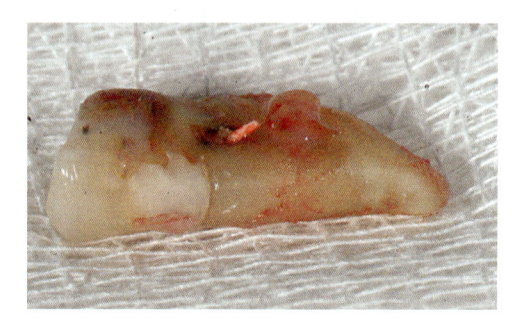

◀ Figura **8.55**
Após exodontia, observa-se dente trepanado com cone de guta-percha atravessando a raiz.

O diagnóstico da trepanação é feito geralmente por exame radiográfico. Nele, se o diagnóstico for tardio, é possível observar tanto a trepanação quanto a perda óssea em consequência da inflamação gerada por ela **(Fig. 8.56)**. Entre os sinais clínicos, estão eritema, edema e exsudato inflamatório.

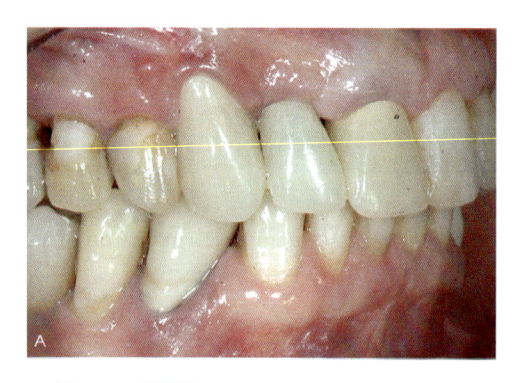

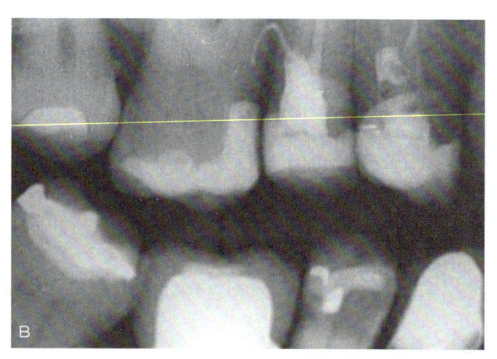

▲ Figura **8.56**
Diagnóstico de trepanação.
A Exame clínico, presença de exsudato, eritema e edema.
B Exame radiográfico mostrando cone de guta-percha atravessando a raiz.

Retentores intrarradiculares ◄ **243**

O tratamento da trepanação varia de acordo com a localização da perfuração. Em dentes unirradiculares, com raízes longas e perfuração na região cervical da raiz, pode-se optar pelo tracionamento ortodôntico, de modo que após o repreparo a trepanação seja desgastada. Porém, esses procedimentos são contraindicados em casos de dentes multirradiculares, pela possibilidade de exposição da furca, e em dentes de raízes curtas.

Nos demais casos de trepanação, a exodontia, seguida pela colocação de implante, é o procedimento mais indicado.

▶ **Caso 8**
Trepanação radicular (Figs. 8.57 a 8.64)

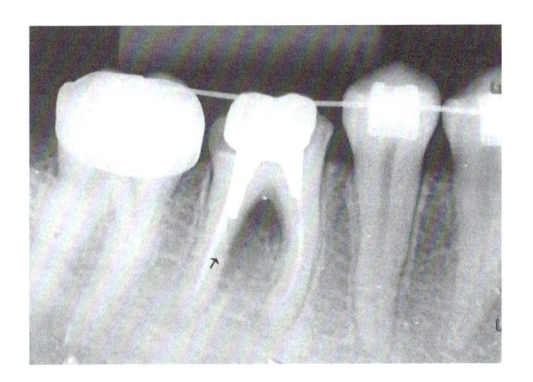

◄ Figura **8.57**
Radiografia periapical evidenciando trepanação radicular no terço médio da raiz do dente 46. Pode-se observar grande perda óssea envolvendo a região de furca.

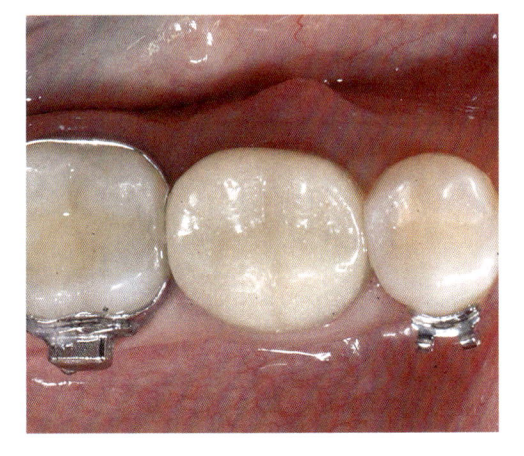

◄ Figura **8.58**
Imagem do dente 46, antes da remoção da coroa, evidenciando edema localizado próximo à região de furca, na região lingual.

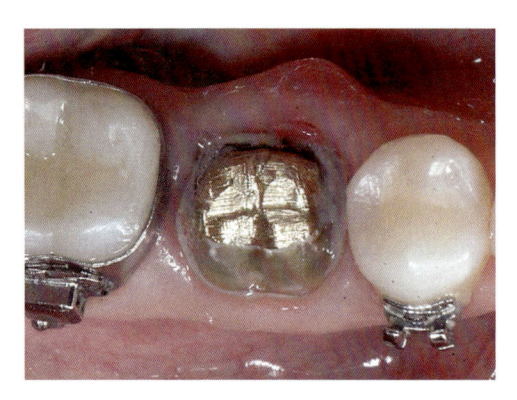

◄ **Figura 8.59**
Após remoção da coroa, o edema fica mais evidente.

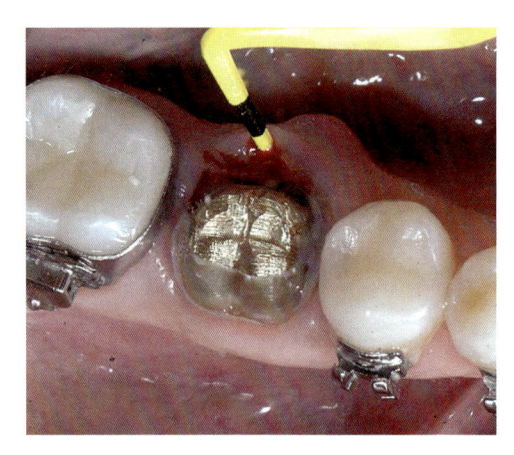

◄ **Figura 8.60**
Avaliação da profundidade de sondagem para detectar a perda óssea (6 mm), o que indicou a exodontia do dente comprometido.

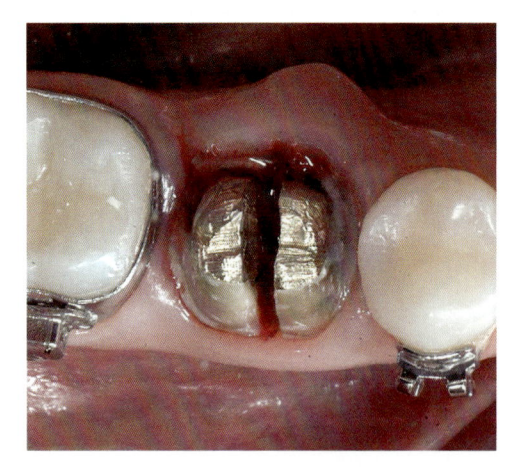

◄ **Figura 8.61**
Secção da coroa previamente à exodontia, para uma remoção minimamente traumática.

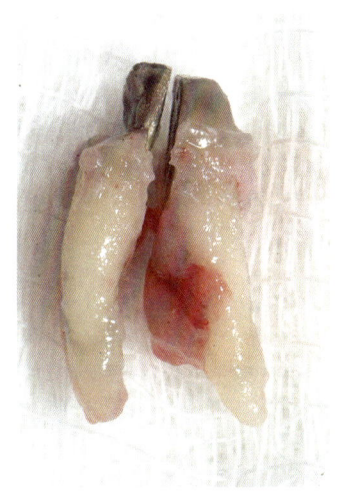

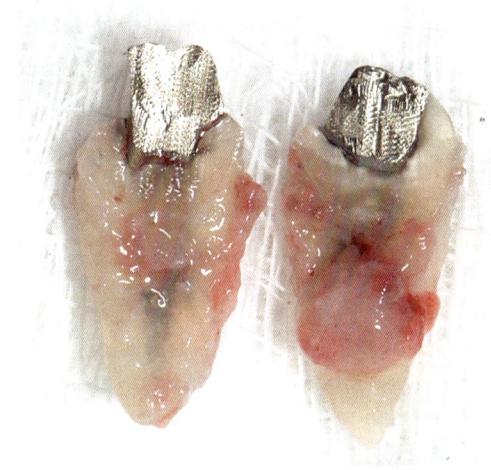

▲ Figura **8.62**
Dente 26 após exodontia.

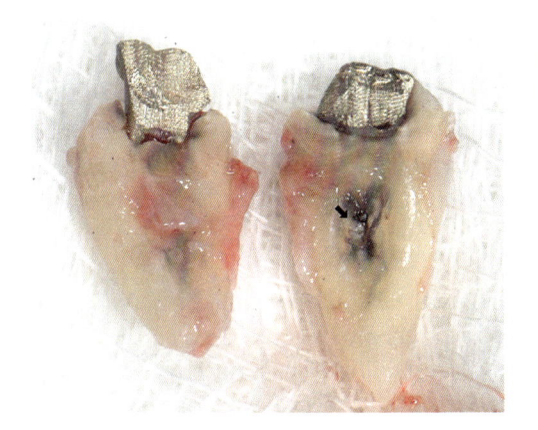

◀ Figura **8.63**
Imagem da trepanação na parte interna da raiz mesial.

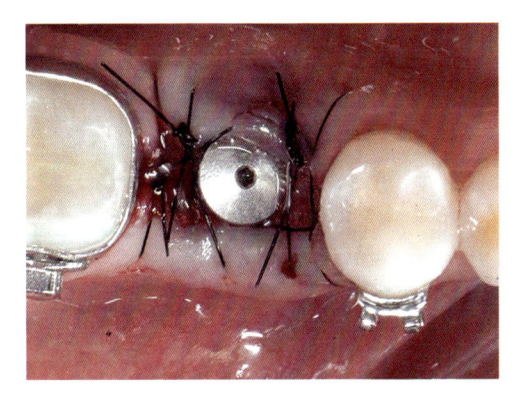

◀ Figura **8.64**
Instalação de implante imediato pós-exodontia.

Cárie

Dos fracassos que acometem a prótese fixa, a lesão cariosa está em primeiro lugar. A presença de cárie geralmente está associada à desadaptação da coroa e/ou higienização deficiente. A desadaptação coronária faz com que a placa se acumule na linha de desadaptação entre o dente e a coroa, por ser uma região de difícil acesso para a escova. A placa ali permanece, desmineralizando a região e desenvolvendo a cárie.

O que indica o fracasso ou não da prótese é a localização da cárie e seu acesso. Lesões pequenas e de fácil acesso, onde é possível realizar uma restauração sem necessidade de remoção da coroa, não são consideradas fracassos, e sim falhas. Já se ocorrerem lesões extensas e de difícil acesso, onde não se consegue retirar todo o tecido cariado, é necessária a remoção da coroa, seguida pela restauração e confecção de nova prótese.

Dentes com núcleo intrarradicular, por possuírem canal tratado, não apresentam a dor como sintoma. Nesses casos, o paciente só percebe a presença da cárie quando o dente apresenta mal cheiro e gosto ruim, ou então quando a coroa descimenta devido à cárie que já abrangeu todo o dente, ou sua maior parte. Por esse motivo, é função do cirurgião-dentista identificar a má adaptação de próteses fixas e fazer controle clínico e radiográfico de suas próteses.

Nessas situações, a retirada ou não do pino é determinada por duas condições: a estabilidade do pino ao canal e também o acesso à lesão. Se o pino estiver firme, pode-se optar por não substituí-lo e só fazer a restauração caso o acesso permita toda a remoção do tecido cariado. Porém, se o pino estiver com mobilidade, deve-se optar por sua remoção. A coroa precisa ser sempre substituída.

Nos casos de invasão do espaço biológico é preciso realizar tracionamento ortodôntico em dentes unirradiculares de raízes longas, associado ao aumento de coroa clínica ou à cirurgia de aumento de coroa clínica isoladamente. Nos dentes multirradiculares o tracionamento e/ou aumento de coroa pode levar a uma exposição de furca; nesses casos, a exodontia seguida da colocação de implante apresenta melhor prognóstico.

Caso os procedimentos recuperadores acima citados sejam inviáveis, devido ao grande comprometimento do espaço biológico, torna-se necessário optar pela exodontia do dente seguida de avaliação para colocação de implantes.

► **Caso 9**
Descimentação e cárie (Figs. 8.65 a 8.73)

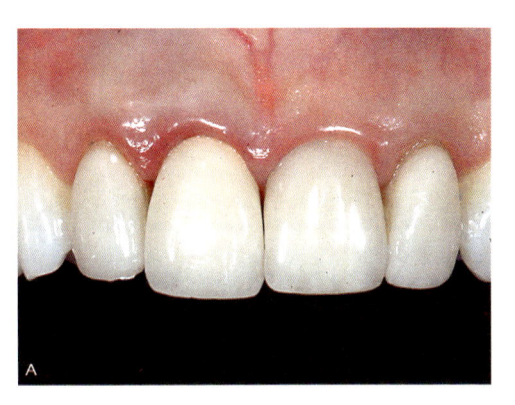

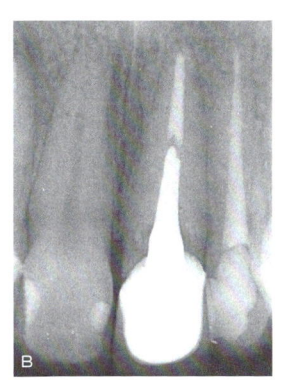

▲ Figura **8.65**
A Imagem intraoral evidenciando edema e eritema na região correspondente ao dente 11.
B Radiografia periapical sugerindo lesão de cárie radicular na porção mais cervical da raiz.

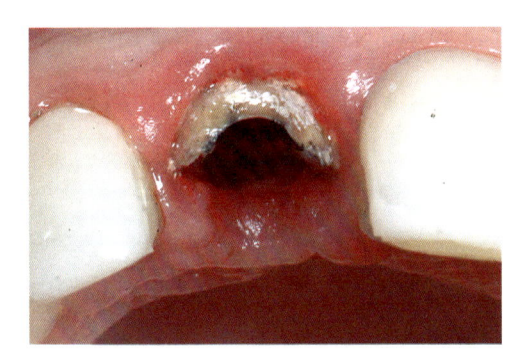

◄ Figura **8.66**
Ao exame clínico, observou-se descimentação da coroa. Após sua remoção observou-se que o remanescente não apresenta fratura. Nota-se lesão de cárie e invaginação de tecido gengival por palatino.

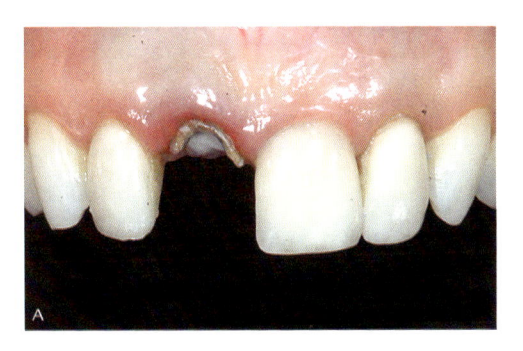

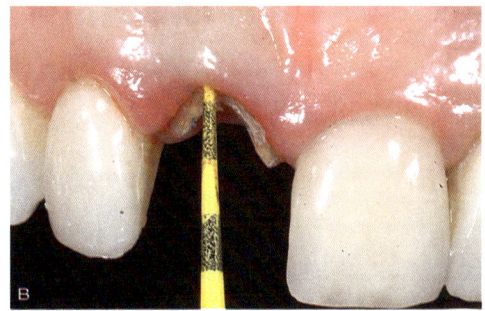

▲ Figura **8.67**
A Imagem vestibular do remanescente coronário.
B Exame periodontal: perda óssea localizada.

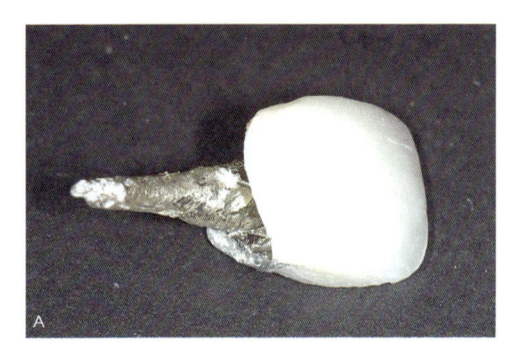

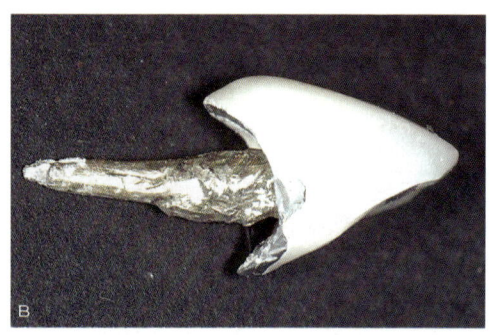

▲ Figura **8.68**
Conjunto composto de coroa e pino metálico fundido.
A Vista vestibular.
B Vista mésio-distal.

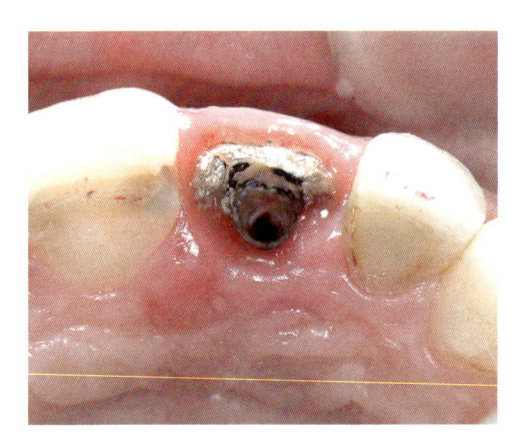

◄ Figura **8.69**
Quadro 30 dias após a remoção de parte do tecido cariado e instalação de coroa provisória com pino. Observa-se diminuição da inflamação. Em seguida, deve ser realizada a instalação do aparelho ortodôntico para iniciar o tracionamento.

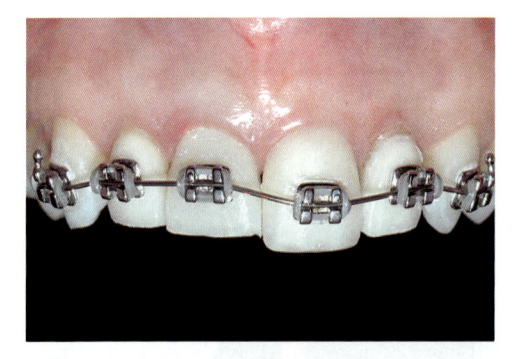

◄ Figura **8.70**
Instalação de aparelho ortodôntico para recuperação do espaço biológico e remoção completa do tecido cariado.

Retentores intrarradiculares ◄ **249**

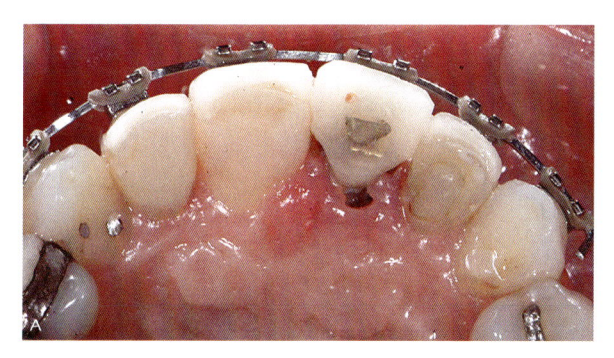

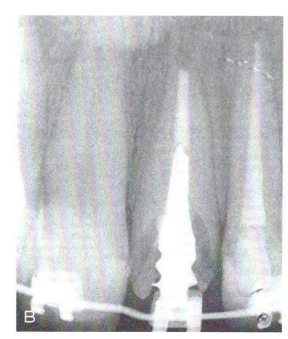

▲ Figura **8.71**
A Após tracionamento para recuperação do espaço biológico, é possível observar a cárie para sua completa remoção.
B A imagem radiográfica apresenta diferenças em relação ao posicionamento do ápice dos dentes 11 e 21, em função dos 3 mm em que o dente 11 foi tracionado. A partir de então, é feita a contenção ortodôntica por 120 dias.

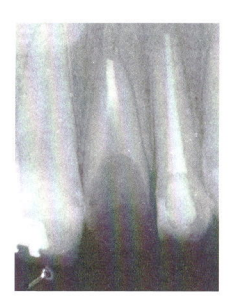

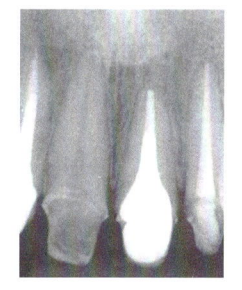

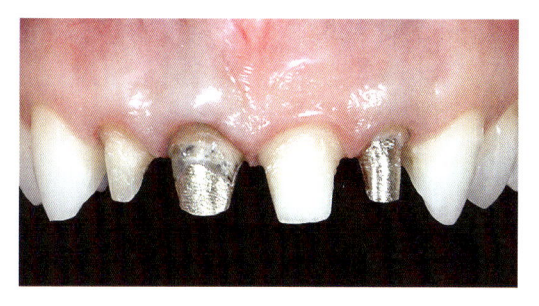

▲ Figura **8.72**
Após o período de contenção, pós-tracionamento ortodôntico, procede-se ao tratamento protético convencional: obtenção do padrão de acrílico, instalação de núcleo metálico fundido, repreparo, cirurgia mucogengival para nívelamento de margem gengival e confecção de próteses definitivas.

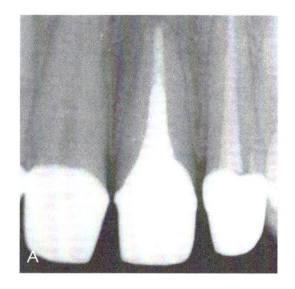

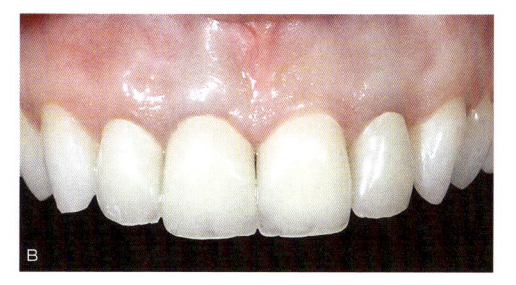

▲ Figura **8.73**
A Radiografia periapical final pós-terapia de tracionamento ortodôntico.
B Conclusão das próteses fixas.

Referências

1. Cohen S, Blanco L, Berman L. Vertical root fractures: clinical and radiographic diagnosis. J Am Dent Assoc. 2003 Apr;134(4):434-41.

2. Tamse A. Iatrogenic vertical root fractures in endodontically treated teeth. Endod Dent Traumatol. 1988 Oct;4(5):190-6.

3. Lertchirakarn V, Palamara JE, Messer HH. Patterns of vertical root fracture: factors affecting stress distribution in the root canal. J Endod. 2003 Aug;29(8):523-8.

4. Chan CP, Lin CP, Tseng SC, Jeng JH. Vertical root fracture in endodontically versus nonendodontically treated teeth: a survey of 315 cases in Chinese patients. Oral Surg Oral Med Oral Pathol Oral Radiol Endod. 1999 Apr;87(4):504-7.

5. Moule AJ, Kahler B. Diagnosis and management of teeth with vertical root fractures. Aust Dent J. 1999 Jun;44(2):75-87.

6. Tamse A, Fuss Z, Lustig J, Ganor Y, Kaffe I. Radiographic features of vertically fractured, endodontically treated maxillary premolars. Oral Surg Oral Med Oral Pathol Oral Radiol Endod. 1999 Sep;88(3):348-52.

7. Tamse A, Kaffe I, Lustig J, Ganor Y, Fuss Z. Radiographic features of vertically fractured endodontically treated mesial roots of mandibular molars. Oral Surg Oral Med Oral Pathol Oral Radiol Endod. 2006 Jun;101(6):797-802.

8. Fernandes AS, Shetty S, Coutinho I. Factors determining post selection: a literature review. J Prosthet Dent. 2003 Dec;90(6):556-62.

9. Akkayan B, Gulmez T. Resistance to fracture of endodontically treated teeth restored with different post systems. J Prosthet Dent. 2002 Apr;87(4):431-7.

10. Cormier CJ, Burns DR, Moon P. In vitro comparison of the fracture resistance and failure mode of fiber, ceramic, and conventional post systems at various stages of restoration. J Prosthodont. 2001 Mar;10(1):26-36.

11. Salameh Z, Sorrentino R, Ounsi HF, Sadig W, Atiyeh F, Ferrari M. The effect of different full-coverage crown systems on fracture resistance and failure pattern of endodontically treated maxillary incisors restored with and without glass fiber posts. J Endod. 2008 Jul;34(7):842-6

12. Kersting A, Kroker K, Steinhard J, Lüdorff K, Wesselmann U, Ohrmann P, et al. Complicated grief after traumatic loss: a 14-month follow up study. Eur Arch Psychiatry Clin Neurosci. 2007 Dec;257(8):437-43.

13. Santos AFV. Risco de fratura radicular em pré-molar superior restaurado com pino intra-radicular: análise por elementos finitos [dissertação]. São Paulo: Faculdade de Odontologia de São Paulo,Universidade de São Paulo; 2008.

14. Ferrari PHP, Cai, S, Bombana AC. Periodontite apical secundária. In: Macedo MCS, Baldacci Filho R, editores. Procedimentos odontológicos: eBook-jubileu de ouro CIOSP [Internet]. São Paulo: APCD; 2007. [capturado em 20 jul 2009]. Cap. 11. Disponível em: http://www.apcd.org.br/ciosp/anais/ebook.htm

15. Giuliani V, Cocchetti R, Pagavino G. Efficacy of protaper universal retreatment files in removing filling materials during root canal retreatment. J Endod. 2008 Nov;34(11):1381-4.

16. Scotti R, Ferrari M. Pinos de fibra: considerações teóricas e aplicações clínicas. São Paulo: Artes Médicas; 2003.

17. Ferrari M, Vichi A, Mannocci F, Mason PN. Retrospective study of the clinical performance of fiber posts. Am J Dent. 2000 May;13(Spec No):9B-13B.

18. do Valle AL, Pereira JR, Shiratori FK, Pegoraro LF, Bonfante G. Comparison of the fracture resistance of endodontically-treated teeth restored with prefabricated post and composite resin core with different post lengths. J Appl Oral Sci. 2007 Feb;15(1):29-32.

19. Lopes HP, Siqueira Jr JF. Endodontia: biologia e técnica. 2ª ed. Rio de Janeiro: Guanabara Koogan; 2004.

20. European Society of Endodontology. Quality guidelines for endodontic treatment: consensus report of the European Society of Endodontology. Int Endod J. 2006 Dec;39(12):921-30.

21. Ceballos L, Garrido MA, Fuentes V, Rodríguez J. Mechanical characterization of resin cements used for luting fiber posts by nanoindentation. Dent Mater. 2007 Jan;23(1):100-5.

22. Cury AH, Goracci C, de Lima Navarro MF, Carvalho RM, Sadek FT, Tay FR, et al. Effect of hygroscopic expansion on the push-out resistance of glass ionomer-based cements used for the luting of glass fiber posts. J Endod. 2006 Jun;32(6):537-40.

23. Tay FR, Loushine RJ, Lambrechts P, Weller RN, Pashley DH. Geometric factors affecting dentin bonding in root canals: a theoretical modeling approach. J Endod. 2005 Aug;31(8):584-9.

24. Cremonese GZ. Avaliação da resistência de união de pinos de fibra de vidro. Influência de técnicas de inserção do cimento resinoso [monografia]. Porto alegre: Faculdade de Odontologia, Universidade Federal do Rio Grande do Sul; 2009.

25. Stockton LW. Factors affecting retention of post systems: a literature review. J Prosthet Dent. 1999 Apr;81(4):380-5.

26. Asmussen E, Peutzfeldt A, Sahafi A. Finite element analysis of stresses in endodontically treated, dowel-restored teeth. J Prosthet Dent. 2005 Oct;94(4):321-9.

27. Meira JB, Quitero MF, Braga RR, Placido E, Rodrigues FP, Lima RG, et al. The suitability of different FEA models for studying root fractures caused by wedge effect. J Biomed Mater Res A. 2008 Feb;84(2):442-6.

28. Versluis A, Messer HH, Pintado MR. Changes in compaction stress distributions in roots resulting from canal preparation. Int Endod J. 2006 Dec;39(12):931-9.

29. Chersoni S, Acquaviva GL, Prati C, Ferrari M, Grandini S, Pashley DH, et al. In vivo fluid movement through dentin adhesives in endodontically treated teeth. J Dent Res. 2005 Mar;84(3):223-7.

30. Santos-Filho PC, Castro CG, Silva GR, Campos RE, Soares CJ. Effects of post system and length on the strain and fracture resistance of root filled bovine teeth. Int Endod J. 2008 Jun;41(6):493-501.